U0245786

北京大学人民医院
眼科查房实录

名誉主编　黎晓新

主　　编　鲍永珍

副主编　苗　恒

编　　委（以姓氏汉语拼音为序）

　　　　　鲍永珍　李方烃　梁建宏　梁之桥

　　　　　孟庆娱　苗　恒　吴慧娟　朱雪梅

人民卫生出版社
·北　京·

图书在版编目（CIP）数据

北京大学人民医院眼科查房实录 / 鲍永珍主编.
北京：人民卫生出版社，2024.7. -- ISBN 978-7-117
-36554-3

Ⅰ. R77

中国国家版本馆 CIP 数据核字第 2024SX3325 号

人卫智网	www.ipmph.com	医学教育、学术、考试、健康，
		购书智慧智能综合服务平台
人卫官网	www.pmph.com	人卫官方资讯发布平台

北京大学人民医院眼科查房实录
Beijing Daxue Renmin Yiyuan Yanke Chafang Shilu

主　　编：鲍永珍
出版发行：人民卫生出版社（中继线 010-59780011）
地　　址：北京市朝阳区潘家园南里 19 号
邮　　编：100021
E - mail：pmph @ pmph.com
购书热线：010-59787592　010-59787584　010-65264830
印　　刷：北京华联印刷有限公司
经　　销：新华书店
开　　本：787 × 1092　1/32　印张：14.5
字　　数：403 千字
版　　次：2024 年 7 月第 1 版
印　　次：2024 年 9 月第 1 次印刷
标准书号：ISBN 978-7-117-36554-3
定　　价：169.00 元

打击盗版举报电话：010-59787491　E-mail：WQ @ pmph.com
质量问题联系电话：010-59787234　E-mail：zhiliang @ pmph.com
数字融合服务电话：4001118166　　E-mail：zengzhi @ pmph.com

前　言

北京大学人民医院眼科每周一早晨的特殊病例学科交叉多专业会诊开展了近 20 年，是科室业务学习的一个亮点项目，吸引着全科的医生参与。已经离开的学生们非常留恋这每周一次的查房，留下的学生很自豪能够有机会通过这个平台继续学习。特殊眼病因为不常见，因此也是疑难眼病，会波及眼的不同部位，涉及炎症、占位、感染、免疫等多方面知识。学科交叉多专业会诊提供了一个平台，让不同亚专业专家坐在一起分析讨论，常常会迸发出新的认识、新的亮点。如眼内液检测技术就是在查房过程中提出并由年轻眼科医生开辟和发展的，这一技术为整个眼球的感染性炎症、非感染性炎症、淋巴细胞亚型的改变、眼内占位和治疗效果的评估都提供了客观和量化的指标，提高了病例诊断的精准性。同时，眼内液检测这一新兴技术的融入，也提高了病例讨论的新颖性，引发了眼科医生们的创新思考、勇于探索的积极性。

本书收集的所有病例均来自北京大学人民医院眼科的日常工作，病例提供者有资深眼科专家，也有青年眼科医师。病例汇报者主要是住院医师、专业学位研究生和规培医师。在提交查房之前，各病例提供者指导病例汇报者收集资料并做成 PPT 进行病例汇报，这对于规培中的住院医师而言也是一个锻炼。每次的病例会诊在病房的眼科医师全体参加查房，部分有时间的门诊医师和病例贡献者也参加。查房达到三个目的：一是解决临床诊疗问题；二是以眼科各亚专业的视角分析同一个病例而实现整合、拓宽思路；三是训练了年轻医师的临床思维和专业表达能力。

一直以来，每次查房都放在中华健康快车基金会网站上，我们多次被告知收视率高。近十余年的查房都以录像形式保存，鲍永珍教授策划并组织编写了这本书。书中收录资料完整且具有代表性的 100 个病例，病种涵盖眼表疾病、晶状体病、青光眼、葡萄膜病、眼底病、小儿眼病、眼眶病、神经眼科及眼外伤等。本书没有按照传统的解剖部位进行分类，而是采用了新的目录编辑方法，按照炎症、遗传发育、肿瘤、血管神经、创伤及药物和组织变性六个章节进行分类，这种分类更能体现学科交叉性。

书中所有查房资料是根据音频转换为文字所得，整理过程中力求忠实于录音，病例呈现、专家发言和讨论与真实的查房过程完全一致，因此将书命名为"查房实录"。同时，为了减少篇幅，每个病例只选取有阳性体征的图像，专家发言的文字作了精简，删除了与查房病例无明显相关的讨论内容，以及不同专家在讨论过程中的重复内容，部分病例加入了查房之后的后续诊疗，以提高病例诊疗过程的完整性。此外，在一些临床少见病例的最后部分增加了附录，对该病的基本概念、临床特征及诊疗方法进行概括性介绍。

全书简洁明了、实用性强，是一本青年眼科医师扩大知识面、拓宽临床视野的工具书，也是不同眼科亚专业医师在临床工作中的案头参考书。希望这本书能够对眼科青年医师和眼科同道有所帮助。

黎晓新

2024 年 4 月

目　录

第一章

炎症与感染类

病例一　结膜淋巴管扩张症

病例报告:郭继虎　病例提供:李明武　查房整理:李方烃

病历摘要

患者女性,47岁,主诉左眼眼红伴异物感2个月。

现病史: 患者2个月前开始无明显诱因出现左眼眼红伴有异物感,不伴分泌物增多及畏光流泪,就诊于我院,诊断为"左眼干眼、结膜淋巴管阻塞",给予玻璃酸钠滴眼液及双氯芬酸钠滴眼液点眼治疗,随诊观察。患者自觉左眼异物感无明显好转,2周前再次就诊于我院。

既往史: 高血压及冠心病1年,否认糖尿病及其他全身疾病史,否认过敏史,否认眼部外伤及手术史。

个人史: 无特殊。

眼科检查:

	右眼 OD	左眼 OS
视力(VA)	1.0	0.8
眼压(IOP)	13mmHg	14mmHg
结膜	未见异常	图1-1-1
角膜	清	图1-1-1
余眼前节	未见异常	未见异常
眼底	未见异常	未见异常

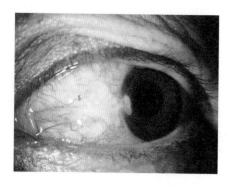

图 1-1-1　左眼前节像
左眼鼻侧球结膜隆起明显，球结膜下可见成串透明液体小泡，球结膜充血明显，9:00 位角膜缘内 1mm 处可见小片椭圆形溃疡。

初步诊断：

左眼结膜淋巴管扩张症

左眼角膜小凹

治疗经过：

手术切除局部结膜肿物；术后 2 天切除边缘结膜仍存在部分水肿。

查房目的

1. 结膜淋巴管扩张症特点及其鉴别诊断。
2. 本例患者角膜小凹的病因及治疗方式。

专家发言和讨论

李明武：临床上我们常会发现结膜出现水泡样改变，这时往往考虑淋巴管阻塞。但本例患者从病灶观察更应考虑结膜淋巴管扩张症。回顾我们近些年来类似病例的病理结果，均表现为淋巴管扩张。**本例病例结膜水泡表现为成串出现并且范围广泛，同时局部出现水肿充血。**有些临床医生会去穿刺水泡组织，此时可能会加重患者眼表的炎症。而淋巴管阻塞往往导致若干结膜小水泡表现，面积较小。此外，临床上最常见的是结膜上皮植入性囊肿，这种囊肿常孤立存在，并且可以在结膜下完整剥除。

同时，本例病例由于淋巴管扩张出现球结膜水肿，导致角膜出现干燥斑，进一步出现角膜溃疡。

赵明威：患者类似的角膜表现也常出现在内眼手术后，**主要是由于结膜瘢痕、眼表不平整**，引起泪液涂布不均而造成角膜溃疡。尤其是在过去大切口玻璃体切除手术后常发生，但随着微创玻璃体手术的应用，结膜瘢痕减少，这种现象在后段手术后已很少见。

牛兰俊：在斜视手术中同样会由于术中出血，术后出现结膜隆起，相对应的角膜缘出现角膜小凹，而随着术后结膜出血的吸收，角膜小凹会消失。病因如同前两位教授所讲的，是由于眼表不平整，泪液涂布不均，局部角膜干燥导致的。

任泽钦：此患者角膜的表现在青光眼滤过术后有滤过泡的患者中也同样常见，是泪液涂布不好导致的干燥斑，英文称作 Dellen。在短期内可以完全修复，不伴随炎症反应；若病变时间较长，会形成凹陷，出现典型的角膜小凹。

黎晓新：患者的角膜小凹诊断非常清晰，但此例患者如此大范围淋巴管扩张，同时伴发结膜水肿，同时术后仍存在切除边缘的结膜水肿，说明结膜的淋巴循环与动脉和静脉循环可能不同，动脉阻塞疏通后一般水肿很快会消退，静脉阻塞疏通后水肿消退就往往比动脉慢，淋巴管阻塞疏通后可能更慢。我们需要更多对结膜淋巴解剖的研究来进行探究。

查房结果

1. 本例患者表现为大范围的结膜下水泡、结膜水肿合并角膜溃疡，诊断为结膜淋巴管扩张症。

2. 结膜淋巴管扩张需要与结膜上皮植入性囊肿、结膜淋巴管阻塞相鉴别。

3. 角膜小凹是由于各种原因，如结膜隆起、结膜瘢痕等，导致泪液涂布不均引起的角膜干燥斑。

病例二　Stevens-Johnson 综合征

病例报告：高新晓　病例提供：李明武　查房整理：李方烃

病历摘要

患者女性，20 岁，主诉双眼干涩、异物感 1 年。

现病史：1 年前患者因"感冒"出现发热 38℃，使用抗生素治疗（具体不详）。用药 1 天后出现双眼眼红，手心及背部皮肤痒，伴水疱、牙龈肿胀。用药第 3 天，腮腺肿痛，手足、口腔水疱，于当地医院就诊，诊为"麻疹、腮腺炎"，用药不详。用药后第 4 天，面部、四肢及胸背部大量水疱，喉炎、脑膜炎，就诊于市当地医院，疑诊为"药疹"，用药不详，热退、水疱消退。1 个月后就诊于外院，诊断为"双眼干眼"。半年前因双眼干涩就诊于北京，诊断为干眼，使用右旋糖酐羟丙甲纤维素滴眼液、卡波姆眼用凝胶等人工泪液。2 个月前就诊于我院，给予双眼球旁注射曲安奈德 20mg，环孢素 A 滴眼液双眼每日 3 次；右旋糖酐羟丙甲纤维素滴眼液双眼必要时；米诺环素 0.1mg，每日 2 次口服。用药后症状有所缓解，后行双眼泪点烧灼封闭术。

既往史：风湿免疫科诊断为干燥综合征；否认糖尿病、高血压；否认头部眼外伤史；青霉素、头孢、喹诺酮类抗生素过敏。

个人史：无特殊。

眼科检查：

	OD	OS
睑板腺	睑板腺开口阻塞（图 1-2-1）	睑板腺开口阻塞
结膜	睑缘刷可见角化物附着，结膜充血（图 1-2-2）	睑缘刷可见角化物附着，结膜充血

续表

	OD	OS
角膜	角膜上皮点染	角膜上皮片状点染(图1-2-3)
余眼前节	未见异常	未见异常
眼底	未见异常	未见异常

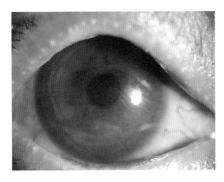

图1-2-1　右眼前节像一
睑板腺开口阻塞,结膜充血。

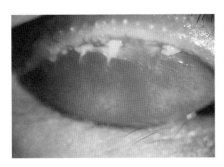

图1-2-2　右眼前节像二
结膜充血,睑缘刷角化。

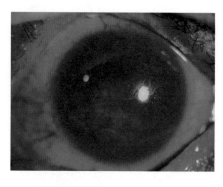

图 1-2-3　左眼角膜上皮片状荧光素染色

其他辅助检查：

干燥四项：抗核抗体（ANA）1∶640、抗 SSA 抗体（+）。

免疫八项：IgG 19.5g/L、C4 0.138g/L。

唇黏膜活检：淋巴细胞、浆细胞浸润。

初步诊断：

Steven-Johnson 综合征？

查房目的

1. 明确诊断。

2. 针对患者目前眼表情况讨论下一步治疗建议。

专家发言和讨论

李明武：这是一位年轻女性，对多种药物过敏，在感染性疾病时使用药物诱发了眼、皮肤和黏膜损害，临床特征符合 Stevens-Johnson 综合征。这个疾病发病率约 0.4/100 万～6/100 万。**病因主要是药物过敏，如抗生素（磺胺药）、抗惊厥药、非甾体药**，此外还有感染、恶性肿瘤等。本病发病时当皮肤剥脱范围大于 30% 称为中毒性表皮坏死松解症（TEN），当皮肤剥脱范围小于 10% 叫作 Stevens-Johnson 综合征（SJS）。这个疾病在初期如果治疗不及时，有较高死亡率，尤其是 TEN。**本病在急性期眼部的主**

要表现为双侧的卡他性结膜炎，此后发展为睑球粘连、结膜上皮鳞状上皮化生、睑内翻、角膜溃疡、新生血管形成、严重的干眼、角膜结膜化。特点是随着病情的进展，干眼逐渐加重。

黎晓新：Steven-Johnson 综合征最常见为药物引起。对 SJS 继发的干眼除了前面给患者使用的激素、免疫抑制剂和人工泪液外，还有其他治疗可以改善患者的眼表情况吗？

李明武：该患者初次就诊时有非常重的干眼，畏光、眼痛严重无法睁眼，角膜大片上皮剥脱，当时给予局部的激素、免疫抑制剂、大量人工泪液治疗后，角膜上皮情况好转。**一般这种患者可以进行颌下腺移植治疗来缓解干眼。但患者在术前风湿免疫科会诊时发现合并干燥综合征，患者的颌下腺功能也不佳，若进行移植治疗无法改善干眼的情况。**因此我们在局部人工泪液、免疫抑制剂使用的同时进行了双眼泪点烧灼术，尝试封闭患者的泪点。同时，该患者需要风湿免疫科会诊治疗干燥综合征，防止干眼情况进一步加重。

查房结果

1. 患者青年女性，使用药物后出现皮肤、眼部、黏膜炎症病变，多种药物过敏病史，诊断为 Stevens-Johnson 综合征。

2. 本病在急性期眼部的主要表现为双侧结膜炎，后期发展为睑球粘连、结膜上皮鳞状上皮化生、睑内翻、角膜溃疡、新生血管形成、严重的干眼、角膜结膜化。

3. 当患者出现严重干眼时，局部使用人工泪液、免疫抑制剂、激素治疗，同时可行泪点封闭、颌下腺移植，但本例患者合并干燥综合征，若进行颌下腺移植术效果不佳。

附：Stevens-Johnson 综合征（SJS）和其更为严重的形式中毒性表皮坏死松解症（TEN）是累及皮肤和黏膜的严重急性疱性疾病，本病可能威胁生命，许多幸存者受累于严重的眼睑及眼表瘢痕。药物和感染是 SJS 或 TEN 的最常见诱因。全身症状包括早期的全身不适、发热、头痛或上呼吸道感染,数日内典型的皮肤和黏膜损伤开始出现。SJS 的眼部表现分为急性期和慢性期。急性期表现为非特异性结膜炎症,广泛的上皮脱落导致睫毛缺失和早期睑球粘连形成。慢性期为结膜瘢痕化和睑球粘连形成,引起睑内翻、倒睫和泪膜不稳定,临床表现可以从轻度的眼表异常、视物模糊到严重的角膜瘢痕和新生血管形成导致失明。眼部治疗上急性期要每天评估眼部病情,控制眼表炎症,应用糖皮质激素和羊膜移植可以有效减轻急性期眼表损伤。慢性期治疗复杂,治疗目的主要为恢复眼睑及穹窿部的解剖结构、改善泪液功能、恢复眼表。

病例三　睑缘炎相关角结膜病变

病例报告:高凯　病例提供:李明武　查房整理:李方烃

病历摘要

患者男性,45 岁,主诉左眼眼红 5 个月余。

现病史: 5 个月前患者无诱因出现左眼眼红,就诊于外院诊断为"角膜溃疡",给予多种抗生素滴眼液点眼治疗,因治疗效果不佳就诊我院。

既往史: 否认糖尿病、高血压,否认头部眼外伤史及药物过敏史。

个人史: 无特殊。

眼科检查:

	OD	OS
视力(VA)	1.0	1.0
眼压(IOP)	15mmHg	指测 T_n
眼睑	眼睑潮红	眼睑潮红
结膜	轻度充血	下方角膜缘结膜充血

	OD	OS
角膜	清	下方角膜缘上皮缺损,伴白色浸润灶(图1-3-1)
余眼前节	未见异常	未见异常
眼底	未见异常	未见异常
面部皮肤	双眼眼睑潮红,酒渣鼻(图1-3-2)	

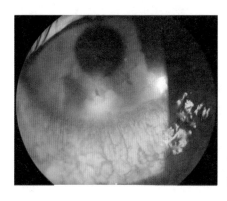

图1-3-1 左眼前节像

下方结膜充血,角膜缘可见白色浸润灶,上方角膜上皮缺损。

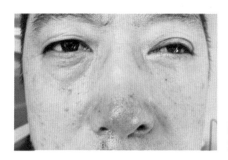

图1-3-2 面部照片

双眼眼睑潮红,酒渣鼻。

眼科辅助检查：

角膜刮片涂片：细菌、真菌涂片（－）。

角膜刮片培养：细菌、真菌培养（－）。

其他检查：

皮科检查：患者鼻部毛细血管扩张。

面部皮脂微生物检查：可见一条毛囊虫。

皮科诊断：红斑痤疮。

初步诊断：

左眼角膜溃疡（性质？）

双眼睑缘炎（性质？）

查房目的

1. 患者角膜病变为感染性还是非感染性？
2. 患者角膜病变是否与面部疾病相关？
3. 治疗方案，是否需要同时治疗皮肤病变？

专家发言和讨论

苗恒：患者从外眼像可以看到明显的睑缘充血，如果翻开眼睑应该能发现患者睑缘可能存在睑缘炎表现。患者的**角膜溃疡需要高度怀疑是由于睑缘炎导致的无菌性角膜溃疡。**

李明武：本例患者曾在多家外院怀疑真菌性角膜炎，因为患者角膜溃疡表现为致密的白色浸润，迁延不愈，抗生素治疗无效。我院再次行刮片培养，细菌、真菌均为阴性。**仔细观察患者角膜病灶后无角膜后沉着物（KP）及房水闪辉（Tyn）**，这时更考虑为非感染性的"冷溃疡"。结合患者面部及眼睑皮肤有特征性的表现，如眼睑潮红、鼻部酒渣鼻样改变，高度怀疑红斑痤疮相关角结膜病变，因此，让患者去皮肤科会诊。这种情况我们也可以取患者睫毛进行螨虫检查，来诊断是否合并螨虫性睑缘炎。但螨虫在睑缘炎相关性角结膜病变中的作用仍存争议。

鲍永珍：睑缘炎导致的角结膜病变，尤其是红斑痤疮，**除了眼部治疗外，同时还需要皮肤科治疗皮肤病变。**

李明武：在治疗上除了皮肤科治疗外，**我们还需要全身用药，一般使用米诺环素，这是一种四环素类抗生素，这里并不主要使用其抗菌作用，而是因为其有一定的抗炎作用可应用于眼表，同时其也有抑制胶原酶作用可以抑制角膜融解。**针对睑缘炎相关角结膜病变以及皮肤病变，文献上推荐2~3个月的长时间使用。在使用期间一定要注意其副作用，如光敏性，需要注意防晒，定期复查生化，注意其肝肾毒性问题。儿童红斑痤疮性角结膜炎常常被误诊，且儿童要避免四环素类药物，可以使用阿奇霉素代替，但也要注意药物副作用。

查房结果

1. 患者诊断为左眼红斑痤疮性角结膜炎、双眼睑缘炎。

2. 在眼部及皮肤科治疗的基础上，需要加用米诺环素，用于抑制眼表炎症及角膜融解。

查房后续

治疗：眼部，人工泪液；面部及睑缘，甲硝唑＋硅霜，外用；米诺环素100mg口服，每日2次。治疗1个月后患者角膜溃疡愈合，遗留角膜斑翳（图1-3-3），面部皮疹及睑缘明显好转（图1-3-4）。

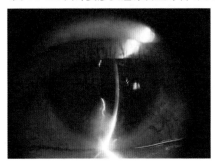

图1-3-3 左眼前节像
角膜溃疡愈合，遗留角膜斑翳。

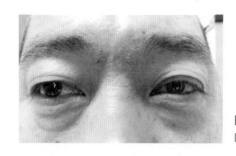

图 1-3-4　面部照片
睑缘及面部皮疹明显好转。

病例四　儿童睑板腺功能障碍继发角膜上皮损伤

病例报告:陈红　病例提供:李方烃、吴夕　查房整理:李方烃

病历摘要

患者女性,11 岁,主诉右眼角膜上皮不愈合 1 个月。

现病史:1 个月前患儿因右眼近视、散光配戴角膜塑形镜(OK 镜),戴镜 3 天后右眼出现角膜上皮损伤,停戴 OK 镜,外院给予左氧氟沙星滴眼液 4 次 / 日、小牛血去蛋白提取物眼用凝胶 1 次 / 晚,治疗后角膜上皮持续不愈合,以"右眼配戴 OK 镜后角膜上皮损伤持续不愈"来我院就诊。

既往史:6 岁时检查发现右眼散光、弱视,经治疗后弱视治愈。否认糖尿病、高血压等全身病史;否认眼部外伤史;否认药物过敏史。

眼科检查:

	OD	OS
视力(VA)	0.6	1.0
主觉验光	−2.50DC×175=1.0	平光(PL)=1.0
眼压(IOP)	14mmHg	13mmHg
眼睑	睑板腺开口部分阻塞,分泌物清	睑板腺开口部分阻塞,分泌物清

续表

	OD	OS
结膜	无充血	无充血
角膜	上方角膜上皮损伤,荧光素染色可见上方角膜点状着染(图 1-4-1,图 1-4-2)	清,下方角膜缘可见少量点状着染
余眼前节	未见异常	未见异常
眼底	未见异常	未见异常

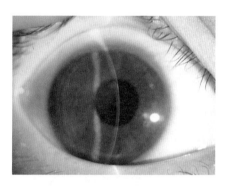

图 1-4-1　右眼前节像
上方角膜上皮损伤。

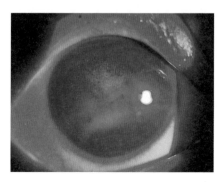

图 1-4-2　右眼角膜荧光素染色
可见上方角膜点状着染。

眼科辅助检查：

干眼仪

无创泪膜破裂时间（NIKBUT）：OD 5.93 秒；OS 7.71 秒。

荧光素泪膜破裂时间（TBUT）：OD 2 秒；OS 2 秒。

无创泪河高度（NIKTMH）：OD 0.18mm；OS 0.12mm。

睑板腺成像：双眼未见明显睑板腺缺失。

初步诊断：

双眼睑板腺功能障碍

右眼角膜上皮损伤

治疗经过：

给予患者右眼冷敷每日 2 次，玻璃酸钠滴眼液每日 4 次点右眼；右眼绷带镜治疗。

患者绷带镜配戴 2 周后自行脱出，1 周后复查角膜上皮损伤较前轻微好转，继续用药 1 周后再次出现上皮损伤范围增大。

患者行共聚焦显微镜检查：右眼角膜上皮损伤部位角膜上皮下可见较多 Langerhans 细胞浸润，左眼相较右眼 Langerhans 细胞明显少（图 1-4-3）。

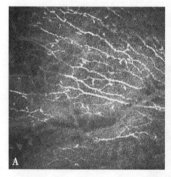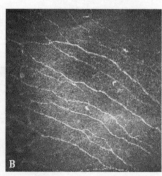

图 1-4-3 共聚焦显微镜

A. 右眼角膜上皮损伤部位角膜上皮下可见较多 Langerhans 细胞浸润；

B. 左眼相较右眼 Langerhans 细胞明显少。

更改用药为玻璃酸钠滴眼液, 每日 4 次点右眼, 妥布霉素地塞米松眼膏每晚 1 次点右眼; 2 周后患儿角膜上皮完全愈合(图 1-4-4)。

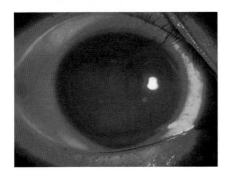

图 1-4-4 右眼角膜荧光素染色
使用玻璃酸钠滴眼液、妥布霉素地塞米松眼膏 2 周后角膜荧光素染色阴性。

查房目的

1. 患者角膜上皮持续不愈合原因。
2. 儿童睑板腺功能不良的病因及治疗。

专家发言和讨论

李方烃: 患儿此次就诊原因为右眼配戴 OK 镜后出现角膜上皮损伤, 在使用了角膜上皮修复药物后, 角膜上皮仍持续不愈合。临床上常见到 OK 镜配戴引起角膜上皮病变的患儿, 但绝大多数患儿在出现角膜上皮损伤后停用 OK 镜 2～3 天角膜上皮会迅速恢复。**而此患儿不愈合考虑本身存在睑板腺功能不良因素, 在 OK 镜使用后加重眼表损伤, 同时由于睑板腺功能不良导致泪膜稳态失衡, 角膜无法愈合。**患儿在初次就诊时左眼未配戴过细带镜同样有角膜上皮轻微损伤也证明了这点。**本例患儿在共聚焦显微镜检查下发现右眼角膜上皮下 Langerhans 细胞明显增多, 证明角膜处于相对炎症状态, 因此局部加用激素抑制眼表炎症, 使用 2 周后角膜上皮完全愈合。**说明炎症在其上皮不愈合中也起到重要作用。

李明武：患儿角膜上皮病变考虑与睑板腺功能相关，此时治疗上激素的使用是必要的，但建议使用氟米龙滴眼液这种相对弱一些的眼表激素，同样可以抑制眼表炎症，并且减少出现继发性青光眼的风险。**此外，对于青春期儿童出现睑板腺问题，需要排查是否同时伴有颜面部痤疮。**

赵明威：在以往对角膜上皮损伤的认识认为激素使用会加重角膜上皮损伤。但对角膜明显炎症时激素的使用可以抑制炎症帮助上皮愈合。**儿童使用激素时一定密切监测眼压，避免使用地塞米松这种升眼压作用强的激素。**

鲍永珍：患儿此次治疗解决了角膜上皮问题，但患儿本身存在的双眼睑板腺功能不良不治疗可能会使疾病复发。**后续需要积极治疗睑板腺功能不良，此外，儿童睑板腺问题建议排查病因，包括局部和系统性疾病。**

查房结果

1. 本例患儿配戴 OK 镜后角膜上皮损伤持续不愈合，考虑与睑板腺功能不良及眼表炎症相关。

2. 眼表激素的使用可以抑制眼表炎症，帮助角膜上皮愈合，但对于儿童建议使用升眼压作用低的激素，同时积极监测眼压。

3. 儿童睑板腺功能不良需要排查病因。

病例五　眼部移植物抗宿主病合并病毒性角膜炎

病例报告：徐琼　病例提供：张钦　查房整理：李方烃

病历摘要

患者男性，53 岁，主诉双眼红、眼痛，伴分泌物 4 个月。

现病史：4 个月前出现双眼眼红、眼痛、畏光，伴分泌物增多，未用药，因症状加重就诊我院。

既往史：4年前因急性髓系白血病（M5）行骨髓移植术，之后诊断为"慢性移植物抗宿主病，真菌性肺炎，上呼吸道感染，骨折延迟愈合，下肢静脉血栓，高尿酸血症，高钾血症"。目前全身用药：环孢素100mg每日2次口服，伏立康唑200mg每日2次口服，米诺环素100mg每日2次口服，拜阿司匹林肠溶片100mg每日1次口服。2型糖尿病20余年。高血压病20余年。2年前双眼先后行白内障超声乳化摘除联合人工晶状体植入术。1年前因双眼增殖期糖尿病性视网膜病变（PDR）行全视网膜激光光凝术。

眼科检查：

	OD	OS
视力（VA）	0.3	0.15
眼压（IOP）	13mmHg	14mmHg
结膜	充血，睑结膜可见大量伪膜及渗出（图1-5-1）	睑结膜充血，睑结膜可见渗出（图1-5-2）
角膜	角膜上皮大量丝状物，上皮点染（图1-5-1）	角膜上皮丝状物，荧光素染色呈旋涡样（图1-5-2）
余眼前节	人工晶状体在位	人工晶状体在位
眼底	视网膜在位	视网膜在位

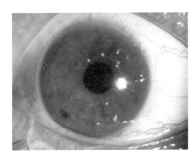 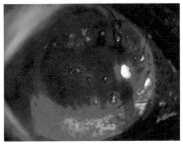

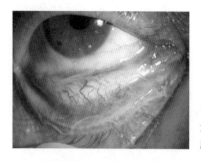

图 1-5-1　右眼前节像
角膜大量丝状物,上皮染色阳性,结膜可见伪膜及渗出。

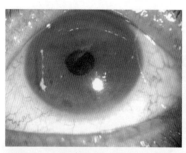 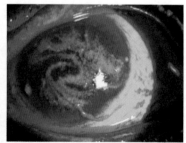

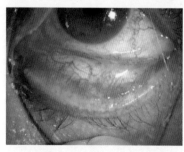

图 1-5-2　左眼前节像
角膜大量丝状物,上皮呈旋涡样染色,结膜可见渗出。

初步诊断:
双眼移植物抗宿主病(眼征)
双眼角结膜干燥症

双眼丝状角膜炎

双眼伪膜性结膜炎

双眼人工晶状体眼

双眼糖尿病视网膜病变（视网膜激光光凝术后）

治疗经过：

双眼清除角膜丝状物及结膜伪膜，左眼行羊膜覆盖术。局部用药：他克莫司滴眼液每日 3 次点双眼，妥布霉素地塞米松眼膏每晚 1 次点双眼，玻璃酸钠滴眼液每日 4 次点双眼。

用药后 1 个月，双眼角膜上皮愈合（图 1-5-3）。

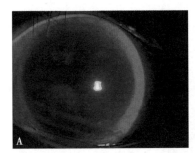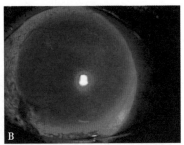

图 1-5-3　双眼角膜荧光素染色

双眼角膜上皮愈合，荧光素染色(-)(A. 右眼；B. 左眼)。

2 个月后再次出现双眼眼红、眼痛，伴分泌物增多。

查体：双眼角膜片状染色，可疑树枝样（图 1-5-4）。

再次行双眼羊膜覆盖术，术后角膜上皮无明显改善，考虑患者合并病毒性角膜炎。将药物更改为他克莫司滴眼液每日 3 次点双眼，氟米龙滴眼液每日 2 次点双眼，玻璃酸钠滴眼液每日 4 次点双眼，加用更昔洛韦眼用凝胶每日 4 次点双眼，泛昔洛韦分散片 250mg 每日 3 次口服。用药后 1 周患者角膜上皮基本愈合。

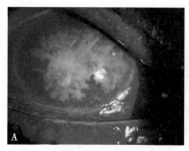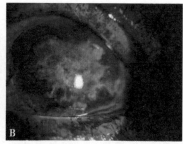

图 1-5-4　双眼角膜荧光素染色

双眼角膜片状染色形似树枝样（A. 右眼，B. 左眼）。

查房目的

1. 患者反复出现角膜上皮损伤的病因？
2. 如何判断移植物抗宿主病合并病毒性角膜炎？

专家发言和讨论

张钦：该患者临床表现为伪膜性结膜炎、丝状角膜炎、重度干眼，既往骨髓移植术后，全身合并移植物抗宿主病（GVHD），结合临床表现和病史，眼部移植物抗宿主病诊断明确，第一次出现症状时，患者使用人工泪液、激素及免疫抑制剂，并行羊膜覆盖治疗后，角膜上皮得到愈合。第二次发作症状时，患者同样使用人工泪液、激素及免疫抑制剂和羊膜覆盖治疗，角膜病变无改善；结合患者角膜病灶形态，考虑患者合并病毒性角膜炎。加用局部和全身抗病毒药物治疗后患者角膜情况明显好转，也证明病毒性角膜炎的诊断。**临床上眼部 GVHD 患者常会使用激素及免疫抑制剂，有一部分患者在治疗期间出现角膜病变加重，激素加量后反而加重，而激素减量后病情减轻，这与我们 GVHD 的治疗正相反，这种情况提示合并病毒感染**。此时，经验性使用抗病毒药物可治疗角膜上皮病变。

黎晓新：临床上经验性治疗可以帮助判断，但我们更需要临床证据，这种眼表可疑病毒感染，可以取患者泪液进行病毒检测，因为单纯病毒性角膜上皮炎症治疗与 GVHD 的治疗相反，角膜上皮炎不应大量使用激素及免疫抑制剂，而 GHVD 则相反。因此，当我们获得了泪液检测数据后能更好地帮助判断，指导药物治疗。

赵明威：该患者长期使用激素，一定要密切监测眼压，尤其是使用妥布霉素地塞米松滴眼液，其升眼压作用最强。GHVD 患者很多眼表刺激症状重，眼压测量困难，医生临床上只指测眼压。而指测眼压准确程度不佳，一定要采用气动眼压、压平眼压、iCare 或 Tono-pen 等准确的测量方式监测眼压。

查房结果

1. 该患者初次就诊临床表现为伪膜性结膜炎、丝状角膜炎、重度干眼，既往骨髓移植术后，全身合并移植物抗宿主病（GVHD），结合临床表现和病史，眼部移植物抗宿主病诊断明确。

2. 眼部 GHVD 患者在长期使用局部免疫抑制剂及激素时，出现角膜上皮损伤持续不愈合，应考虑合并病毒感染可能。

3. 当怀疑眼表病毒感染时，可取泪液进行病毒检测，帮助诊断并指导治疗。

4. GVHD 患者可能需要长期使用眼表激素，一定密切监测眼压。

附：眼部移植物抗宿主病（ocular graft versus host disease, oGVHD）是异基因造血干细胞移植（allogeneic haematopoietic stem cell transplantation, allo-HSCT）术后主要的并发症，是移植排斥反应的一种表现形式。其发生主要源于供体免疫细胞失调，尤其是 T 细胞攻击受体眼部组织造成的一种炎性状态，会导致泪腺、眼睑、眼表组织的炎症反应和最终的纤维化。oGVHD 发生在 30%～60% 的 allo-HSCT 术后患者中，但如果患者出现其他部位，如皮肤、口腔、肝脏、肠道等部位移植物抗宿主病（graft versus host disease, GVHD），则 oGVHD 出现的比例会增加到 60%～90%。GVHD 根据发生时间分为急性和慢性，发生在 0～100 天之内的被称为急性 GVHD,而超过 100 天的被称为慢性 GVHD,oGVHD 发生的中位时间约为 300 天,所以多数发生在慢性 GVHD 中。由于 oGVHD 主要累及泪腺、眼睑、角膜和结膜,所以主要会出现:①睑缘的改变形成睑板腺功能障碍(meibomian gland dysfunction,MGD)、睑缘的瘢痕改变形成睑内翻和外翻;②结膜的炎症出现结膜水肿、充血及伪膜,纤维化后出现睑结膜瘢痕、穹窿缩短和睑球粘连;③角膜的炎症会导致点状角膜炎、丝状角膜炎、角膜缘干细胞失代偿或者角膜溃疡及穿孔等;④泪腺、眼睑、角结膜的受累会严重影响泪液的分泌和状态,形成中度甚至重度干眼,而中、重度干眼造成的眼表炎症会进一步加重泪腺、眼睑和角结膜的损害。

病例六　眼部移植物抗宿主病合并角膜溃疡

病例报告:付皓丽　病例提供:黎晓新、张钦　查房整理:李方烃

病历摘要

患者男性,55 岁,主诉右眼视力下降,伴眼红眼干 18 年,加重 1 个月。

现病史: 患者 18 年前无明显诱因出现右眼视力下降,伴眼红、眼干,后多次就诊于我院,考虑为骨髓移植术后眼部移植物抗宿主病,予玻璃酸钠滴眼液、重组牛碱性成纤维细胞生长因子滴眼液、小牛血去蛋白提取物眼用凝胶等点眼及球旁注射曲安奈德。近 1 个月来出现右眼视力下降加重,伴眼红、眼干加重。

既往史: 20 年前因急性淋巴细胞白血病行骨髓移植术;17 年前左眼因 GVHD 多次行角膜移植,后因角膜穿孔于外院行左眼眼球摘除术。双侧股骨头坏死病史 10 年,偶服止痛药;高血压病史 10 余年,药物控制可;3 年前因冠心病放置冠脉支架。现口服泼尼松、环孢素。

眼科检查：

	OD	OS
视力（VA）	指数（CF）/50cm	-
眼压（IOP）	13mmHg	-
结膜	结膜水肿、充血，睑球粘连	-
角膜	颞侧及上方角膜结膜化，并伴随新生血管长入，下方角膜旁中央可见类圆形脂质变性，角膜中央直径4mm处上皮缺损，伴基质浸润，荧光素染色（+）（图1-6-1、图1-6-2）	-
余眼前节	仅鼻侧隐见虹膜结构，其他结构窥视不清	-
眼底	窥不见	-

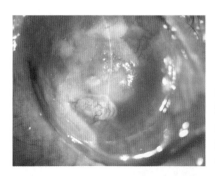

图1-6-1 右眼前节像
颞侧及上方角膜结膜化，并伴随新生血管长入，下方角膜旁中央可见类圆形脂质变性，角膜中央直径4mm处上皮缺损，伴基质浸润。

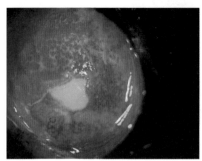

图1-6-2 右眼角膜荧光素染色角膜中央荧光素着染

眼科辅助检查：

前节光学相干断层扫描（optical coherence tomography，OCT）：右眼角膜溃疡区基质明显变薄（图 1-6-3）。

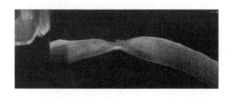

图 1-6-3 右眼前节 OCT，角膜溃疡区基质明显变薄

初步诊断：

右眼移植物抗宿主病角膜溃疡

治疗经过：

收入院行右眼单层羊膜覆盖联合临时睑裂缝合术，术后 4 天羊膜融解。术后第 4 天，再次行右眼单层羊膜覆盖，术后第 6 天羊膜融解。术后第 8 天行右眼多层羊膜移植联合羊膜覆盖术。术后角膜溃疡愈合（图 1-6-4，图 1-6-5）。

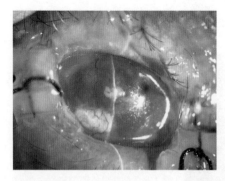

图 1-6-4 术后右眼前节像，角膜溃疡愈合

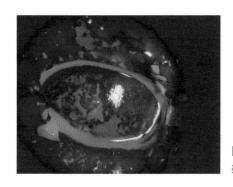

图 1-6-5　术后右眼角膜荧光素染色角膜荧光素染色（－）

查房目的

1. 对移植物抗宿主病羊膜覆盖，应行单层羊膜覆盖，还是尽早多层羊膜移植联合羊膜覆盖治疗？

2. 患者是否可行角膜移植提高视力？

专家发言和讨论

张钦：该患者眼部移植物抗宿主病诊断明确，就诊时主要问题是中央角膜溃疡，前节 OCT 显示角膜基质明显变薄，若上皮不尽快愈合，角膜穿孔风险非常高。因此，在局部用药的基础上，给患者进行了睑裂缝合和单层的羊膜覆盖。但患者连续两次羊膜融解非常快，而上皮却没有完全愈合。因此，第三次给患者进行了多层羊膜移植联合羊膜覆盖，最终患者角膜溃疡很好地愈合了。这种 GVHD 角膜溃疡融解患者是应该早期先行单层羊膜覆盖还是直接行多层羊膜移植联合羊膜覆盖？这个问题有待探讨。此外患者目前情况是否可以行角膜移植来提高视力？

李明武：GVHD 导致的角膜溃疡，最终角膜融解、穿孔的患者，若反复进行角膜移植，预后一般都较差。这个患者早期行羊膜覆盖是一种比

较好的方式,若患者出现角膜穿孔,可以根据穿孔形态采取治疗方案,**GVHD 的穿孔往往更多见的是针尖样的穿孔,这时单层羊膜移植可以解决。若穿孔位置基质缺损明显,可以采用多层羊膜移植**。GVHD 患者的角膜穿孔角膜移植为高危移植,由于患者眼表状况不佳,可能移植后再次发生穿孔,反复角膜移植,移植范围不断扩大,最终预后不佳。睑裂缝合以及绷带镜的使用都能帮助患者角膜上皮尽快愈合。**此外,患者可以加用四环素类抗生素,如米诺环素来抑制金属蛋白酶导致的角膜融解**。本例患者在治疗上也需要和血液科沟通,眼科与血液科对眼部 GVHD 的认识可能不同,我们眼科应该从眼科的角度提出治疗要求,加强全身免疫抑制剂的抗排斥治疗。

黎晓新:GVHD 的治疗需要与血液科合作,有时患者的眼部有明显的排斥反应,而全身其他器官没有显著排斥,这时血液科往往不会,也不建议使用全身抗排斥治疗。**这时我们应该与血液科沟通,使用全身免疫抑制剂抗排斥治疗来改善眼部病情。**

查房结果

1. 对于 GVHD 角膜溃疡患者应尽快使角膜上皮愈合,防止角膜进一步融解穿孔。

2. 治疗方式可以采用羊膜覆盖、羊膜移植以及睑裂缝合。GVHD 的穿孔往往更多见的是针尖样的穿孔,这时单层羊膜移植可以解决。若穿孔位置基质缺损明显,可以采用多层羊膜移植来治疗。

3. GVHD 角膜穿孔患者的角膜移植为高危移植,由于患者眼表状况差,移植后可能再次发生穿孔,反复角膜移植,移植范围不断扩大,最终预后不佳。

4. 眼部 GVHD 的治疗需要与血液科积极沟通,讨论是否加用全身抗排斥药物来帮助眼部病变的治疗。

病例七 角膜绷带镜继发角膜感染

病例报告:姚璐 病例提供:黎晓新、张钦 查房整理:李方烃

病历摘要

患者女性,59岁,主诉左眼视力下降伴反复眼痛、眼红半年,加重1周余。

现病史:患者半年前自觉左眼视力下降,伴眼痛、眼红、眼干,后就诊于我院,查体示左眼角膜上皮剥脱,予绷带镜治疗。4个月后复诊无明显好转,予妥布霉素地塞米松眼膏、小牛血去蛋白提取物眼用凝胶、玻璃酸钠滴眼液治疗后有所好转。1周前症状再次加重来我院就诊,予绷带镜、氟米龙滴眼液、玻璃酸钠滴眼液、左氧氟沙星滴眼液治疗,绷带镜配戴1周后视力显著下降,伴眼痛、白色脓性分泌物来诊。

既往史:9年前诊断双眼葡萄膜炎,曾使用醋酸泼尼松龙滴眼液、普拉洛芬滴眼液、复方托吡卡胺滴眼液点眼治疗(未规律用药);3年半前因左眼陈旧性葡萄膜炎、玻璃体黄斑牵拉综合征、老年性白内障行左眼白内障超声乳化摘除联合人工晶状体植入、虹膜周边切除、玻璃体切除、剥膜术(我院);3年前行左眼人工晶状体前囊清除(外院);1年半前因右眼角膜溃疡穿孔行右眼眼球摘除(外院);高血压病7年,药物控制尚可。1年前就诊于风湿免疫科,考虑风湿免疫病证据不足。

眼科检查:

	OD	OS
视力(VA)	-	CF/眼前
眼压(IOP)	-	指测 T_{+1}
结膜	-	结膜充血
角膜	-	角膜中央溃疡灶,可见局部浸润,角膜水肿(图1-7-1)

续表

	OD	OS
余眼前节	-	前房 1mm 积脓，隐见虹膜，余结构窥不清（图 1-7-1）
眼后节	-	窥不清

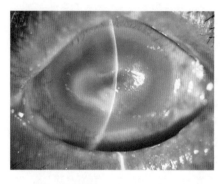

图 1-7-1　左眼前节像
角膜中央溃疡灶，可见局部浸润，角膜水肿，前房 1mm 积脓。

眼科辅助检查：

前节 OCT：左眼角膜溃疡区基质明显变薄（图 1-7-2）。

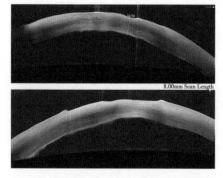

8.00mm Scan Length

图 1-7-2　左眼前节 OCT
角膜上皮不连续，浅层基质高反光，角膜内皮后可见高反光附着物。

共聚焦显微镜：未见菌丝及包囊结构。

角膜刮片镜检：可见 G+ 球菌，未见真菌菌丝。

角膜刮片培养：表皮葡萄球菌，细菌计数极少数；经鉴定未见生长真菌。

初步诊断：

左眼角膜绷带镜继发细菌感染

治疗经过：

收入院停用氟米龙滴眼液、玻璃酸钠滴眼液，予左眼左氧氟沙星滴眼液、妥布霉素滴眼液强化点眼，复方托吡卡胺滴眼液每日 2 次；氧氟沙星眼膏每晚 1 次；抗感染治疗后 2 天，前房积脓消失。1 周后复查左眼角膜大片上皮缺损，角膜轻水肿，未见明显浸润（图 1-7-3）。复查共聚焦显微镜：可见角膜基质成串点状圆形高反光（图 1-7-4）。复查角膜刮片涂片及培养均为阴性。遂左眼行羊膜覆盖术，术后莫西沙星滴眼液每 1 小时 1 次、妥布霉素地塞米松滴眼液每日 4 次、氧氟沙星眼膏每晚 1 次点眼治疗。

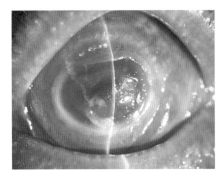

图 1-7-3 治疗 1 周后左眼前节像
左眼角膜大片上皮缺损，角膜轻水肿，未见明显浸润。

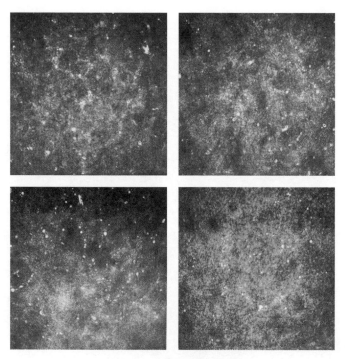

图 1-7-4　左眼共聚焦显微镜

可见角膜基质成串点状圆形高反光。

查房目的

1. 患者绷带镜继发感染的原因是什么？
2. 针对高危患者如何预防继发感染？

专家发言和讨论

张钦：该患者曾多次反复发作角膜上皮剥脱，给予绷带镜及角膜上皮修复药物、激素后能缓解，但患者为外地病人，依从性相对较差，复诊不规律。本次发病为患者1周前再次出现症状加重,根据患者既往绷带镜治疗效果比较理想,再次给予绷带镜治疗,同时应用抗生素及激素治疗。1周后出现眼痛,从角膜病灶形态考虑细菌性可能性大,角膜刮片和培养以及共聚焦显微镜都证实了细菌性角膜炎的诊断。因此,行抗生素强化治疗后感染得到控制。但复查共聚焦显微镜显示角膜基质成串圆形高反光,这时需要排除阿米巴感染,因此,多次反复刮片均未见到包囊结构,复查共聚焦显微镜也未再见可疑包囊结构。但患者经过抗生素治疗后,角膜上皮大片缺损,为了让上皮快速愈合近期行羊膜覆盖治疗。患者目前主要问题一方面上皮愈合困难,此外,如何避免病情反复?

黎晓新:患者角膜上皮反复剥脱,应考虑多因素导致,从病灶看有神经营养性因素、干眼、睑板腺功能不良、长期药物使用等。应评价患者干眼程度、睑板腺功能及调整药物使用。本次患者出现角膜感染,需要考虑是否有抗生素耐药情况,左氧氟沙星滴眼液已在我国使用多年,在眼表耐药率已经相对较高。本例患者若存在耐药问题,需要使用更高级别抗生素,如莫西沙星滴眼液预防及控制感染。

张钦:本例患者为使用绷带镜出现的角膜感染,其本身为感染高危人群,长期大面积角膜上皮损伤,同时长期使用抗菌药物,可能造成耐药菌的出现。因此在临床上针对高危患者,除了预防性抗生素的使用,也可以适当缩短一副绷带镜使用时间,不要用到说明书可以使用的最长期限,提前更换也可以一定程度预防感染的发生。

鲍永珍:患者反复出现角膜上皮损伤,应多角度评估眼表状况,行干眼相关检查,评估睑板腺功能,此外,还要考虑全身因素,患者1年前有风湿免疫科就诊史,虽然当时检查风湿免疫相关指标阴性,近期病情加重可以再次进行相关检查。

查房结果

1. 本例患者为长期角膜上皮缺损使用绷带镜后继发细菌感染,使用绷带镜患者若出现可疑感染须立即进行角膜刮片、共聚焦显微镜等检查判断病原体，积极治疗。

2. 针对感染高危患者在使用绷带镜时需要预防性使用抗生素，同时可以缩短单个绷带镜配戴时间，预防感染的发生。

3. 对反复发作的角膜上皮问题，需要多方位评估可能的病因，才能更好地预防复发。

病例八　眼黏膜类天疱疮

病例报告：彭子苏　病例提供：张钦　查房整理：李方烃

病历摘要

患者女性，70岁，主诉发现右眼眼表肿物18个月。

现病史：18个月前发现右眼眼表肿物，就诊于我院，诊断为"右眼结膜肿物，双眼睑球粘连"，行右眼肿物切除，切除病理结果提示右眼眼表鳞状上皮病变（OSSN），行干扰素局部化疗2个月，肿物无明显变化。1年前患者于外院会诊考虑双眼类天疱疮（MMP），外院皮肤科及口腔科排除皮肤和口腔MMP。给予患者氟米龙滴眼液、小牛血去蛋白提取物眼用凝胶、卡波姆眼用凝胶及1%环孢素滴眼液治疗，右眼结膜肿物无明显缓解。7个月前，右眼使用5-氟尿嘧啶（5-Fu）局部化疗，角膜结膜肿物部分消退后出现角膜溃疡，停药后缓解。1个月前使用0.04%丝裂霉素滴眼液局部化疗，后无明显缓解，再次行右眼局部组织切除，根据病理结果确诊双眼黏膜类天疱疮。

既往史：**3年前**于外院行双眼白内障超声乳化摘除联合人工晶状体植入术；类风湿性关节炎病史10余年，口服中成药，自诉控制可；否认屈光不正史；否认眼外伤史；否认高血压、糖尿病病史，否认其余全身病史；否认药物过敏史。

眼科检查：

	OD	OS
视力（VA）	CF	0.3
眼压（IOP）	10mmHg	9mmHg
结膜	外眦及下穹窿睑球粘连（图 1-8-1）	下方睑球粘连（图 1-8-2）
角膜	鼻侧及下方结膜侵入角膜，表面被覆血管，上方及颞侧角膜缘可见浅层新生血管（图 1-8-1）	清
余眼前节	隐见瞳孔及虹膜，余结构窥不清	人工晶状体在位
眼底	窥不清	未见异常

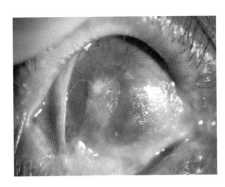

图 1-8-1　右眼前节像
右眼外眦及下穹窿睑球粘连，鼻侧及下方结膜侵入角膜，表面被覆血管，上方及颞侧角膜缘可见浅层新生血管。

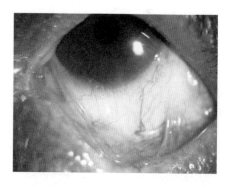

图 1-8-2 左眼前节像
左眼下方睑球粘连。

眼科辅助检查：

前节 OCT（18 个月前初次就诊）：右眼可见结膜隆起，侵入角膜，边界不清（图 1-8-3）。

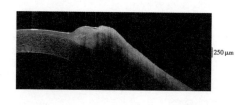

250μm 图 1-8-3 右眼前节 OCT
结膜隆起，侵入角膜，边界不清。

结膜病理：

第一次：送检小块黏膜组织，被覆鳞状上皮增生，局灶呈乳头状，间质水肿，散在淋巴细胞浸润，请结合临床。

第二次：极小块黏膜组织，被覆鳞状上皮增生伴角化亢进，颗粒层及棘层增厚。

其他辅助检查：

间接免疫荧光（血清）：阴性。

直接免疫荧光（结膜组织）：C3 阳性基底膜带。

抗 BP180 抗体（血清）：阴性。

抗 BP230 抗体（血清）：阴性。

初步诊断:

双眼黏膜类天疱疮

查房目的

1. 患者初次误诊眼表鳞状上皮病变(OSSN)原因?

2. 患者后续治疗方案?

专家发言和讨论

张钦:患者为老年女性,右眼鼻侧结膜肿物 1 年余,前节 OCT 提示结膜来源,在临床上考虑 OSSN 的可能。第一次患者病理回报了鳞状上皮增生,当时认为结膜的肿物 OSSN 可能性大,因此给予了干扰素局部化疗,但效果不佳。患者同时伴随双眼睑球粘连,需要考虑引起球粘连的瘢痕类疾病,如黏膜类天疱疮、SJS、GVHD 等。因此,患者去皮肤科和口腔科排查类天疱疮,当时两个科室均不考虑。按照天疱疮使用局部激素和免疫抑制剂后病情未见好转。因此,再次更改为局部化疗药 5-Fu,使用后肿物有所消退,但同时又伴随了角膜溃疡形成。停药后改为丝裂霉(MMC)局部化疗,MMC 使用后效果不佳。此时,高度怀疑患者为类天疱疮,再次取病理并做直接免疫荧光提示:C3 阳性基底膜带,确诊了类天疱疮。**回看病例之前走了一些弯路,双眼睑球粘连,首先应该去排除黏膜类天疱疮疾病。OSSN 与类天疱疮治疗有相冲突的地方,OSSN 需要局部化疗药物,会加重眼表炎症,**导致类天疱疮进展。患者下一步的治疗较为棘手。

黎晓新:黏膜类天疱疮需要与 SJS 鉴别,但 SJS 往往有明确皮肤病变病史。**患者第一次间接免疫荧光检查结果为阴性,对于单纯眼部类天疱疮,其检查有阴性可能。这也可能是为什么皮肤科和口腔科均不考虑的原因。如果怀疑眼部类天疱疮最好还是使用眼科标本做直接免疫荧光诊断。**

鲍永珍:患者目前在使用局部激素氟米龙滴眼液、免疫抑制剂环孢素滴眼液时病情仍有进展。对于需要**长期局部用药,尤其是局部化疗药物的患者应考虑到药物对眼表损伤较大,可以进行结膜下注射替换或减少滴眼**

液的使用,必要时在皮肤科指导下全身使用激素、免疫抑制剂或生物制剂。

查房结果

1. 老年女性,慢性病程,右眼鼻侧结膜肿物 1 年余,前节 OCT 提示结膜来源,病理提示鳞状上皮增生,肿物对干扰素、环孢素反应不佳,5- 氟尿嘧啶治疗有效,导致误诊为 OSSN。

2. 双眼睑球粘连缓慢进展,需要考虑黏膜类天疱疮疾病。

3. 对于眼部黏膜类天疱疮,最好采用病理活检直接免疫荧光结果明确诊断黏膜类天疱疮。

4. 局部激素及免疫抑制剂对病情控制不佳时,应考虑增加全身用药。

附:黏膜类天疱疮(MMP)是一种慢性瘢痕化自身免疫性疾病,其特征是自身抗体沉积于黏膜的上皮及上皮下连接处的基底膜带。累及眼部的类天疱疮的发生率约 30%～80%。眼黏膜类天疱疮,又称眼瘢痕性类天疱疮(OCP),主要累及结膜。眼类天疱疮呈慢性、进展性的临床过程,包括慢性结膜炎、上皮下纤维化、穹窿部缩短、睑球粘连和睑缘粘连,伴随眼表角化。若不治疗,典型临床过程持续数年,最终致盲。治疗上分为药物治疗和手术治疗,药物包括眼表润滑剂、自体血清滴眼液、局部及全身免疫抑制剂等,手术治疗包括眼睑手术、结膜囊重建以及角膜移植等。

病例九 白内障术后角膜上皮功能障碍

病例报告:李方烃 病例提供:李方烃 查房整理:李方烃

病历摘要

患者女性,67 岁,主诉左眼白内障术后 2 周,眼磨、流泪加重 2 天。

现病史:2 周前患者因左眼老年性白内障行白内障超声乳化摘除联合人工晶状体植入手术,手术顺利,术后 1 周复查角膜轻水肿,角膜上皮点染,给予左氧氟沙星滴眼液、妥布霉素地塞米松滴眼液、玻璃酸钠滴眼液、卡波姆眼用凝胶,无明显好转。2 天前左眼出现眼磨、流泪症状加重来诊。

既往史: 曾行左眼睑板腺囊肿手术;高血压病多年,口服药物控制可,否认糖尿病病史;否认肝肾疾病等全身病史;否认眼部外伤史;否认药物过敏史。

个人史: 无特殊。

眼科检查:

	OD	OS
视力(VA)	0.5	0.08
眼压(IOP)	13mmHg	14mmHg
结膜	无充血	上睑睑结膜可见瘢痕,睑缘刷不平整。结膜混合充血,睑结膜可见乳头,结膜轻水肿(图 1-9-1)
角膜	清	角膜上皮糜烂、轻水肿,后弹力层轻皱褶,角膜染色可见弥漫点染(图 1-9-2,图 1-9-3)
余眼前节	晶状体 NO2NC2C1	人工晶状体在位
眼底	未见异常	窥不清

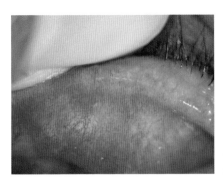

图 1-9-1　左眼前节像一
左眼上睑睑结膜可见瘢痕,睑缘刷不平整。

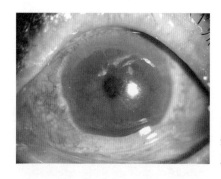

图 1-9-2　左眼前节像二
结膜轻水肿，角膜上皮糜烂、轻水肿，后弹力层轻皱褶。

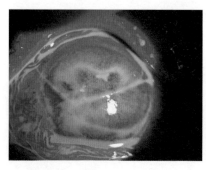

图 1-9-3　左眼角膜荧光素染色角膜上皮弥漫点染

眼科辅助检查：

共聚焦显微镜：可见角膜上皮细胞水肿，未见明显炎症细胞浸润。

睑板腺成像：左眼上睑睑板腺大片缺失（图 1-9-4）。

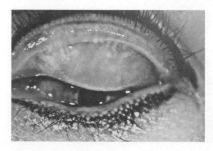

图 1-9-4　左眼睑板腺成像
左眼上睑睑板腺大片缺失。

初步诊断：

左眼白内障术后角膜上皮功能障碍

治疗经过：

给予患者左眼玻璃酸钠滴眼液每日 4 次；氟米龙滴眼液每日 2 次；氧氟沙星眼膏每晚 1 次；冷敷每日 3 次；治疗 2 周后角膜上皮损伤较前好转，视力恢复至 0.4。4 周后角膜上皮再次出现大面积糜烂，较前加重；加用左眼绷带镜，玻璃酸钠滴眼液每 2 小时 1 次；氟米龙滴眼液每日 1 次；左氧氟沙星滴眼液每日 2 次；1 周后绷带镜自行脱落；治疗 3 周后角膜上皮愈合（图 1-9-5），视力恢复至 0.6。

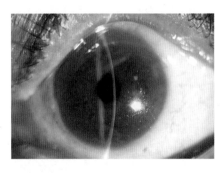

图 1-9-5　治疗后左眼前节像
结膜无明显充血，角膜上皮愈合。

患者 5 个月后左眼再次出现眼痛、畏光、流泪症状，查体发现角膜上皮再次出现点状损伤（图 1-9-6），再次使用绷带镜，玻璃酸钠滴眼液每日 4 次，

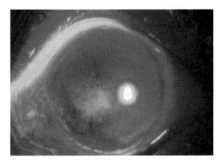

图 1-9-6　左眼前节像（5 个月后）
左眼角膜上皮点状损伤。

小牛血去蛋白提取物眼用凝胶每日2次,氟米龙滴眼液每日2次,治疗3周后,角膜上皮愈合;嘱患者继续长期使用人工泪液。

查房目的

1. 患者白内障术后出现角膜上皮损伤的原因?
2. 患者反复出现角膜上皮损伤的原因?
3. 白内障手术前、后眼表评估问题。

专家发言和讨论

李方烃:患者在白内障术后2周出现角膜上皮弥漫损伤,考虑为术后导致的角膜上皮功能障碍,本病主要见于术后2~3周,临床症状为眼磨、异物感、眼红、眼痛、视力下降等症状,体征为角膜上皮对荧光素的通透性增加、局限性上皮水肿、角膜上皮浅点状染色,严重时甚至出现角膜上皮缺损及溃疡。其主要原因是围手术期各种因素导致的角膜上皮细胞增殖、移行、黏附和连接功能异常。主要见于白内障、屈光手术后,糖尿病为高发人群。治疗上一般停用对角膜损伤药物,使用无防腐剂人工泪液、低浓度激素,可以使用绷带镜及自体血清治疗。**本例患者在使用药物治疗好转后2周及5个月后两次出现角膜上皮损伤,考虑患者本身存在眼表病变,仔细查体发现左眼上睑睑板腺缺失明显、上睑瘢痕及睑缘刷不平整,说明患者本身存在睑板腺功能障碍(MGD)以及睑缘刷异常,导致了白内障术后角膜上皮的损伤及持续不愈合。**

黎晓新:在临床诊疗中,物诊非常重要,每个患者应翻眼睑对睑结膜进行检查。**同时术前对眼表评估非常重要,术前发现干眼或睑板腺问题,应先对眼表疾病进行治疗**,并和患者沟通,一方面减少术后角膜损伤的发生,此外患者也对术后眼表问题有心理预期。

曹晓光:现在临床上白内障术后干眼比例很高,大部分患者在术后半年左右症状能得到缓解。

赵明威:白内障术后角膜问题会给患者及手术医生带来心理及经济

上负担,同时也容易造成临床纠纷。**现在应常规对白内障手术患者术前进行眼表评估,如干眼仪等检查。**

　　黎晓新:患者术后角膜问题与围手术期用药关系密切,抗生素及激素长期使用均会对眼表造成损伤。随着白内障手术技术的提高,我们应适当减短术后抗生素的使用,术后眼内炎症不明显时应减短激素使用时间,或将醋酸泼尼松龙滴眼液、妥布霉素地塞米松滴眼液这种强效激素更改为氟米龙、氯替泼诺滴眼液等眼表激素。

查房结果

　　1. 患者为白内障术后角膜上皮功能障碍导致角膜上皮损伤。

　　2. 患者眼表本身存在睑板腺功能不良、睑结膜瘢痕及睑缘刷异常等问题,导致角膜上皮损伤反复发作。

　　3. 白内障术前应对眼表进行评估,并治疗干眼、睑板腺功能不良等疾病后再行白内障手术,避免术后角膜问题的发生。

病例十　生物工程角膜移植术后排斥

病例报告:徐琼　病例提供:李方烃、张钦　查房整理:李方烃

病历摘要

患者女性,53 岁,主诉右眼眼红、异物感 1 周来诊。

　　现病史:1 周前患者揉眼后出现右眼眼红、异物感,逐渐加重,不伴分泌物。

　　既往史:双眼糖尿病视网膜病变,全视网膜激光光凝术后;2 型糖尿病 20 余年,胰岛素控制血糖;高血压病 20 余年,药物控制;冠心病 20 余年,口服药物控制;慢性肾衰竭,维持血液透析;肾性贫血,下肢静脉血栓,高磷血症,高脂血症。否认眼部外伤史,否认药物过敏史。

眼科检查：

	OD	OS
视力（VA）	0.06	0.06
眼压（IOP）	指测 T$_{+1}$	14mmHg
结膜	睫状充血	无充血
角膜	中央可见白色溃疡灶，表面干燥，溃疡边缘不清，可见溃疡灶后内皮斑附着（图1-10-1）	清
余眼前节	下方前房积脓2mm，虹膜纹理清，余结构窥不清（图1-10-1）	晶状体 NO2NC2
眼底	窥不清	视网膜在位，周边可见陈旧激光斑

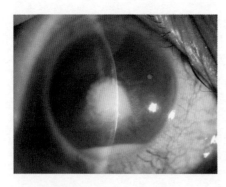

图 1-10-1 右眼前节像
角膜中央可见白色溃疡灶，表面干燥，溃疡边缘不清，可见溃疡灶后内皮斑附着，下方前房积脓2mm。

眼科辅助检查：

前节 OCT：右眼溃疡部位，角膜上皮缺失，前部基质高反光，角膜增厚，隐见角膜后高反光物附着（图1-10-2）。

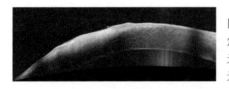

图 1-10-2 右眼前节 OCT
角膜上皮缺失，前部基质高反
光，角膜增厚，隐见角膜后高反
光物附着。

共聚焦纤维镜：溃疡灶部位可见真菌菌丝（图 1-10-3）。

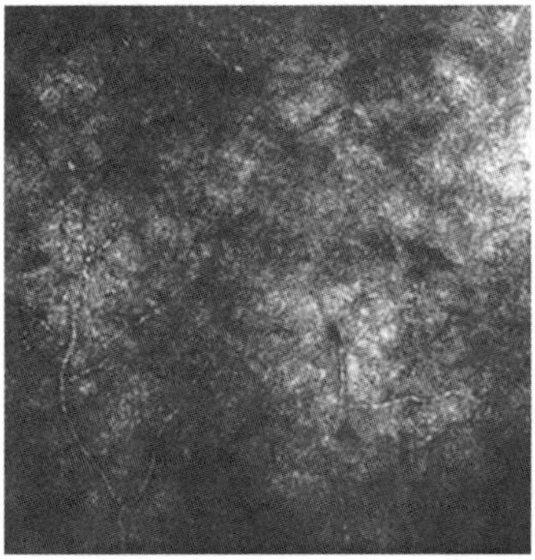

图 1-10-3 右眼共聚焦显微镜
可见真菌菌丝。

角膜刮片镜检：可见真菌菌丝。

初步诊断：

右眼真菌性角膜炎

治疗经过：

给予右眼那他霉素滴眼液每小时 1 次。并行右眼角膜清创联合基质
注药（注射用伏立康唑）治疗。角膜溃疡未见明显好转，遂行右眼深板层
角膜移植术，术中植片使用生物工程角膜，术后继续那他霉素滴眼液每
小时 1 次治疗。术后 2 周患者角膜上皮愈合，角膜植片在位，缝线在位
（图 1-10-4），未见真菌复发。右眼加用妥布霉素地塞米松滴眼液每日 4
次，他克莫司滴眼液每日 2 次。

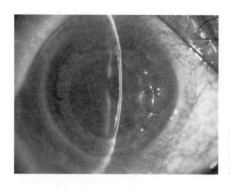

图 1-10-4 生物工程角膜移植
术后右眼前节像
角膜植片在位，缝线在位。

角膜移植术后 2 个月，患者出现缝线部位白色点状浸润及新生血管长入，伴随鼻侧植片边缘部分融解，角膜水肿明显（图 1-10-5）。复查共聚焦显微镜未见菌丝样结构。考虑角膜植片排斥、缝线反应，予以妥布霉素地塞米松滴眼液每小时 1 次点眼，并行角膜部分缝线拆除、右眼羊膜覆盖。羊膜覆盖术后 1 周羊膜融解，角膜植片基质进行性融解，中央水肿加重。

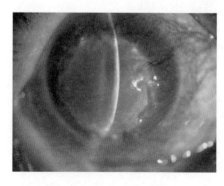

图 1-10-5 角膜移植术后 2 个
月右眼前节像
右眼缝线部位白色点状浸润及
新生血管长入，伴随鼻侧植片边
缘部分融解，角膜水肿明显。

查房目的

1. 生物工程角膜植片排斥问题及处理方案？

2.真菌性角膜炎板层角膜移植术后是否应尽早使用激素抗排斥治疗?

专家发言和讨论

黎晓新:真菌性角膜炎板层角膜移植术后激素的使用时机需要去评估,**早期使用可能存在真菌复发。可以在抗真菌药物使用的同时联合使用激素,并密切观察病情变化。**免疫抑制剂起效时间较长,为排斥的二线用药。

鲍永珍:患者出现排斥后激素强化治疗1周内,仍迅速出现角膜植片水肿,深层基质血管长入,排斥进展非常迅速,考虑与生物工程角膜相关。下一步进行植片更换应该是比较好的治疗选择。

张钦:此患者真菌性角膜炎板层角膜移植术后,激素使用相对保守,在确定没有真菌复发迹象2周后才使用激素。但患者后续出现缝线反应,**在加强激素使用及拆除缝线后仍出现迅速和严重的植片排斥反应,考虑和生物工程角膜相关。研究发现,相对于人源异体角膜,生物工程角膜排斥反应发生早,角膜出现大范围水肿,同时新生血管长入迅速,并且常发生植片融解。**本例患者在使用足量激素及羊膜覆盖后角膜仍进行性融解,因此考虑更换植片。

赵明威:患者角膜移植术后3个月,仍无真菌复发迹象,**本次植片更换后应早期足量使用激素,预防排斥反应,**并密切随访。

查房结果

1.本例患者为真菌性角膜炎使用生物工程角膜深板层角膜移植治疗后,出现较难控制的排斥反应,同时伴随植片融解。

2.生物工程角膜植片排斥反应较人源异体角膜排斥反应发生早,且更重。若植片融解无法控制,应尽早更换人源异体角膜。

查房后续

患者行角膜植片更换(植片为同种异体角膜)。角膜植片更换术后植片上皮愈合。术后立即开始常规激素使用，术后 3 个月拆除部分缝线。门诊密切随访，目前植片透明，未出现角膜植片排斥反应。

附：生物工程角膜，2015 年我国研发的生物工程角膜获得国家药品监督管理局批准应用于临床，这是全球第一个可应用于临床的生物工程角膜。该生物工程角膜是利用特定动物的角膜经过脱细胞、去抗原和病毒，并保持角膜透明及生物力学特性的产品，在临床上可以替代人角膜供体行板层角膜移植术，可应用于感染性角膜病变如真菌性角膜炎的治疗，一定程度缓解我国角膜供体匮乏的问题。

病例十一 结膜结核

病例报告：刘艳琳　病例提供：张钦、李明武　查房整理：李方烃

病历摘要

患者女性，58 岁，主诉发现右眼下睑肿物 2 个月。

现病史：患者 2 个月前发现右眼下睑结膜肿物并渐进性长大，同时伴视物疲劳，就诊于我院。

既往史：否认眼外伤史；否认高血压、糖尿病病史，否认其余全身病史；否认药物过敏史。

眼科检查：

	OD	OS
视力（VA）	1.0	1.0
眼压（IOP）	12mmHg	12mmHg
结膜	下睑穹窿可见红色肿物隆起（图 1-11-1）	无充血
角膜	清	清

续表

	OD	OS
余眼前节	晶状体 NO1NC1	晶状体 NO1NC1
眼底	未见异常	未见异常

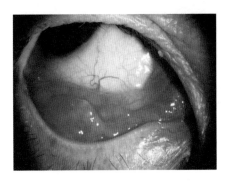

图 1-11-1　右眼前节像
右眼下方穹窿可见结膜隆起。

眼科辅助检查：

双眼眼眶、眼球及视神经 MRI：未见明显异常。

胸部 X 线片：双肺纹理增重，未见明显实变浸润影，两肺门不大，纵隔居中，心影不大。

初步诊断：

右眼结膜肿物（性质待查）

诊疗经过：

患者入院后行右眼肿物切除。

切除肿物病理回报：（右眼下睑结膜）肿物切除标本，黏膜组织肉芽肿性炎，可见灶状坏死，淋巴组织增生。免疫组化染色结果：CD20、PAX5、CD3、CD5（部分 +），Ki-67（5%+），CD10（-）。特殊染色结果：抗酸染色（可见阳性杆菌），糖原染色（PAS）（-），建议临床结合其他检查除外结核（图 1-11-2）。

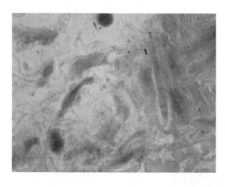

图 1-11-2 结膜组织抗酸染色
可见抗酸染色阳性杆菌。

结核菌素试验（PPD）：强阳性。

结核抗体：结核抗体（38kD+16kD），阴性；结核抗体（混合抗原），阴性；结核抗体（38kD），阳性。

确定诊断：

右眼结膜结核

查房目的

介绍罕见的结膜结核 1 例，讨论其特点及诊断、治疗方法。

专家发言和讨论

黎晓新：患者为老年女性，临床表现为结膜肿物，病理确诊为结核，PPD 试验及结核杆菌感染 T 细胞斑点试验（T-spot）同样支持结核诊断。患者目前无肺部结核表现，考虑为肺外结核。**肺外结核的诊断和治疗相对比较困难。本例患者为病理确诊，但临床上不少眼部的肺外结核无法完全得到病理确诊，此时可考虑实验性抗结核治疗 1 个月，**若病情缓解，可继续抗结核治疗，此时可帮助结核临床诊断。若不缓解，则停止抗结核治疗。

梁建宏：本例患者应仔细进行眼底检查，结核的脉络膜病变相较于结膜结核更加高发。

李明武：本例患者从临床表现上当时考虑结膜弥漫肉芽状肿物，高度怀疑结膜淋巴瘤。因此，给患者进行肿物切除及病理检查，最终病理结果证实为结膜结核。提示我们临床上有类似结膜表现行结核筛查。文献上，19世纪及20世纪初有较多结膜结核的报道，20世纪80年代后随着结核感染的减少，结核已经相对罕见。患者下一步须进行抗结核治疗。

查房结果

1. 本例患者为单眼下睑结膜弥漫肉芽状肿物，病理最终确诊为结膜结核。

2. 结膜结核临床上相对罕见，当出现结膜弥漫肉芽状肿物须进行结核相关检查。

3. 结膜结核需要全身抗结核治疗。

查房后续

结核病医院行相关诊治，行抗结核治疗四联疗法（异烟肼、利福平、吡嗪酰胺、乙胺丁醇）后无复发。

病例十二　真菌性角膜炎

病例报告：张钦　病例提供：张钦　查房整理：李方烃

病历摘要

患者男性，53岁，主诉左眼铁屑崩入后3周，眼红、眼痛伴视物不清10天。

现病史：患者3周前铁屑崩入眼内，当时未予处置，10天前，患者出现眼红、眼痛、视力下降，就诊于当地医院并取出铁屑后症状逐渐加重就诊我院。

既往史: 否认高血压、糖尿病及其他全身疾病史,否认药物过敏史。

个人史: 无特殊。

眼科检查:

	OD	OS
视力(VA)	0.8	CF/眼前
眼压(IOP)	11mmHg	7mmHg
结膜	无充血	混合充血
角膜	清	角膜中央偏颞侧溃疡,可见白色浸润灶,伴中央角膜基质融解,浸润灶边界不清(图1-12-1)
余眼前节	未见异常	前房积脓,隐见虹膜纹理清,晶状体清(图1-12-1)
眼底	未见异常	窥不清

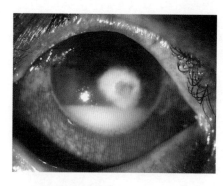

图1-12-1 左眼前节像
左眼角膜中央偏颞侧溃疡,基质浸润,前房积脓。

眼科辅助检查:

角膜刮片涂片:G(−)杆菌偶见,G(−)球菌偶见,未见真菌。

角膜刮片培养:5天未见细菌、真菌生长。

初步诊断:

左眼角膜溃疡(细菌性?)

诊疗经过:

抗生素强化治疗(左氧氟沙星滴眼液 + 妥布霉素滴眼液,点左眼 15min/ 次)。2 天后,溃疡范围未见改变,前房积脓无明显变化。行共聚焦显微镜检查,回报:左眼可见真菌菌丝(图 1-12-2)。确定诊断:左眼真菌性角膜炎。用药更改为 5% 那他霉素滴眼液 30min/ 次,3 天后前房积脓减少,溃疡轻微缩小(图 1-12-3)。后加用伊曲康唑胶囊,200mg,每日 1 次口服。抗真菌治疗 10 天后,角膜溃疡未见明显改善,基质融解加重,遂行左眼深板层角膜移植术(生物工程角膜)(图 1-12-4),术中切除角膜组织送病理及细菌、真菌培养。真菌培养:丝状真菌,伏立康唑敏感。

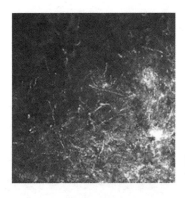

图 1-12-2 左眼共聚焦显微镜可见真菌菌丝。

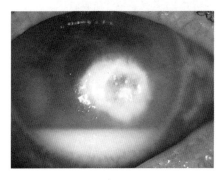

图 1-12-3 左眼前节像(抗真菌治疗后)
溃疡轻微缩小,前房积脓减少。

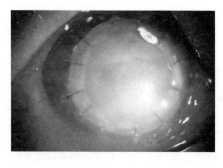

图 1-12-4 左眼前节像(角膜移植术后 10 天)
角膜植片在位,缝线在位,前房积脓消失。

查房目的

1. 患者初诊时角膜刮片 G(-)杆菌和球菌原因?
2. 真菌性角膜炎治疗方案的选择。

专家发言和讨论

黎晓新:在诊疗开始阶段患者出现明显的前房积脓,需要判断患者前房积脓是由于角膜溃疡导致的反应性积脓,还是病原体侵及前房出现眼内炎症,这时需要进行**眼部 B 超判断后段炎症情况**。

赵明威:患者第一次角膜刮片及培养发现 G(-)杆菌偶见,G(-)球菌偶见,应进行判断,是否是眼表定植细菌,以本例表现需要考虑污染可能。

鲍永珍:共聚焦显微镜对角膜病变,尤其是感染性角膜病变诊断有着非常重要的意义,可以对真菌及阿米巴的病原体进行观察。本例在首诊就应该行共聚焦显微镜检查帮助诊断,这样可以提早进行抗真菌治疗,避免病情恶化。**同时在抗真菌治疗过程中也应定期行共聚焦显微镜检查,观察病灶真菌菌丝情况,评估治疗效果,以明确下一步治疗方案。**

李明武:本例患者病史很长,就诊时角膜病灶的形态就高度怀疑真菌感染,但患者刮片、培养当时并不支持此诊断。开始的治疗是 5% 那他霉素滴眼液及口服伊曲康唑胶囊,药物治疗后患者角膜病灶没有进展,但是病灶深度逐渐加深,使穿孔风险增大,因此决定行角膜移植。既往对真菌性角膜炎的手术方式是存在争议的,担心板层角膜移植会造成真菌残留,**谢立信院士发现一部分丝状真菌呈水平或斜行生长,而酵母菌呈垂直生长**。因此,水平或斜行生长真菌行深板层角膜移植可以完全去除病灶。本例患者在手术台上剥离到了近后弹力层,没有浸润灶,因此认为完整地切除了感染病灶。**患者术后前房积脓消失,也是感染得到控制的证据**。

梁建宏:本例患者多次行角膜刮片及培养,但阳性率低,角膜刮片阳性率与刮片医生及微生物检查室的配合相关。**刮片位置在病灶及正常角膜边缘可以提高阳性率,并尽快送检**,同时需要与微生物检查室沟通可疑病原体的类型,并及时根据培养结果和药敏结果调整用药。

查房结果

1. 患者初诊 G(-)球菌及杆菌考虑污染可能。

2. 感染性角膜炎的病原体确定至关重要,除常规角膜刮片、培养外,共聚焦显微镜作为重要的检查方法,对真菌性角膜炎有重要的诊断意义。

3. 部分丝状真菌在角膜呈水平生长,板层角膜移植手术可以作为一种有效的真菌性角膜炎的治疗手段。

查房后续

患者角膜移植术后继续抗真菌治疗,真菌无复发,后期加用激素及免疫抑制剂,角膜植片逐渐透明,并定期随诊。

病例十三　泪小管炎

病例报告:于洋　病例提供:李明武　查房整理:李方烃

病历摘要

患者女性,69岁,主诉双眼视力下降、分泌物增多1个月余。

现病史：患者 1 个月余前因双眼视力下降就诊于我院，诊断为双眼老年性白内障行白内障手术，术前检查发现双眼分泌物增多。

既往史：5 年前外院诊断为"双眼青光眼"行抗青光眼手术（具体不详）。高血压病 10 年，药物控制可；否认糖尿病及其他全身疾病史，否认头部眼外伤史及过敏史。

个人史：无特殊。

眼科检查：

	OD	OS
视力（VA）	手动（HM）/眼前	0.04
眼压（IOP）	指测 T_n	指测 T_n
结膜	结膜充血，结膜囊可见脓性分泌物，泪点开放（图 1-13-1）	结膜充血，结膜囊可见脓性分泌物，泪点开放（图 1-13-1）
角膜	清	9:00 位角膜缘内 1mm 处可见小片椭圆形溃疡
余眼前节	KP（+），色素性，Tyn（-），浮游细胞（-），前房不浅，瞳孔后粘连，虹膜周切孔畅，晶状体前色素，NO3NC3	KP（+），色素性，Tyn（-），浮游细胞（-），前房不浅，瞳孔后粘连，虹膜周切孔畅，晶状体前色素，NO3NC3
眼底	窥不清	窥不清

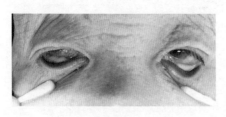

图 1-13-1 双眼外眼像
双眼结膜充血，结膜囊可见脓性分泌物，双侧下泪点开放。

眼科辅助检查：

Schirmer 试验：右眼 1mm，左眼 1mm。

冲洗泪道：双眼上冲下返、下冲上返，有脓性分泌物，针进入泪总管后有阻力，突破后通畅。

双眼结膜囊分泌物细菌培养：金黄色葡萄球菌（+++）中量。

双眼结膜囊分泌物真菌培养：培养 5 天未见真菌生长。

泪囊造影：双侧鼻泪管及双侧鼻腔内均未见造影剂显示，各组鼻窦未见明显黏膜增厚，窦腔内未见异常密度影，各窦壁骨质未见异常，双侧上颌窦窦口复合体通畅，鼻中隔居中。

眼部 B 超：双眼玻璃体轻混，右眼鼻侧可见限局光带回声。

其他辅助检查：

免疫八项：补体 C3 降低，0.776g/L（0.790～1.520g/L）；免疫球蛋白、抗链球菌溶血素 O、类风湿因子（RF）、C 反应蛋白（CRP）(−)。

干燥四项：抗核抗体（ANA），1:320 着丝点（<1:40）；抗 SM 抗体、抗SSA 抗体、抗 SSB 抗体(−)。

辅助性 T 细胞亚群 Th1、Th2 细胞检测：CD3、CD4、CD8（正常）。

血常规：白细胞（WBC）计数，$11.50×10^9$/L（$3.50×10^9$～$9.50×10^9$/L）。

感染四项(−)。

胸部 X 线片：双肺纹理清晰，双肺野弥漫分布，稍高密度小结节影。印象：双肺多发粟粒样结节。

初步诊断：

双眼泪小管炎

双眼老年性白内障

双眼抗青光眼术后

查房目的

1. 如何进行泪道炎症的定位诊断？

2. 结膜炎与泪小管炎的关系？

专家发言和讨论

黎晓新：该患者冲洗泪道可见脓性分泌物，首先要考虑慢性泪囊炎，但患者泪囊造影双侧鼻泪管及双侧鼻腔内均未见造影剂，提示与慢性泪囊炎不符。

李明武：该患者第一次冲洗泪道时发现大量脓性分泌物，考虑为慢性泪囊炎，但在进行泪道探通时，在泪总管有突破感后，泪道是畅通的。同时泪囊造影也证实了泪囊正常，没有炎症。阻塞位置在泪道前段，脓性分泌物聚集在泪小管，因此诊断为双眼泪小管炎。

赵明威：患者需要排除慢性结膜炎症，**泪小管炎除了脓性分泌物外泪小管局部有炎症**，且在泪小管位置或泪点开口有炎性改变。

黎晓新：患者有明显眼表炎症，同时 Schirmer 试验泪液分泌明显减少，需要鉴别泪小管炎症是继发于结膜炎症，还是结膜炎继发于泪小管炎。

李明武：临床上大量的泪小管炎被误诊，此类患者泪道阻塞，**但很多泪小管炎患者冲洗泪道是通畅的**。根据解剖和临床经验，我们推测泪道中存在憩室及皱襞，可能导致病原体残留，导致憩室或皱襞扩张引起炎症，而此时泪道依然能够畅通。此患者虽然在造影时没有见到明显憩室样结构，但冲洗时大量脓性分泌物可间接证实泪小管有扩张及泪小管炎诊断。

梁建宏：患者可以使用泪道内窥镜行进一步检查，同时帮助明确泪小管炎诊断。

查房结果

1. 患者为双侧泪小管炎导致的结膜炎症。
2. 由于很多泪小管炎患者泪道冲洗通畅，因此在临床中极易误诊。

查房后续

患者行泪道探通及泪道冲洗后，症状明显好转。

病例十四　眼睑皮肤脓肿继发结膜炎

病例报告:丁雪　病例提供:李明武　查房整理:李方烃

病历摘要

患者女性,57岁,主诉左眼黄色分泌物增多1年。

现病史: 1年前无诱因出现左眼黄色分泌物增多,曾用左氧氟沙星滴眼液、妥布霉素地塞米松滴眼液等药物治疗,用时症状减轻,停药后症状复发就诊我院。

既往史: 否认高血压、糖尿病病史,否认肝肾疾病等全身病史;否认眼部外伤史,否认药物过敏史。

眼科检查:

	OD	OS
视力(VA)	0.63	0.8
眼压(IOP)	12mmHg	12mmHg
外眼	未见异常	上睑颞侧睑缘可见一病灶表面凹陷,中央可见脓性分泌物附着(图1-14-1)
结膜	无充血	轻充血
角膜	清	清
眼前段	晶状体 NO1NC1	晶状体 NO1NC1
眼后段	未见异常	未见异常

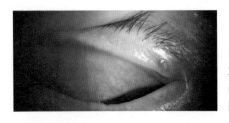

图 1-14-1　左眼前节像

左眼上睑颞侧睑缘可见一病灶表面凹陷,中央可见脓性分泌物附着。

辅助检查:

左眼结膜囊分泌物培养:甲氧西林敏感性金黄色葡萄球菌(MSSA)。

手术探查并切除:术中探查发现肿物为囊性,囊内可见结石及脓性物质(图 1-14-2)。

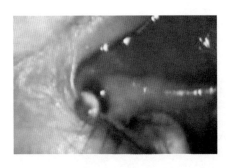

图 1-14-2　左眼手术截图

囊内可见结石及脓性物质。

术中切除组织送病理:上皮轻度增生,灶状淋巴细胞浸润及变性钙化组织。

初步诊断:

左眼眼睑肿物

左眼结膜炎

查房目的

1. 患者反复发作结膜炎病因?

2. 患者病理结果能否明确诊断?

专家发言和讨论

黎晓新：患者为慢性病史，长时间反复发作结膜炎症，细菌培养为抗生素敏感细菌，病理出现淋巴细胞浸润及变性钙化组织，此时需要考虑此病灶是否与结核感染相关。建议进一步病理行抗酸染色，同时进行 PPD、T-spot 及胸部 X 线片等检查排查结核。

于文贞：患者病史很长，同时病理回报淋巴细胞浸润，是否有淋巴瘤可能，淋巴瘤合并局部感染？

赵明威：患者病理明确为炎症改变，**当我们在临床上遇到此类慢性炎症患者，在还未病理明确诊断前，我们需要排除多种疾病**，比如肿瘤，尤其是淋巴瘤；其次，病灶位置和形态考虑睑板腺囊肿，中间伴随破溃、溃疡，需要考虑睑板腺癌。**我们还要去思考患者眼睑病灶是长期慢性感染导致的囊性病灶，还是本身存在病灶而导致的慢性感染？**

李明武：本例患者考虑为一种变异的睑板腺囊肿，长期炎症产生结石及炎性改变。患者培养的细菌对常用抗生素均敏感，当开口封闭时，加上眼表抗生素使用，患者症状会缓解。当囊内分泌物增多，开口再次开放导致分泌物流出时又出现结膜炎症，导致病情反复。手术取出了内部的结石，并清除了局部囊壁，术后患者症状明显好转。目前病灶形成的机制仍不清楚。

邓洵：从病理切片考虑非特异性炎症，结核在病理上为肉芽肿性炎症，同时会出现 Langerhans 细胞，此外可以做抗酸染色寻找结核杆菌，但目前病理不支持。淋巴瘤会出现集中较多的淋巴细胞浸润，切片中无典型表现，若怀疑淋巴瘤可进一步行免疫组化相鉴别。长期的慢性炎症会出现淋巴细胞浸润，此患者目前病理切片还是考虑慢性炎症。

查房结果

1. 本例患者为眼睑缘脓肿导致的反复发作继发结膜炎，在清除病灶后病情明显缓解。

2. 患者切除组织病理证实为慢性炎症。

查房后续

术后患者结膜炎症未再复发。

病例十五　角膜移植术后内皮失代偿

病例报告:陈梦蝶　病例提供:李明武　查房整理:李方烃

病历摘要

患者女性,49岁,主诉右眼角膜移植术后4年余,视力下降加重1年。

现病史: 患者4年前因右眼角膜内皮失代偿行右眼穿透性角膜移植术,术后视力恢复到0.6,术后18个月曾出现角膜植片排斥,予妥布霉素地塞米松滴眼液及环孢素滴眼液治疗,1年前无诱因出现视力下降,药物治疗后无缓解(具体不详),1个月前就诊于我院。

既往史: 13年前外院诊断为"双眼慢性闭角型青光眼"行2次小梁切除术,术后眼压控制不良;12年前外院行右眼白内障摘除联合人工晶状体植入术。12年前因右眼残余性青光眼于我院行右眼前部玻璃体切除联合青光眼阀植入术。高血压病,甲状腺功能亢进病史,否认糖尿病及其他全身疾病史,否认头部眼外伤史及过敏史。

个人史: 无特殊。

眼科检查:

	OD	OS
视力(VA)	HM/20cm	1.0
眼压(IOP)	15mmHg	19mmHg
结膜	结膜轻充血,上方滤过泡扁平	无充血
角膜	角膜植片水肿、混浊(图1-15-1)	清

续表

	OD	OS
余眼前节	中央前房 3CT，周边前房 1/3CT，前房颞上方可见青光眼阀引流管，瞳孔不圆、向颞上方移位、固定，颞侧可见瞳孔缘机化膜，隐见人工晶状体（图 1-15-1）	晶状体 NO1NC1C1
眼底	眼底隐见视盘杯盘比（C/D）=0.8	视盘 C/D=0.4，视网膜在位

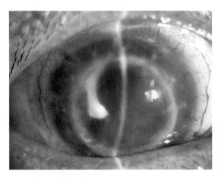

图 1-15-1　右眼前节像

右眼角膜植片水肿、混浊，前房颞上方可见青光眼阀引流管，瞳孔不圆、向颞上方移位、固定，颞侧可见瞳孔缘机化膜。

眼科辅助检查：

角膜内皮镜：右眼测不出；

　　　　　　左眼 2 956 个 /mm²。

眼部 B 超：双眼玻璃体轻混。

初步诊断：

右眼角膜内皮失代偿

右眼角膜移植术后

右眼人工晶状体眼

右眼青光眼阀植入术后

查房目的

1. 患者角膜内皮失代偿原因？
2. 下一步治疗方案？穿透性角膜移植还是角膜内皮移植？

专家发言和讨论

李明武：该患者需要区别**原发性供体衰竭还是角膜植片排斥**，原发性供体衰竭是由于各种原因导致移植植片角膜内皮无法存活或迅速衰竭，导致植片术后短期之内出现水肿，往往出现在移植术后 20 天以内。而植片排斥是供体免疫系统攻击植片组织导致内皮细胞死亡，**排斥高峰期出现在术后 1 个月、6 个月、18 个月**，而此患者是在术后 18 个月时出现视力下降、植片水肿，考虑为植片排斥反应。而此两种术后情况均会导致角膜内皮失代偿。

赵明威：从该患者临床表现应为角膜植片排斥导致角膜内皮失代偿，应该考虑再次角膜移植治疗，患者目前存在角膜新生血管，是采取穿透性角膜移植还是行角膜内皮移植，需要如何来评估？

李明武：选择手术方式应评估眼表状态，从前节像看患者目前的角膜新生血管为浅层新生血管，主要是角膜内皮失代偿后角膜上皮大泡刺激导致，而且新生血管只侵及植片边缘。此外，**评估是否可以进行角膜内皮移植的一个重要标准是角膜基质的混浊程度**，长期的角膜内皮失代偿会导致角膜基质胶原纤维变性出现基质混浊，这种情况做角膜内皮移植效果不佳。

姜燕荣：患者角膜基质无明显混浊及瘢痕，应优先考虑角膜内皮移植，角膜内皮移植相较穿透性角膜移植排斥风险更低，恢复更快。

鲍永珍：患者为青光眼患者，曾多次行抗青光眼手术，目前安装了青光眼阀，青光眼本身及手术均会对角膜内皮造成一定的损伤，因此，青光眼术前一定要**常规评估角膜内皮功能**。这例患者有青光眼阀，前房内引流管可能影响角膜内皮移植时内皮植片在前房内展开。需要评估青光眼阀的引流功能，以及是否处理青光眼阀引流管在前房内的长度。

姜燕荣：此患者角膜内皮失代偿与连续进行内眼手术有一定关系，临床上发现短期内连续进行内眼手术会造成明显角膜内皮损伤,因此,内眼手术前应常规评估角膜内皮功能。

查房结果

1. 患者为角膜植片排斥导致角膜内皮失代偿。
2. 角膜内皮移植手术是治疗角膜内皮失代偿的首选方法。

查房后续

患者行右眼角膜内皮移植术(DSAEK)。术后长期随访。

病例十六　造血干细胞移植后单眼内源性真菌性眼内炎

病例报告:胡洁　病例提供:黎晓新　查房整理:苗恒

病历摘要

患者男性,49岁,主因右眼视力下降3个月来诊。

现病史: 患者3个月前在异基因造血干细胞移植仓内自觉右眼视力下降,未能及时就诊。2个月前于外院接受角膜共聚焦显微镜检查,发现角膜内存在丝状真菌样结构,房水涂片和培养均为阴性,玻璃体真菌G试验显著升高,考虑内源性真菌性眼内炎可能性大,给予伏立康唑50mg,每日2次口服,并联合注射用伏立康唑400mg每日2次静脉滴注,同时联合右眼伏立康唑玻璃体腔注射治疗,玻璃体腔注射频率为每周3次,共6次,患者自觉无改善,遂于外院行右眼玻璃体切除联合硅油填充术,术后患者自觉视觉症状有所改善。1个月前患者自觉右眼视力再次下降,复诊于外院发现"视网膜脱离",行右眼视网膜脱离复位联合硅油填充术。现患者为求进一步诊治就诊于我院门诊。

既往史、个人史和家族史：骨髓增生异常综合征 4 年，3 个半月前接受异基因造血干细胞移植术，在移植仓内发生镰刀菌皮肤软组织感染。个人史和家族史无特殊。

眼科检查：

	OD	OS
最佳矫正视力（VA）	0.02	0.8
眼压（IOP）	2mmHg	11mmHg
眼前节	结膜混合充血，角膜弥漫基质轻水肿，KP（+），细小尘状＋色素性，Tyn（+），前房深，虹膜纹理不清，晶状体缺如，瞳孔区可见膜状渗出物（图 1-16-1）	未见异常
眼底	玻璃体腔硅油填充，视盘充血水肿，边界不清，视网膜在位，视网膜动静脉扩张但不迂曲，鼻侧和颞侧周边部可见激光斑（图 1-16-2）	未见异常

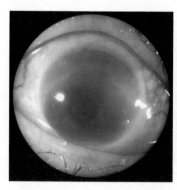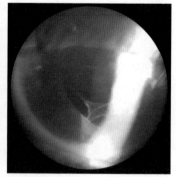

图 1-16-1　右眼前节像

右眼结膜混合充血，角膜弥漫基质轻水肿，KP（+），细小尘状＋色素性，Tyn（+），前房深，虹膜纹理不清，晶状体缺如，瞳孔区可见膜状渗出物。

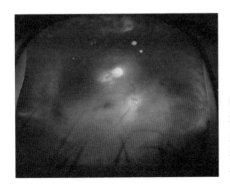

图 1-16-2　右眼眼底像
右眼玻璃体腔硅油填充,视盘充血水肿,边界不清,视网膜在位,视网膜动静脉扩张但不迂曲,鼻侧和颞侧周边部可见激光斑。

其他辅助检查:

骨髓穿刺检查:骨髓无异常。

外周血涂片:血象无明显异常。皮肤软组织镰刀菌感染已完全控制。

胸部 X 线片:双肺纹理重,右肺上叶结节影,左肺下叶索条影。

血液 CMV DNA、EBV DNA、乙型肝炎病毒抗原、丙型肝炎病毒抗体、梅毒螺旋体抗体、人免疫缺陷病毒抗体:均为阴性。

初步诊断:

右眼内源性真菌性眼内炎?

查房目的

该患者的进一步诊治方案。

专家发言和讨论

黎晓新:结合病史和眼部表现,患者内源性真菌性眼内炎诊断明确,且目前炎症仍未完全控制,仍须继续抗感染治疗。患者主要感染灶位于眼后段,但患眼**目前为硅油填充状态,眼内注药应用受限**。

苗恒:真菌性眼内炎当病原体波及玻璃体时无论程度轻重均提倡早做玻璃体手术,因真菌会在玻璃体内定植,且非常难以清除。**玻璃体手术**

不但可以清除感染灶,还可减少真菌在眼内的藏匿位置,为完全控制感染打下基础。伏立康唑无论口服给药还是静脉给药,均可进入玻璃体腔并在其中达到有效浓度,因此,**此患者即便不给予玻璃体腔注药而单纯只通过口服或静脉给药,也对眼后段感染有充分疗效**。目前患者右眼视网膜虽然在位,但眼压非常低,提示睫状体功能已失代偿,取出硅油会导致眼球萎缩。

黎晓新:真菌性眼内炎是否一定需要玻璃体手术仍存在争议,虽然既往病例不多,但确有部分病例通过单纯玻璃体腔注药而获得感染控制并恢复视力。

梁建宏:真菌性眼内炎为少见病例,相关文献多为回顾性,因此,此类病例是否全部需要玻璃体手术可能受到作者的选择倾向影响。G 试验原本用于血液标本的检测,鲜有使用眼内液作为检测标本的报告,此患者**虽然眼内液 G 试验水平显著升高,但结果解读仍须谨慎**。

吴慧娟:部分因炎症导致睫状体功能障碍而继发低眼压的患眼,在使用糖皮质激素控制炎症后,睫状体功能可部分甚至完全恢复,其间伴有眼压升高,可**根据超声生物显微镜检查(UBM)所见睫状体的体积大小判断其对糖皮质激素的可能反应**。虽然真菌性眼内炎使用糖皮质激素须非常慎重,但此病例仍可在充分抗真菌药使用的前提下给予局部糖皮质激素。若可促进眼压恢复,则可考虑硅油取出及后续治疗。

查房结果

1. 患眼内源性真菌性眼内炎虽然诊断明确,但使用眼内液做 G 试验的标本所获结果的解读仍需更多的临床数据支持。

2. 伏立康唑全身给药控制真菌感染。

3. 可在充分使用抗真菌药物的情况下使用局部糖皮质激素,如醋酸泼尼松龙滴眼液每日 6 次,尝试恢复睫状体功能和眼压,以待进一步治疗。

病例十七　白内障术后感染性眼内炎

病例报告：刘凯琳　病例提供：梁建宏　查房整理：苗恒

病历摘要

患者男性，82岁，主因右眼视力下降伴眼红、眼痛1天急收入院。

现病史： 2天前因右眼老年性白内障行右眼白内障超声乳化摘除联合人工晶状体植入术，过程顺利。昨日（术后第1天）视力0.04，眼压15mmHg，角膜基质弥漫轻水肿，前房和瞳孔区均可见膜状渗出物，人工晶状体在位，眼底红光反射存在，但细节看不清，嘱患者加强糖皮质激素和散瞳点眼治疗。2周前因左眼老年性白内障行左眼白内障超声乳化摘除联合人工晶状体植入术，过程顺利。8年前因双眼视力下降于外院诊断为"双眼老年性黄斑变性"，接受抗血管内皮生长因子（VEGF）药物玻璃体腔注射治疗十余次。

既往史、个人史和家族史： 高血压和2型糖尿病病史20余年，否认头眼外伤和过敏史，余无特殊。

眼科检查：

	OD	**OS**
最佳矫正视力（VA）	光感	0.05
眼压（IOP）	10mmHg	15mmHg
眼前节	结膜混合充血，角膜基质弥漫轻水肿伴Descemet膜皱褶，KP（+）白色尘状，前房和瞳孔区均可见膜状渗出物，前房浮游细胞（++），6:00位白色积脓高约3mm，人工晶状体在位（图1-17-1）	人工晶状体在位
眼底	仅见红光反射	未见异常

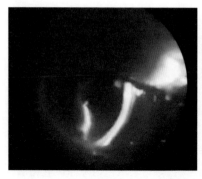
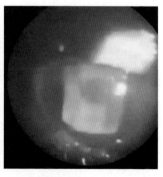

图 1-17-1　白内障术后 2 天时右眼前节像

右眼结膜混合充血，角膜基质弥漫轻水肿伴 Descemet 膜皱褶，KP（+）白色尘状，前房和瞳孔区均可见膜状渗出物，前房浮游细胞（++），6:00 位白色积脓高约 3mm，人工晶状体在位。

初步诊断：

右眼感染性眼内炎

双眼人工晶状体眼

双眼老年性黄斑变性

诊疗过程：

入院后当日行右眼前房灌洗（含万古霉素 20μg/mL）、玻璃体切除联合玻璃体腔注药术（万古霉素 1mg+ 头孢他啶 2mg+ 地塞米松 0.4mg），术中见玻璃体腔内大量脓性渗出物，因角膜水肿明显术中眼底窥视不清，取玻璃体标本送检。

次日（白内障术后第 3 天），患者诉眼痛较前好转。眼科查体见右眼视力仍为光感，但光定位准确。右眼结膜充血、角膜水肿和 Descemet 膜皱褶较前轻微好转，前房积脓消失，但瞳孔区仍存在膜状渗出物，眼底窥视不清。眼科超声见玻璃体内密集高回声团，后极部球壁回声欠光滑。遂于当日再行右眼人工晶状体取出，玻璃体腔灌洗（含万古霉素 20μg/mL）

联合玻璃体腔注药术（万古霉素 1mg+ 头孢他啶 2mg+ 地塞米松 0.4mg）。术中可见视网膜血管均闭塞呈白色，后极部视网膜表面大量白色脓性渗出物。

　　白内障术后第 4 天，患者诉眼痛较前减轻，右眼视力手动，光定位准确，眼前段炎症程度较昨日进一步减轻，但瞳孔区仍存在膜状渗出物，眼底检查隐约可见视盘。

　　白内障术后第 5 天，患者晨起诉眼痛加剧，查视力为光感，前房再次出现积脓 2mm。眼科超声如图 1-17-2 所示。玻璃体培养回报可见无乳链球菌生长，且对万古霉素和亚胺培南西司他丁钠敏感，庆大霉素耐药。当日再行右眼前房和玻璃体腔灌洗（内含亚胺培南 500μg/mL）联合地塞米松 0.4mg 玻璃体腔注药术。

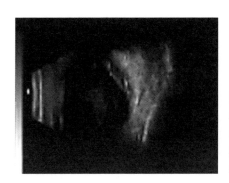

图 1-17-2　白内障术后第 5 天右眼 B 超
右眼玻璃体大量密集点状回声，鼻上方可见条形高回声带与视盘相连。

　　白内障术后第 6 天和第 7 天，患者诉右眼红痛明显减轻，视力逐渐提高至 HM，前房逐渐转为清亮，眼底隐见周边部视网膜。继续亚胺培南 50μg 玻璃体腔注药术。

　　白内障术后第 8 天，右眼视力光感。前节像和眼部超声如图 1-17-3 所示。

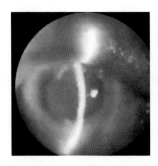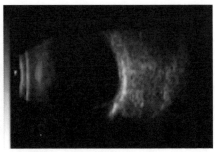

图 1-17-3 白内障术后第 8 天前节像和 B 超

角膜水肿、前房炎症反应和玻璃体混浊程度均较前减轻；眼科超声见玻璃体少许点状回声，仍可见细条状光带。

查房目的

1. 白内障术后感染性眼内炎的处置原则。

2. 此患者下一步诊治方案。

专家发言和讨论

梁建宏：感染性眼内炎是白内障术后的严重并发症，此患者起病急、进展迅速，**早期积极处置方可改善预后**。

黎晓新：白内障术后感染性眼内炎的病原体多为表皮葡萄球菌，链球菌较为少见。此患者先前曾多次接受玻璃体腔注药术，而每次术前均须使用抗感染药滴眼，**反复多次长期使用同一种抗生素滴眼液，很可能导致结膜囊内病原体种类和药敏特性均发生改变**，这可能是此例患者的病原体不典型的重要原因。此外，因现在白内障术前已不再剪睫毛，手术当时手术贴膜是否规范铺贴对预防术后感染非常重要。此类疾病的治疗，**抗感染药物的重要性大于玻璃体手术**，对术前超声已经观察到脉络膜显著增厚的病例，玻璃体手术可导致视网膜碎片化而不得不使用硅油填充，最终会给进一步治疗带来困难。此时须先通过抗感染药物控制感染后,再据情况择期行玻璃体手术。

赵明威: 虽然白内障术后感染性眼内炎的常规抗感染药物是万古霉素和头孢他啶,但亚胺培南对链球菌的效果更佳,对此重症病例调整抗生素使用确实更为合适。

黎晓新: 患者在积极抗感染治疗后病情逐渐趋于好转,后续需要继续使用亚胺培南 + 地塞米松玻璃体腔注药直至痊愈。因病原体对亚胺培南的敏感性强于万古霉素,虽然此例患者病原体也对万古霉素敏感,但亚胺培南仍是更好的选择。

查房结果

1. 对曾反复多次接受玻璃体腔注药术的患者须警惕抗生素耐药和结膜囊菌群改变,进而增加内眼术后感染性眼内炎的风险。

2. 继续亚胺培南联合地塞米松玻璃体腔注射直至感染痊愈。

病例十八　小梁切除术后滤过泡炎

病例报告:侯婧　病例提供:任泽钦　查房整理:梁之桥

病历摘要

患者女性,75 岁,主诉左眼反复眼红 9 个月,眼红眼痛 4 天。

现病史: 9 个月来左眼时有眼红,滴用左氧氟沙星滴眼液后均缓解,4 天前突然出现左眼上方局部眼痛眼红,2 天前扩大为左眼球红痛难忍,1 天前左眼视力明显下降来诊。

既往史: 9 年前因双眼老年性白内障行白内障超声乳化摘除联合人工晶状体(IOL)植入术;1 年前因左眼开角型青光眼行小梁切除术;无屈光不正,无眼部外伤史。全身疾病史:无。

眼科检查：

	OD	OS
视力（VA）	0.8，Jr3	光感（LP），Jr7 不见
眼压（IOP）	20mmHg	指测 T_n
结膜	无充血	混合充血，上方滤过泡可见积脓
角膜	透明	角膜混浊，KP（+）
前房	前房不浅，反应（-）	前房不浅，Tyn（+），前房积脓（图 1-18-1）
虹膜、瞳孔	虹膜纹理清	虹膜纹理欠清，周切孔畅，瞳孔膜闭（图 1-18-1）
晶状体	IOL 在位	IOL 在位
眼底	视网膜在位	窥不清

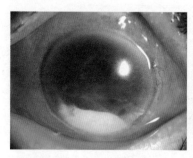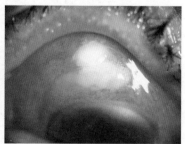

图 1-18-1　左眼前节像

左眼混合充血，上方滤过泡可见积脓，角膜混浊，KP（+），前房积脓。

眼科辅助检查：

B 超提示左眼玻璃体明显尘状混浊，视盘附近增殖，视网膜水肿。

初步诊断：

左眼滤过泡炎

左眼滤过泡相关性眼内炎

左眼小梁切除术后

双眼开角型青光眼

双眼 IOL 眼

查房目的

1. 该例患者滤过泡炎发生的原因？

2. 指导进一步治疗。

3. 抗代谢药物丝裂霉素的规范？浓度、作用时间和作用部位有关？

专家发言和讨论

姜燕荣：结合患者病史、查体及辅助检查，滤过泡炎及滤过泡相关性眼内炎的诊断是成立的，发生率如何？一般发生的原因是什么？临床分型或者临床特点是什么？

侯宪如：以前做全层巩膜切开治疗青光眼的时候，滤过泡炎的发生率比较高，后来改成**板层切开以后，发生率降低了很多**。早期的症状一般是**突发眼红，伴分泌物多，滤过泡壁变得混浊**，随后出现视力下降，**还有前房反应，包括前房积脓**，如果导致相关性眼内炎，还会伴有**玻璃体的炎症**。随着抗代谢药物的使用，比如丝裂霉素等，术后容易形成没有血供、薄壁的滤过泡，容易出现滤过泡渗漏甚至滤过泡壁溃破，所以，滤过泡炎和滤过泡相关性眼内炎的发生率升高。术后拨泡以及术中可调节缝线的使用都会增加滤过泡炎的发生率，如果患有糖尿病，发生率也会有所增加，之前报道为 0.5%～5% 左右。

姜燕荣：滤过泡相关性眼内炎可以分为急性和迟发性，两种类型的致病菌不一样，急性的通常是毒力较强的铜绿假单胞菌和金黄色葡萄球菌，迟发性的多为表皮葡萄球菌以及其他一些比较弱的致病菌，文献报道发生时间从术后 1 个月到 15 年不等。有些文献报道,滤过泡炎并不完全继发于薄壁滤过泡或者滤过泡破溃等,认为可能与结膜囊本身存在的致病菌有关。提出另一个问题,应用抗代谢药物丝裂霉素的规范?浓度、作用时间和作用部位有关?

任泽钦:对于丝裂霉素的应用现在并不统一,主流的意见浓度是 0.02% 或者 0.04%,最长可以放置 5 分钟,最短的可以放置 2 分钟,也可以根据患者的具体情况和术者的经验进行调整。一般是用棉片,放置到巩膜瓣下和结膜瓣下,到时间后,用 100～500mL 水冲洗。对于单纯滤过泡炎的治疗,首先要对滤过泡进行彻底清理再修补,紧接着使用敏感的抗生素滴眼液频点,1～2 天就会出现明显好转;但是对于滤过泡相关性眼内炎就需要手术干预,第一种是玻璃体切除,第二种是玻璃体腔注药(抗生素或抗真菌药物),但通常术后视力恢复都较差,大部分都低于 0.05。

查房结果

1. 滤过泡炎的发生原因主要有抗代谢药物的使用、术后拨泡、术中可调节缝线的使用以及患者全身的高危因素。

2. 滤过泡相关性眼内炎的治疗需要尽快手术。

查房后续

急诊局麻下行左眼前房灌洗联合前房及玻璃体腔注射头孢他啶各 0.1mL(2mg),滤过泡清创缝合;前房水细菌、真菌培养加药敏、涂片找菌丝;予阿托品、左氧氟沙星、妥布霉素地塞米松滴眼液点眼,注射用头孢他啶 1g 静脉滴注治疗 6 天;术后第二天再次局麻下行左眼前房灌洗联合前房及玻璃体腔注药治疗,培养回报:金黄色葡萄球菌,对大多数抗生素均敏感,涂片未找到菌丝;二次术后第 4、5、6 天左眼结膜下注射妥布霉素 0.3mL(12mg)+ 地塞米松 0.3mL(1.5mg)。术后 1 周左右视力指数,前房积脓消失,眼压 17mmHg(图 1-18-2)。

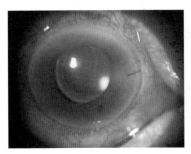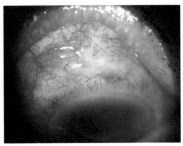

图 1-18-2　左眼治疗后前节像

病例十九　Fuchs 综合征并发白内障

病例报告:程湧　病例提供:李明武　查房整理:梁之桥

病历摘要

患者男性,37 岁,主诉左眼视物不清 1 年。

现病史:患者 1 年前无明显诱因出现左眼逐渐视物不清,偶伴红肿不适,不伴眼前闪光感、黑影遮挡与视物变形,遂诊于我院。

既往史:无高血压、糖尿病及免疫系统疾病病史,否认屈光不正及眼部外伤史,否认药敏史。

眼科检查:

	OD	OS
视力(VA)	1.0(裸眼),Jr1	0.1(裸眼),Jr7 不见
眼压(IOP)	13mmHg	11mmHg
结膜	正常	正常
角膜	透明	透明,角膜后弥漫性灰白色星状 KP (图 1-19-1)

续表

	OD	OS
前房	中央前房 3CT，周边 1CT，Tyn（−）	中央前房 3CT，周边 1CT，Tyn（−）
虹膜、瞳孔	未见异常	虹膜少量脱色素，虹膜表面结节（图 1-19-2）
晶状体	透明	后囊下混浊 P4（图 1-19-3）
玻璃体	轻度混浊	轻度混浊
视网膜	黄斑后极部未见出血及渗出，视网膜在位	黄斑后极部未见出血及渗出，视网膜在位
房角	房角开放	房角开放，可疑新生血管（图 1-19-4）

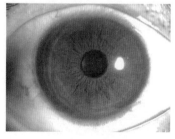
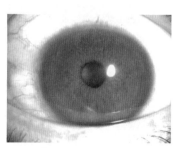

图 1-19-1　双眼前节像（弥散光）

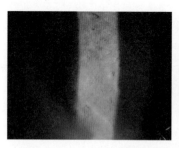
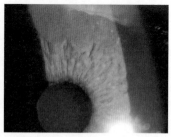

图 1-19-2　左眼前节局部放大图
可见虹膜局部萎缩。

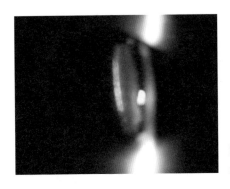

图 1-19-3 左眼前节像
晶状体后囊下混浊。

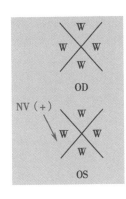

PAS（−）
NV（−）
色素Ⅱ级

OD

NV（+）

部分PAS（+）
3点钟方向NV（+）
色素Ⅱ级

OS

图 1-19-4 双眼房角检查记录
W：wide，房角开放；PAS：
peripheral anterior synechiae，虹
膜周边前粘连；NV，neovascular，
新生血管。

初步诊断：
左眼并发性白内障
Fuchs 综合征

查房目的

1. 明确该例患者处于疾病活动期还是静止期？

2. 这个时期能否行白内障手术？

3. 该患者进一步诊疗方式？

专家发言和讨论

李明武：根据患者角膜 KP 形态、虹膜表面脱色素和结节以及晶状体后囊下混浊，考虑 Fuchs 综合征，又称为 Fuchs 虹膜异色性虹膜睫状体炎。患眼房角的血管是不是新生血管是有争议的，因为长时间的炎症导致虹膜萎缩，可能会暴露虹膜原有的血管，也有学者认为是虹膜新生血管；眼压的波动可以造成这些血管出血，特别是在白内障手术过程中侧切口穿刺时更容易出现，将其命名为 Amsler 征。Fuchs 综合征，是唯一一个在活动期也可以行白内障手术的葡萄膜炎，而且可能手术会让炎症好转。

任泽钦：认同 Fuchs 综合征这个诊断，至于这例 Fuchs 综合征患者为什么不伴有眼压升高，事实上这个疾病只有一部分人眼压是高的，Fuchs 综合征继发的青光眼是难治性青光眼，是因为长期的炎症损害小梁网所致，但如果小梁网可以代偿就不会发生眼压升高。至于房角是不是新生血管，确实是有争议的，即使是新生血管，也是单根或者很少的血管，不会封闭小梁网而造成眼压升高。

吴慧娟：Fuchs 综合征的主流治疗不是应用激素，有学者认为在做完白内障手术之后病情会缓解。房角的血管是暗红色的，而且在查房角的过程中血管破裂出血，在下方出现了新月形的出血。

鲍永珍：Fuchs 综合征是慢性葡萄膜炎，但一般不发生虹膜后粘连，至于羊脂状 KP 是不是活动期的指标，我认为不然，临床上几乎见到的所有 Fuchs 综合征的患者都有或弥漫或少量的羊脂状 KP。有关白内障手术是否可以使得病情缓解，确实有文献报道，可能和晶状体蛋白引起的免疫反应相关，白内障术后晶状体蛋白吸除以及前房空间增大降低了虹膜睫状体与 IOL 接触摩擦的可能，所以病情复发频率会下降，病情会相对缓解。

黎晓新：如何通过羊脂状 KP 的形态鉴别葡萄膜炎是否活动？灰色、不透明的 KP 是活动性炎症的指征，玻璃样的、透明的 KP 说明炎症是陈旧的。另外，还要看 KP 的数量和形态是否在变化，在变化的说明是活动的。

姜燕荣：在看到 KP 的时候我们的诊疗思路要清晰，首先判断是不是葡萄膜炎,是前部、中间部还是后部葡萄膜炎,是不是活动期,再去判断病因,比如感染性还是非感染性。

查房结果

1. Fuchs 综合征诊断标准　必备体征:①轻度的葡萄膜炎;②特征性的角膜后沉着物(KP);③虹膜脱色素;④无虹膜后粘连。参考体征:①单眼受累;②晶状体后囊下混浊;③眼压升高;④玻璃体混浊;⑤视网膜脉络膜病变。

2. Fuchs 综合征,对视力影响最大的是并发性白内障,是唯一一个在活动期也可以做手术的葡萄膜炎,而且手术可能会让炎症好转。

3. Fuchs 综合征继发的青光眼是难治性青光眼,是因为长期的炎症损害小梁网所致,但如果小梁网可以代偿就不会发生眼压升高。

病例二十　误诊为 Vogt- 小柳原田病的葡萄膜渗漏综合征

病例报告:李斯言　病例提供:黎晓新　查房整理:苗恒

病历摘要

患者女性,44 岁,主因双眼渐进性视物模糊半年来诊。

现病史: 患者半年前无明显诱因自觉双眼视力下降,不伴视物变形和视物遮挡,不伴畏光流泪和眼部疼痛,于外院查体发现双眼浅层巩膜血管充血扩张,右眼下方视网膜隆起呈两个半球形,未见明确视网膜裂孔(渗出性视网膜脱离),OCT 见双眼黄斑部神经视网膜脱离,诊断为双眼 Vogt- 小柳原田病(仅提供病历记录但未提供检查图像),予双眼曲安奈德 20mg 球旁注射及泼尼松 60mg/d 口服,但未见明显好转,此后患者未规律就诊,现为进一步诊治来诊。

既往史、个人史和家族史: 7 年前诊断为膜性肾病,3 年前出现皮肤硬肿,1年前出现双侧胸腔积液,9个月前出现心包积液伴胸腔积液加重,于外院风湿免疫科诊断为结缔组织病,局限性硬皮病,系统性红斑狼疮可能性大,此期间反复多次使用大剂量糖皮质激素冲击并长时间使用糖皮质激素口服治疗。个人史和家族史无特殊。

眼科检查:

	OD	OS
最佳矫正视力(VA)	0.1	0.2
眼压(IOP)	12mmHg	12mmHg
眼前节	未见异常	未见异常
眼底	右眼视盘边清色正,黄斑部视网膜脱离隆起。下方视网膜隆起呈两个半球状相互接触,未见明确视网膜裂孔。广泛色素变动呈局部增生和脱失改变(图1-20-1)	左眼视盘边清色正,黄斑中心凹光反射消失,视盘周围视网膜和脉络膜存在轻微放射状皱褶。广泛色素变动呈局部增生和脱失改变(图1-20-1)

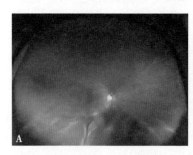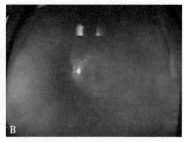

图 1-20-1 双眼眼底像

A. 右眼下方视网膜隆起呈两个半球状相互接触,未见明确视网膜裂孔,视盘边清色正,黄斑部视网膜脱离隆起,广泛色素变动呈局部增生和脱失改变;B. 左眼视盘边清色正,黄斑中心凹光反射消失,视盘周围视网膜和脉络膜存在轻微放射状皱褶,广泛色素变动呈局部增生和脱失改变。

眼科辅助检查：

OCT：如图 1-20-2 所示。

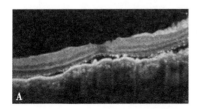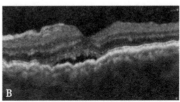

图 1-20-2 双眼 OCT

双眼 OCT 见黄斑部神经视网膜浆液性脱离，视网膜色素上皮呈波浪状，脉络膜厚度显著增加，其内血管结构仍存在可见（A. 右眼；B. 左眼）。

荧光素眼底血管造影（fundus fluorescence angiography，FFA）和吲哚菁绿血管造影（indocyanine green angiography，ICGA）检查：如图 1-20-3 所示。

B 超：如图 1-20-4 所示。

超声生物显微镜检查（ultrasound biomicroscopy，UBM）见双眼全周睫状体平坦部和周边部脉络膜回声增宽，双眼颞侧睫状体浅脱离。

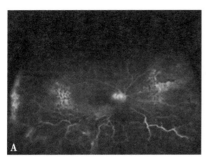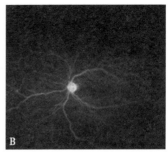

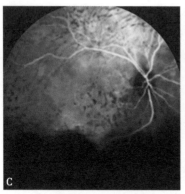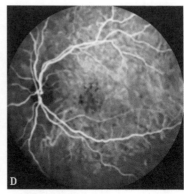

图 1-20-3 FFA 和 ICGA 图

A、B. 双眼 FFA 见广泛视网膜色素上皮层色素变动，而未见视盘强荧光；
C、D. 双眼 ICGA 见 RPE 色素变动，全程未见脉络膜暗点。

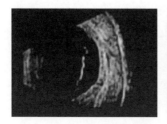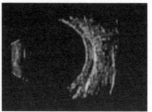

图 1-20-4 眼科 B 超

超声测双眼球壁厚度分别为 2.08mm/2.78mm。

眼轴：右眼 22.41mm；左眼 22.26mm。

初步诊断：

右眼大泡性视网膜脱离

左眼中心性浆液性脉络膜视网膜病变

双眼特发性葡萄膜渗漏综合征

确定诊断：

双眼葡萄膜渗漏综合征

治疗经过：

行右眼巩膜开窗联合巩膜外放液术，双眼抗血管内皮细胞生长因子（VEGF）玻璃体腔注药术每个月一次，巩膜组织病理回报为纤维组织增生伴玻璃样变，刚果红染色阴性。连续 3 次抗 VEGF 治疗后，患者双眼视力逐步提高至 0.12/0.6，黄斑部神经视网膜下液逐渐减少直至近完全吸收。随访至 4 个月，双眼中心凹下液已完全消失（图 1-20-5）。

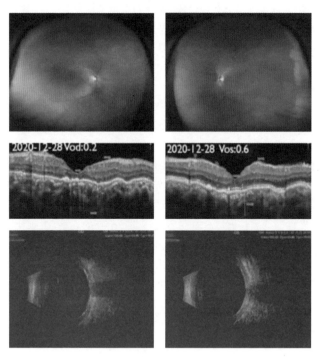

图 1-20-5　双眼治疗后 4 个月时眼底像、OCT 和 B 超

黄斑部神经视网膜下液逐渐减少直至近完全吸收，双眼中心凹下液已完全消失。

查房目的

1. 回顾一例误诊为 Vogt- 小柳原田病的特发性葡萄膜渗漏综合征病例。

2. 探讨抗 VEGF 玻璃体腔注射对消除神经视网膜下液的作用。

专家发言和讨论

赵明威： 此患者基线时因表现为右眼渗出性视网膜脱离，双眼脉络膜增厚伴 RPE 波浪样改变和神经视网膜下液而被误诊为 Vogt- 小柳原田病。但 FFA 未见视盘强荧光，**造影晚期可见未脱离视网膜区域广泛 RPE 色素变动，则高度提示病因并非炎症而是葡萄膜渗漏所致。** 因患者病史中存在大量长期使用糖皮质激素的过程，眼轴和球壁厚度对鉴别原发和继发性葡萄膜渗漏有决定性作用。

石璇： 此患者存在系统性结缔组织病，而**巩膜病理所提示的纤维组织增生伴玻璃样改变正好与硬皮病一致，** 表明此患者的眼部病情可能确与系统性疾病有关。

黎晓新： 抗 VEGF 治疗具有收缩血管和减轻渗漏的作用，对继发于葡萄膜血管扩张和渗漏的情况同样有效。虽然巩膜开窗术是葡萄膜渗漏综合征治疗的标准方法，但并非全部患者均对此术式有效。通过既往对 3 例特发性葡萄膜渗漏综合征患者进行此种治疗的观察，发现**此种治疗对改善渗出性视网膜脱离确实有效，但对尚未行巩膜开窗术的患者无效。** 也即此种方法适用于巩膜开窗术效果不佳的葡萄膜渗漏综合征患者。**只有排除系统性因素继发的葡萄膜渗漏之后，才能诊断原发性葡萄膜渗漏综合征。** 此例患者应诊断为继发于硬皮病的继发性葡萄膜渗漏综合征。

查房结果

1. 葡萄膜渗漏综合征须通过多模式影像技术与 Vogt- 小柳原田病相鉴别，并寻找可能的系统性因素以鉴别原发和继发。

2. 抗 VEGF 治疗对巩膜开窗术效果不佳的葡萄膜渗漏综合征患者有效。

附：葡萄膜渗漏综合征指血浆成分从葡萄膜毛细血管漏出进入周围潜在腔隙，导致葡萄膜增厚和 / 或脱离的情况。眼压、脉络膜上腔静水压和巩膜静脉压是维持脉络膜内外压力平衡的三大要素，任何导致三者平衡发生异常的因素（炎症、外伤等）均可最终导致葡萄膜渗漏的发生。按照病因，葡萄膜渗漏可分为炎症性（如后巩膜炎、Vogt- 小柳原田病、人免疫缺陷病毒感染等）、静水压性（如肿瘤相关性、眼科术后低眼压、动静脉瘘等）和特发性三大类，其中前两类也称"继发性葡萄膜渗漏"。特发性葡萄膜渗漏综合征（uveal effusion syndrome, UES）即也"原发性葡萄膜渗漏"，指无法找到明确病因的葡萄膜渗漏，最早描述于真性小眼球（眼轴<19mm）伴明显巩膜增厚的病例（Ⅰ型），是眼黏多糖贮积症的一种亚型。在此后的临床观察中发现，此种情况还可见于眼轴正常但巩膜异常增厚（Ⅱ型），甚至眼轴正常且巩膜厚度也正常（Ⅲ型）的患眼。Ⅰ型和Ⅱ型特发性 UES 对巩膜开窗术反应良好，有效率可达 83%～94%；Ⅲ型 UES 对巩膜开窗术反应欠佳，但口服糖皮质激素有不错的疗效（有效率约 95%），也有报告称依据渗漏存在部位进行的选择性巩膜开窗术也有治疗效果。

病例二十一 人免疫缺陷病毒感染继发巨细胞病毒性视网膜炎

病例报告：张川 病例提供：侯婧 查房整理：苗恒

病历摘要

患者男性，33 岁，主因左眼突发视物遮挡 4 天来诊。

现病史：患者 4 天前无明显诱因突发左眼视物遮挡感，不伴眼红眼痛，不伴畏光流泪，不伴视力下降及视物变形，现为进一步诊治来诊。

既往史：1个月前曾患细菌性肺炎，现已痊愈。否认自身免疫性疾病史和过敏史。

个人史：追问病史患者表示5年前曾有不洁性生活史。

眼科检查：

	OD	**OS**
最佳矫正视力（VA）	1.2	0.8
眼压（IOP）	16mmHg	18mmHg
眼前节	未见异常	结膜混合充血，角膜清亮，KP（+）大小不等的羊脂状数个，Tyn（++），浮游细胞（+）
眼底	未见异常	左眼玻璃体炎性细胞（+），视盘充血水肿，视网膜血管广泛呈白鞘状，以静脉为主，颞下周边部大片视网膜萎缩瘢痕，可见清晰的边界，交界处视网膜灰白水肿，其内可见出血和少许黄色渗出灶，沿血管分布（图1-21-1）

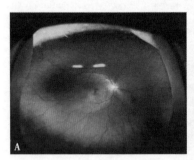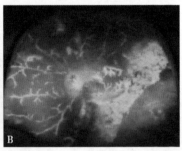

图1-21-1　双眼眼底像

A. 右眼；B. 左眼。

眼科辅助检查：

OCT：如图1-21-2所示。

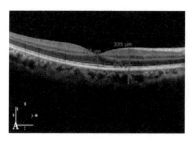 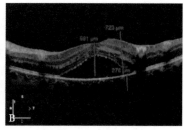

图 1-21-2　双眼 OCT

A. 右眼未见异常；B. 左眼中心凹下液性低反光，视网膜内层灶状高反光。

FFA：如图 1-21-3 所示。

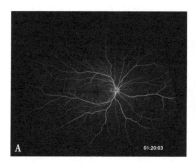 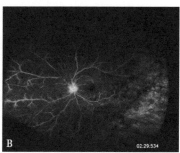

图 1-21-3　双眼 FFA

A. 右眼未见异常；B. 左眼视盘和血管广泛染色和渗漏，颞下方病灶内血管闭锁呈无灌注状态。

其他辅助检查：

血常规：白细胞 3.03×10^9/L（$3.5\times10^9\sim9.5\times10^9$/L）、淋巴细胞绝对值 1.0×10^9/L（$1.1\times10^9\sim3.2\times10^9$/L）、中性粒细胞绝对值 1.55×10^9/L（$1.8\times10^9\sim6.3\times10^9$/L）。

生化：尿酸 582μmol/L（208～428μmol/L）。

免疫全项：IgA 8.63g/L（0.82～4.53g/L）、IgG 22.2g/L（7.2～16.8g/L）。

ESR、CRP、自身抗体谱、T-spot：均阴性。

乙型肝炎病毒抗原、丙型肝炎病毒抗体、梅毒螺旋体抗体：均阴性。

人免疫缺陷病毒（HIV）抗体：待复检。后经疾病预防与控制中心复检回报为阳性。

左眼房水检测：白细胞介素（IL）-6，3 825.6pg/mL；**白细胞介素 -8**，404.0pg/mL；**白细胞介素 -10**，19.6pg/mL；**CMV DNA**，$5.79×10^4$copies/mL；**HSV/EBV/VZV DNA** 均阴性。

确定诊断：

HIV 感染继发左眼巨细胞病毒性视网膜炎

治疗经过：

确诊后，患者转诊至专科医院开始抗逆转录病毒治疗（HAART），眼部开始更昔洛韦 3mg 玻璃体腔注射，每周 2 次，连续 4 次后，房水 CMV DNA 下降至 $1.32×10^4$copies/mL，白细胞介素 8 下降至 106.2pg/mL。

查房目的

讨论 HIV 感染继发左眼巨细胞病毒性视网膜炎治疗方案。

专家发言和讨论

赵明威：此患者虽确定为 HIV 感染者，但**仍须完善外周血 CD4 和 CD8 计数，并详细询问是否存在机会性感染等表现方可了解疾病所处状态。**巨细胞病毒性视网膜炎主要发生于免疫功能低下人群，对 HIV 感染者而言，不一定仅发生于艾滋病期，在无症状期也会发生。此患者须转诊至专科医院完善病情评估，并**尽快开始 HAART 治疗方可改善预后。**

黎晓新：巨细胞病毒性视网膜炎见于各种原因导致的免疫功能不全的人群，因原发疾病 / 情况不同，眼内液细胞因子的水平和表达谱系也存在差异。此患者眼内各种炎性因子均显著升高，表明患者免疫功能尚好，与骨髓移植术后的免疫功能重建不全和低下造成的炎性因子少有升高的

状态存在显著差异。此患者眼底存在大量血管白鞘,呈霜枝状改变,是免疫应答的结果,间接表明患者免疫功能尚好。此患者需要尽快完善病情评估,针对原发病治疗的同时继续左眼抗病毒治疗以保住视力,但**因眼底病灶广泛且已形成瘢痕分界线,须告知继发视网膜脱离风险**。

查房结果

1. 将患者转诊至专科医院,完善病情评估后针对原发疾病治疗。

2. 继续左眼抗病毒治疗以保住视力,因病灶广泛,须告知继发视网膜脱离风险。

病例二十二 人免疫缺陷病毒感染合并眼梅毒病

病例报告:龙泽 病例提供:黎晓新 查房整理:苗恒

病历摘要

患者男性,29 岁,主因双眼视力下降 1 年,夜盲和视野缩小半年来诊。

现病史:患者 1 年半前无明显诱因出现双眼视力下降伴夜盲和视野缩小,曾就诊于当地医院,OCT 发现双眼外层结构不清伴椭圆体带广泛缺失,视野显示向心性收缩,且视网膜电图(electroretinogram,ERG)30Hz 反应波幅重度下降,而闪光视觉诱发电位(flash visual evoked potential,F-VEP)P2 波潜伏期未见异常但波幅下降,诊断为"视网膜色素变性",予叶黄素口服治疗,但自觉症状无改善。半年前患者自觉夜间视物困难和周边视野缺损,再次就诊于当地医院,因玻璃体混浊明显诊断为"双眼葡萄膜炎",予双眼球侧注射激素 1 次及复方樟柳碱颞侧皮下注射共 10 天,但自觉症状仍无改善。现患者为进一步诊治就诊我院。

既往史和个人史:否认系统性疾病、头眼外伤史;否认传染性疾病和过敏史;已婚,育有 1 女,妻子和女儿体健。货车司机,常年在外务工。

眼科检查：

	OD	**OS**
最佳矫正视力（VA）	0.5	0.6
眼压（IOP）	10mmHg	10mmHg
眼前节	双眼结膜无充血，角膜清亮，KP（+）细小尘状，Tyn（±），浮游细胞（+），瞳孔直接和间接对光反射均迟钝，相对性传入性瞳孔障碍（relative afferent pupillary defect，RAPD）（−），晶状体透明，玻璃体炎性细胞（+++），存在大量絮状混浊物	
眼底	双眼视盘边清色正，黄斑中心凹光反射不清。视网膜在位，散在大量圆形或类圆形灰白色病灶，RPE 细胞颜色斑驳晦暗（图 1-22-1）	

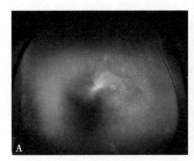 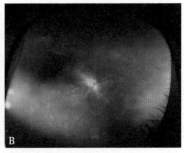

图 1-22-1　双眼眼底像（A. 右眼；B. 左眼）

眼科辅助检查：

眼底自发荧光：如图 1-22-2 所示。

OCT：如图 1-22-3 所示。

FFA：如图 1-22-4 所示。

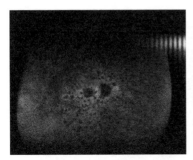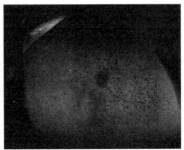

图 1-22-2　双眼眼底自发荧光

双眼底大量圆形或类圆形低荧光灶，与眼底所见灰白色病灶对应。

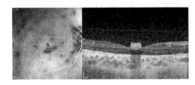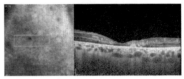

图 1-22-3　双眼 OCT

双眼黄斑部外层结构紊乱，椭圆体带弥漫缺失，部分视网膜外层存在高反光病灶伴 RPE 不连续；视网膜表面也可见团状高反光灶。

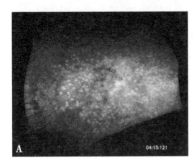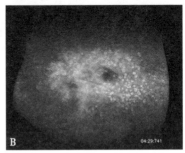

图 1-22-4　双眼 FFA

视盘和视网膜血管普遍染色和渗漏，RPE 广泛变动，周边部可见大片无灌注区，圆点状病灶自始至终呈强荧光，但形状无变化也无扩大（A. 右眼；B. 左眼）。

ICGA: 如图 1-22-5 所示。

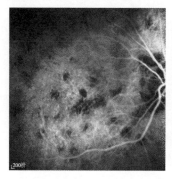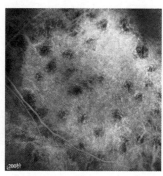

图 1-22-5 双眼 ICGA

双眼脉络膜大血管未见异常充盈,但圆点状病灶对应脉络膜毛细血管萎缩和透见。

眼部 B 超: 如图 1-22-6 所示。

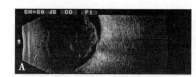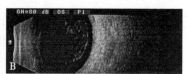

图 1-22-6 双眼 B 超图像

双眼玻璃体大量团状高回声信号(A. 右眼;B. 左眼)。

其他辅助检查:

血常规: 淋巴细胞绝对数 $0.68×10^9/L$(下降),淋巴细胞百分比 15%(下降)。

生化、凝血分析、肿瘤标志物、自身抗体谱: 均阴性。

ESR: 27mm/h。

乙型肝炎病毒抗原、丙型肝炎病毒抗体: 均阴性。

人免疫缺陷病毒(HIV)抗体: 待复检。后经疾病预防与控制中心复检回报为阳性。

梅毒螺旋体抗体（TPHA）: 阳性。

外周血 CD4$^+$ T 细胞: 计数 13 个 /μL（减少），百分比 1.7%（减少）。

胸部 CT: 左肺下叶实性结节，分叶状，未见明显毛刺；右肺下叶背段不规则小结节影，考虑良性，感染不除外。

初步诊断:

双眼梅毒性葡萄膜炎?

查房目的

1. 明确诊断。

2. 此患者的治疗方案。

专家发言和讨论

黎晓新: 此患者眼底表现为多灶性葡萄膜炎，病灶位于视网膜外层，玻璃体炎性混浊明显，须考虑感染性、非感染性和肿瘤性疾病。此患者的 OCT 可见**外层椭圆体带广泛缺失，且视网膜表面存在高反光沉积物，须高度警惕眼内肿瘤可能。**此患者已确诊 HIV 和梅毒双重感染，眼内表现可同时由感染（如梅毒螺旋体和 / 或 HIV）和肿瘤性因素共同引起，**需要眼内液检测进一步确定和排除。**现有资料，特别是 OCT 表现仍高度表明眼部表现更多由梅毒螺旋体引起。

赵明威: 患者目前处于多重感染状态，CD4$^+$ T 细胞计数极低，还需**相应科室全面评估全身状态，特别是肺内情况，不要遗漏其他可能潜在的感染或肿瘤病灶。**

查房结果

1. 取眼内液明确排除肿瘤性疾病和其他病原体感染。

2. 相应科室会诊全面评估全身状态，针对原发病开始治疗，确保不遗漏其他可能潜在的感染或肿瘤病灶。

查房后续

左眼玻璃体标本病理见个别红细胞、中性粒细胞，数个淋巴细胞；流式细胞术未见明显 B 细胞，主要为 CD7（+）、mCD3（+）、CD5（+）、CD4（−）、CD8（+）、CD2（+）、CD19（−）细胞，且为 CD8 限制性表达，表型异常；基因重排阴性。双眼房水白细胞介素 10/6<1。

呼吸科会诊考虑肺部感染不除外，建议口服左氧氟沙星抗感染治疗 10 天。完善血液 G/GM 实验（结果均为阳性）、新型隐球菌抗原测定（阴性）和 T-spot（阴性）。胸部增强 CT 随诊肺内结节，警惕肿瘤性病变。

皮肤科会诊发现龟头根部、阴阜处 4 处米粒大红色丘疹，界清，未见破溃、糜烂（患者未发现，未关注，无自觉症状），肛周未见皮疹，后背散在红色毛囊性丘疹，手背部散在直径约 4mm 肤色丘疹。建议完善梅毒血清学检查（检查结果：RPR 1∶128 阳性）。

确定患者诊断为：

双眼梅毒性葡萄膜炎

获得性免疫缺陷综合征（艾滋病期）

系统性真菌感染

肺部感染？

肺部占位性病变（性质？）

此后患者转入专科医院开始抗逆转录病毒治疗联合青霉素肌注。

病例二十三　高度近视合并 Eales 病

病例报告：姚昱欧　病例提供：苗恒　查房整理：苗恒

病历摘要

患者男性，28 岁，主因左眼突发视物不清 2 个月来诊。

现病史：患者 2 个月前无明显诱因突发左眼视物不清伴黑影飘动遮挡，于当地医院诊断为"左眼玻璃体积血、右眼视网膜血管炎、黄斑水肿"，行右眼抗血管内皮生长因子（VEGF）玻璃体腔注射治疗联合局部视网膜激光光凝，双眼曲安奈德球旁注射，之后患者自觉左眼症状逐渐改善。现患者为求进一步诊治就诊我院。

既往史：双眼近视约 −10.0DS，余无特殊。

眼科检查：

	OD	OS
最佳矫正视力（VA）	0.1	0.08
眼压（IOP）	12mmHg	13mmHg
眼前节	未见异常	未见异常
眼底	右眼玻璃体少许陈旧积血，视盘斜入，后极部可见葡萄肿，颞侧中周部遍布陈旧激光斑，颞上分支静脉呈连续白鞘状改变（图 1-23-1）	玻璃体仍存少许白色陈旧积血，视盘斜入，后极部可见葡萄种，鼻上视网膜分支静脉及鼻侧远周边视网膜血管均呈连续白鞘状改变（图 1-23-1）

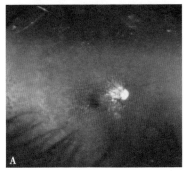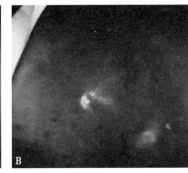

图 1-23-1　眼底像
A. 右眼；B. 左眼。

眼科辅助检查：

FFA：如图 1-23-2 所示。

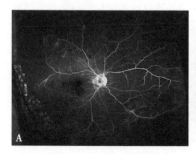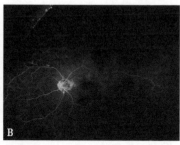

图 1-23-2 双眼 FFA

A. 右眼颞侧周边部陈旧激光斑染色，仍存在大片无灌注区，交界处视网膜血管少许渗漏和染色，黄斑部因玻璃体积血而遮蔽荧光；B. 左眼因玻璃体积血大片荧光遮蔽，鼻侧周边部大片无灌注区，交界处可见静脉吻合和轻微荧光着染。

OCT：如图 1-23-3 所示。

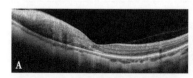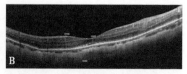

图 1-23-3 双眼 OCT

A. 右眼中心凹颞侧视网膜局部水肿增厚；B. 左眼黄斑未见异常。

其他辅助检查：

乙型肝炎病毒抗原、丙型肝炎病毒抗体、梅毒螺旋体抗体和人免疫缺陷病毒抗体：均阴性。

血常规、生化、尿常规：未见异常。

ESR、CRP：未见异常。

T-spot：临界阳性。

胸部 CT：未见异常。

初步诊断：

双眼视网膜血管炎（性质？）

双眼高度近视

查房目的

1. 明确诊断。

2. 下一步的诊治计划。

专家发言和讨论

黎晓新：此患者眼底表现为主要累及静脉的血管炎伴中周部无灌注区和静脉吻合形成，符合 Eales 病表现。**但此病应称为"特发性视网膜静脉周围炎"，为排除性诊断**，须排除全部可导致类似表现的疾病后方可用此诊断名称。目前已知的主要累及视网膜静脉的疾病包括病毒、细菌、寄生虫等感染性因素和结节病、系统性血管炎等非感染性因素，均需要一一排查。**此患者 T-spot 结果为临界阳性，须鉴别结核相关的视网膜静脉周围炎。**

赵明威：此患者为男性，且来自藏区，而当地是结核病的高流行地区，患者同时合并眼外结核的可能性很大，**需要进一步行 PPD 等检查排除活动性结核可能，并寻找其他可能导致类似眼底表现的原因**，如眼内液检测等。目前患者双眼均存在大量无灌注区，激光尚不完全，且右眼黄斑仍有局部水肿，后续需要补充激光并联合抗 VEGF 治疗以消除黄斑水肿。

黎晓新：此患者 ESR 和 CRP 均阴性，虽然 T-spot 阳性，但尚无任何结核相关眼外表现，表示患者系统性状态稳定，眼部表现与结核关联性不强。因 FFA 也未见明显血管染色或渗漏，**单纯针对无灌注区和黄斑水肿治疗即可。**患者年轻，玻璃体积血不建议积极手术干预。

查房结果

1. 确定诊断 双眼 Eales 病，高度近视。玻璃体积血和黄斑水肿是 Eales 病的体征，不能作为独立诊断。

2. 虽然目前无证据支持患者存在其他病因或潜在感染，但仍应进一步排查，必要时眼内液检测。

病例二十四 儿童视网膜血管炎

病例报告：庞仪琳 病例提供：齐慧君 查房整理：苗恒

病历摘要

患儿女性，11 岁，主因右眼黑影飘动 1 周来诊。

现病史：患者 1 周前无明显诱因自觉右眼眼前黑影飘动，不伴眼红眼痛，不伴视力下降和视物变形，不伴视野缩小，现为诊治来诊我院。

既往史：3 年前因双眼皮质性白内障于我院行双眼白内障超声乳化摘除联合人工晶状体植入术，术后第 1 天即可见双眼瞳孔区出现膜状渗出物，经糖皮质激素点眼后好转，术后不规律随访中眼底检查曾发现少量玻璃体积血，否认头眼外伤史及过敏史。

个人史和家族史：足月剖宫产儿，其母孕期及产后平顺；否认家族遗传性疾病史，其祖母和外祖父可能患类风湿性关节炎，具体不详；家中养宠物狗一条；平素龋齿严重。

眼科检查：

	OD	OS
最佳矫正视力	1.0	1.0
眼压（IOP）	12mmHg	13mmHg

续表

	OD	OS
眼前节	双眼角膜清亮,KP(+)色素性,Tyn(-),浮游细胞(+),虹膜纹理清,人工晶状体在位,表面色素性沉着物	
眼底	右眼视盘轻微充血水肿,边界欠清晰,颞上可见沿血管走行的视网膜浅层出血,视盘下方可见横行条状视网膜前出血,偶见簇状视网膜新生血管(图1-24-1)	左眼视盘边清色正,视网膜未见出血渗出,但偶见簇状新生血管(图1-24-1)

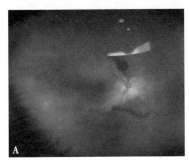 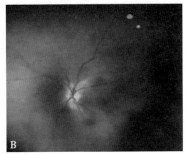

图1-24-1 双眼眼底像
A. 右眼;B. 左眼。

眼科辅助检查:

OCT: 如图1-24-2所示。

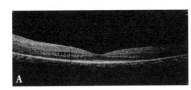 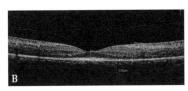

图1-24-2 双眼OCT
双眼黄斑中心凹附近视网膜内低反光液性囊腔,外层椭圆体带连续性差,部分区域完全缺失(A. 右眼;B. 左眼)。

FFA：如图 1-24-3 所示。

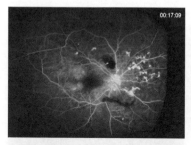
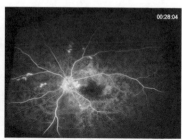
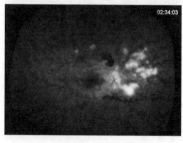

图 1-24-3　双眼 FFA
双眼视盘和视网膜血管广泛染色和渗漏，毛细血管扩张明显，大量视网膜新生血管，造影晚期可见沿血管分布的鞘状暗影，呈蕨类植物样改变。

其他辅助检查：

血常规、生化、尿常规：未见异常。

ESR、CRP：阴性。

乙型肝炎病毒抗原、丙型肝炎病毒抗体、梅毒螺旋体抗体和人免疫缺陷病毒抗体：均阴性。

免疫全项（IgA/G/M、C3/4、ASO 和 RF）：均未见异常。

自身抗体谱（ANA、Sm、RNP、SSA/B、Ro-52、AMA、ANCA、AECA）：均阴性。

HLA-B27/51：均阴性。

初步诊断：

双眼视网膜血管炎（性质？）

双眼人工晶状体眼

查房目的

1. 明确诊断。

2. 进一步诊治计划。

专家发言和讨论

赵明威:患儿双眼均存在活动性炎症表现且以后段表现为主,FFA 可见广泛新生血管,表明炎症已持续存在很长时间。虽然目前已完善部分辅助检查但结果均为阴性,**可尝试眼内液细胞因子和病原学检测以寻找可能病因**。患儿双眼视网膜新生血管活跃,可尝试抗 VEGF 玻璃体腔注射治疗。

黎晓新:此患儿 FFA 有白塞病相对应的特征性表现,即视网膜血管旁的暗影(蕨类植物样改变),**虽然 HLA-B51 阴性但仍不能排除白塞病可能**。须详细询问白塞病相关眼外症状,并请风湿免疫科会诊,以明确眼部表现是否为白塞病所致。**必要时检测眼内液病原学以寻找感染性病因**。目前患儿双眼发病且均为活动状态,可给予糖皮质激素 $1mg/(kg\cdot d^{-1})$ 口服联合球旁曲安奈德注射。

查房结果

1. 初步诊断 双眼视网膜血管炎(白塞病可能性大)、双眼人工晶状体眼。

2. 详细询问白塞病相关眼外症状,并请风湿免疫科会诊,可尝试眼内液细胞因子和病原学检测以寻找可能病因。

3. 糖皮质激素 $1mg/(kg\cdot d^{-1})$ 口服联合球旁曲安奈德注射,可给予抗血管内皮细胞生长因子 VEGF 玻璃体腔注射治疗。

病例二十五 单纯疱疹病毒性急性视网膜坏死

病例报告:张国芳 病例提供:侯婧 查房整理:苗恒

病历摘要

患者男性,51 岁,主因左眼红痛 1 周,视力下降 5 天来诊。

现病史:患者 1 周前无明显诱因突发左眼红痛,不伴视力下降和视物变形,不伴视物遮挡和黑影飘动,因症状可忍受而未就诊。5 天前患者自觉左眼红痛加剧且开始出现视力下降,现为诊治来诊我院。

既往史:2 型糖尿病 1 年;3 年前曾患病毒性脑膜炎,已痊愈。

眼科检查:

	OD	OS
最佳矫正视力(VA)	0.5	0.01
眼压(IOP)	8mmHg	8mmHg
眼前节	未见异常	角膜透明,KP(+)细小尘状且遍布于内皮表面,Tyn(+),浮游细胞(+)
眼底	未见异常	左眼玻璃体炎性细胞(+),混浊明显,视盘充血水肿,视网膜血管广泛白鞘状改变,以动脉为主,血管旁沿血管走行的视网膜出血,下方为主,视网膜灰白色隆起,近全周周边部视网膜灰白色坏死灶(图 1-25-1)

眼科辅助检查:

OCT:如图 1-25-2 所示。

FFA:如图 1-25-3 所示。

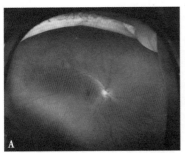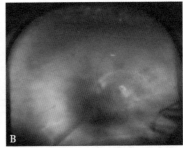

图 1-25-1 双眼眼底像

A. 右眼；B. 左眼。

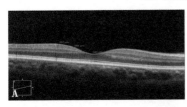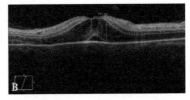

图 1-25-2 双眼 OCT

A. 右眼黄斑结构未见异常；B. 左眼黄斑囊样水肿增厚，RPE 波浪样改变伴脉络膜厚度增加。

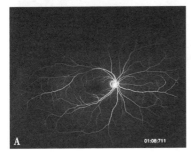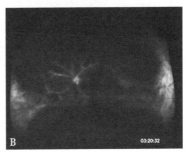

图 1-25-3 双眼 FFA

A. 右眼未见异常；B. 左眼视盘和视网膜血管广泛染色和渗漏，视网膜血管扩张明显，周边部坏死灶呈强荧光，360° 无灌注区，仅后极部残留部分血流。

眼科超声：如图 1-25-4 所示。

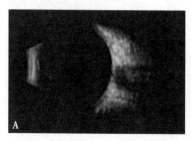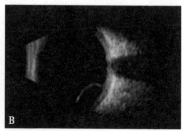

图 1-25-4　双眼眼科超声
左眼下方可见条状回声与球壁相连（A. 右眼；B. 左眼）。

UBM：如图 1-25-5 所示。

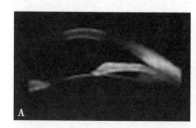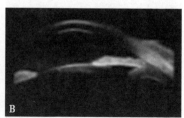

图 1-25-5　双眼 UBM
左眼前房内密集点状回声，全周睫状体与巩膜间无回声区（A. 右眼；B. 左眼）。

其他辅助检查：

血常规、生化：未见异常。

乙型肝炎病毒表面抗原：阳性。

丙型肝炎病毒抗体、梅毒螺旋体抗体和人免疫缺陷病毒抗体：均阴性。

CRP、ESR：未见异常。

自身抗体谱、免疫全项、抗环状瓜氨酸肽抗体、抗角蛋白抗体：均阴性。

T-spot：阳性（A 抗原 /B 抗原分别为 110/150 CFU/10^5 外周血单核细胞）。

胸部 CT：未见异常。

初步诊断：

左眼全葡萄膜炎伴渗出性视网膜脱离

治疗过程：

予左眼结膜下注射曲安奈德 8mg，其间完善上述血液学检查和胸部 CT。1 周后患者双眼视力分别为右眼数指、左眼 0.08，眼压右眼 11mmHg、左眼 8mmHg，双眼瞳孔对光反射迟钝，右眼前段未见异常，但玻璃体混浊明显加剧，下半周视网膜周边部呈灰白色改变，其内视网膜血管显著变细，动脉呈白线状伴周围出血。左眼前段炎症和玻璃体混浊较前好转，视网膜脱离程度也较前减轻，但周边部灰白色坏死灶面积明显扩大已接近环形，视网膜全部动脉均呈白鞘状改变。FFA 见视网膜灰白色区域内血管闭锁，左眼表现大致同前（图 1-25-6）。

呼吸科和感染科会诊，考虑目前无明确结核灶，但仍须完善辅助检查，寻找隐匿结核病灶。

房水检测单纯疱疹病毒（HSV）DNA 右眼 3.36×10^4copies/mL，左眼 4.8×10^6copies/mL，CMV/VZV/EBV DNA 均阴性。

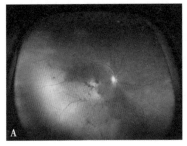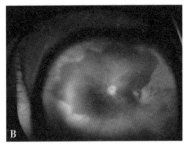

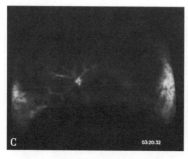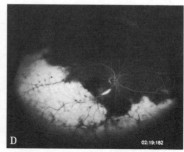

图 1-25-6 1 周后患者双眼眼底像和 FFA

双眼周边部灰白色坏死灶面积明显扩大已接近环形,视网膜全部动脉均呈白鞘状改变;FFA 见右眼视网膜灰白色区域内血管闭锁,左眼表现大致同前(A、C. 右眼;B、D. 左眼)。

查房目的

该患者的临床诊断。

专家发言和讨论

黎晓新:此患者左眼起病而后波及右眼,左眼以渗出性视网膜脱离为特征,首先需要排除葡萄膜渗漏综合征。虽然左眼超声和 OCT 均提示左眼球壁明显增厚,但左眼同时存在明显活动性炎症表现,**考虑渗出性视网膜脱离仍继发于眼内炎症而非葡萄膜渗漏**。

赵明威:患者眼部存在明确活动性炎症表现,且双眼发病,T-spot 结果强阳性,须警惕结核相关葡萄膜炎可能。此患者在**病因不明的情况下首先给予结膜下糖皮质激素注射不但有加重疾病的风险,还会对后续检测带来不利影响**。此患者双眼房水 HSV DNA 均呈阳性,眼底表现也存在坏死灶,急性视网膜坏死诊断可能性大。

侯婧:结核相关葡萄膜炎多累及静脉,而此例患者血管损害以动脉为主。起初给结膜下糖皮质激素注射是因为前后段炎症表现太重,妨碍眼底观察,**在给予局部激素治疗后屈光介质透明,此时才看到左眼周边部的**

坏死灶，结合房水检测结果考虑 HSV 所致急性视网膜坏死诊断。此患者曾患病毒性脑膜炎，而此病最常见的病原体即为 HSV，因此患者此次发病实为脑膜炎后双眼急性视网膜坏死。

查房结果

该患者的诊断：双眼 HSV 性急性视网膜坏死、病毒性脑膜炎后、2 型糖尿病。

病例二十六　儿童眼犬弓首蛔虫病

病例报告：余盈盈　　病例提供：梁建宏　　查房汇报：苗恒

病历摘要

患儿女性，6 岁，主因 8 个月前查体发现左眼视力差来诊。

现病史：患儿 8 个月前学校查体时发现左眼视力差，7 个月前于外院检查发现左眼玻璃体积血，予中药口服后视力恢复至 0.6。5 个月前左眼视力再次下降，再次口服中药无改善，现为进一步诊治来诊。

既往史、个人史和家族史：足月顺产，9 个月前右侧头面部碰撞史；否认家族遗传病史；其爷爷家饲养宠物狗。个人史和家族史无特殊。

眼科检查：

	OD	OS
最佳矫正视力（VA）	1.2	0.1
眼压（IOP）	16mmHg	24mmHg
眼前节	未见异常	未见异常
眼底	未见异常	左眼玻璃体显著混浊，视盘鼻侧可见纤维条索延伸至中周部视网膜白色结节状病灶，纤维条索下视网膜隆起呈皱襞样（图 1-26-1）

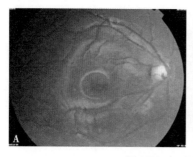 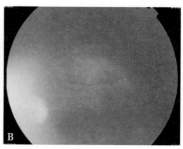

图 1-26-1 患儿双眼眼底像

A. 右眼；B. 左眼后极部。

眼科辅助检查：

眼科超声：如图 1-26-2 所示。

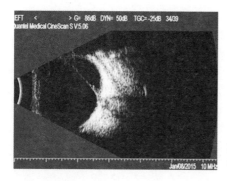

图 1-26-2 患儿左眼 B 超图像

左眼玻璃体腔内较细条索样光带与视盘相连。

其他辅助检查：

血常规、生化、尿常规：未见异常。

四项感染源：均阴性。

胸部 X 线片：未见异常。

T-spot：阴性。

初步诊断：

左眼犬弓首蛔虫病？

查房目的

1. 明确患儿的诊断。

2. 下一步诊疗计划。

专家发言和讨论

黎晓新：患儿出生后视力未见异常，视力下降为近期发生，且皱襞位于视盘鼻侧，右眼眼底则完全未见异常，不考虑先天性和发育性疾病。

赵明威：儿童单眼发病，表现为视网膜增殖性病灶、视网膜皱襞和增殖条索样改变的疾病首先考虑眼犬弓首蛔虫病可能。虽然患儿存在眼部外伤史，碰撞部位为右侧，发病眼为左侧，不考虑眼部表现由外伤引起。

黎晓新：儿童葡萄膜炎类疾病最常见原因为青少年特发性关节炎相关葡萄膜炎，此例患者须进一步增加辅助检查项目排除其他潜在病因，取眼内液行病原学检测以确定诊断。

梁建宏：此患儿的眼犬弓首蛔虫病临床诊断基本明确，且病情已处于炎症后的稳定阶段，此时主要异常为眼内增殖膜导致的视网膜牵引和玻璃体混浊导致的屈光介质异常。通过玻璃体手术去除混浊的玻璃体并适当剥除增殖膜解除视网膜牵引是主要的治疗方案，且应尽早实施以尽可能使患儿获得最佳的视力预后。因炎症已经静止，糖皮质激素和驱虫药物已无实际效果。

查房结果

1. 患儿临床诊断为左眼犬弓首蛔虫病？

2. 进一步增加辅助检查项目排除其他潜在病因，取眼内液行病原学检测以确定诊断。

查房后续

进一步增加自身抗体谱、CRP 和 ESR 后未见阳性结果。

患儿左眼玻璃体标本犬弓首蛔虫 IgG 23U/mL（未见异常值<11U/mL），Goldmann-Witmer 系数 33，确诊左眼犬弓首蛔虫病（图 1-26-3）。予左眼结膜下曲安奈德 6mg 注射，阿苯达唑 200mg 口服一次。1 周后患儿复诊时左眼矫正视力 0.15，之后失访。

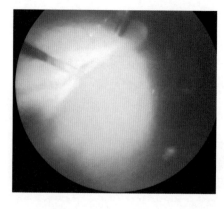

图 1-26-3 左眼玻璃体术中所见视网膜前增殖条索从视盘延伸至周边部，对应部位视网膜皱襞状。

附：眼弓首蛔虫病，指 *Toxocara canis/cati*（犬 / 猫弓首蛔虫）的幼虫引起的眼部感染性疾病，最早于 1950 年由眼科医生 Wilder 等描述，人经粪口途径摄入含虫卵或幼虫的水源或食物而感染。因虫卵和幼虫在自然界中普遍存在，被感染者具有明确猫狗接触史的比例并不高。此类线虫只能在犬 / 猫体内发育成成虫，而在人体中则只能以一级或二级幼虫存在。幼虫进入人体肠道后，穿透肠壁进入血液，随循环入眼而在眼部引起感染性炎症。虫体本身活动及其代谢释放的产物引起的免疫反应是其在眼内的主要致病机制，表现为发生于眼内任意位置的实性肿物、各种形态的玻璃体视网膜增殖条索及不同程度的炎症反应。按病灶所在位置，可分为周边部型（50%～64%）、后极部型（25%～36%）和眼内炎型（<25%）。患者多为儿童

(约 70%)且单眼发病(>50%)。因起病隐匿,多数患儿在查体时发现视力不佳,甚至继发斜视之后才被家长发现而就医。对因存在玻璃体视网膜增殖条索而导致视网膜解剖异常的病例,玻璃体手术去除牵引恢复正常解剖结构是主要治疗方式,处于增殖结节内的虫体多已死亡,驱虫药物作用有限,而使用糖皮质激素等抗炎药物消除虫体的异体抗原继发的免疫反应也是重要的治疗内容之一,部分病例可因虫体抗原持续释放而使炎症迁延多年。眼弓形虫病(ocular toxoplasmosis)是另一种眼部常见寄生虫病,因与眼弓首蛔虫病名称接近而常被相互误用,此两种疾病的鉴别点如表 1-26-1。

表 1-26-1　犬 / 猫弓首蛔虫与刚地弓形虫两种疾病的鉴别点

	犬 / 猫弓首蛔虫 (*Toxocara canis/cati*)	刚地弓形虫 (*Toxoplasma gondii*)
传播途径	被猫狗粪便污染的水源或食用含幼虫的未熟的食物	被卵囊污染的水源或食用含虫体且未熟的食物
地域分布	世界范围广泛分布	世界范围广泛分布
眼部表现	后极部或周边部肉芽肿性视网膜脉络膜炎、慢性眼内炎 / 全葡萄膜炎等	视网膜脉络膜炎、视网膜血管炎、视网膜分支血管阻塞、前 / 中葡萄膜炎
治疗	玻璃体手术解除玻璃体视网膜增殖牵引、去除玻璃体混浊;糖皮质激素控制炎症反应	乙胺嘧啶、磺胺嘧啶、林可霉素、阿奇霉素、糖皮质激素

病例二十七　成人眼犬弓首蛔虫病

病例报告:陈梦蝶　病例提供:陶勇　查房整理:苗恒

病历摘要

患者女性,30 岁,主因右眼视物模糊 1 年来诊。

现病史：患者自 1 年前开始右眼无明显诱因出现视物模糊，曾于外院诊断"右眼葡萄膜炎"，血液检查发现外周血嗜酸性粒细胞计数（$0.9×10^9/L$，未见异常值 $0.05×10^9$～$0.50×10^9/L$）和百分比（10.1%，未见异常值 0.5%～5.0%）均升高，予视网膜光凝治疗，并口服糖皮质激素近 1 年，自觉症状无改善。1 个月前患者复诊于外院，查体见眼部表现加重，为求进一步诊治就诊我院。

既往史、个人史和家族史：既往体健，城市居民，家中有宠物狗一条，邻居及家属均不养宠物。个人史和家族史无特殊。

眼科检查：

	OD	OS
最佳矫正视力（VA）	0.4	1.0
眼压（IOP）	19mmHg	17mmHg
眼前节	未见异常	未见异常
眼底	右眼玻璃体混浊明显，炎性细胞（+），视盘边清色正，黄斑中心凹光反射不清，视网膜在位，下方周边部视网膜下可见白色团块样结节，周围陈旧激光斑，对应象限视网膜血管全部白鞘样改变，其他象限血管则未见异常（图 1-27-1）	未见异常

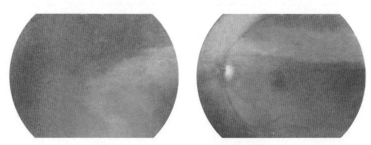

图 1-27-1 外院首诊时患者眼底像

眼科辅助检查：

FFA： 如图 1-27-2 所示。

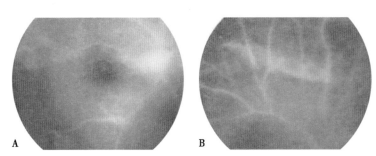

图 1-27-2 外院首诊时患者 FFA
双眼视网膜血管广泛染色伴轻微晚期渗漏（A. 右眼；B. 左眼）。

其他辅助检查：

血常规：白细胞总数 $13.72×10^9$/L（未见异常值 $3.5×10^9$～$9.5×10^9$/L），中性粒细胞绝对值 $10.13×10^9$/L（未见异常值 $1.8×10^9$～$6.3×10^9$/L）。

生化、尿常规：未见异常。

乙型肝炎病毒表面抗原、丙型肝炎病毒抗体、梅毒螺旋体抗体和人免疫缺陷病毒抗体：均阴性。

诊治经过：

右眼行诊断性玻璃体切除及眼底探查术（图 1-27-3），取玻璃体标本送病原学和细胞因子检测，结果回报白细胞介素（IL）-10 为 6.79pg/mL，IL-6 为 134.7pg/mL，IL-8 为 57.9pg/mL，HSV/VZV/CMV/EBV DNA 均阴性，细菌和真菌涂片及培养均阴性，犬弓首蛔虫 IgG 74.2U/mL（未见异常值<11U/mL）。

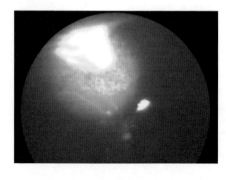

图 1-27-3 右眼诊断性玻璃体切除术中所见
颞上方周边部视网膜白色纤维增殖结节,周围视网膜血管白线状。

查房目的

1. 报告一例成人眼犬弓首蛔虫病。
2. 讨论该患者可能的感染途径。

专家发言和讨论

陶勇: 依据眼底表现和辅助检查,此患者眼犬弓首蛔虫病诊断明确,但该病多见于儿童,成人发病鲜有报告。自眼内液检测技术发展和开展以来,**已有十余名表现为玻璃体炎的成人患者在接受检测后确诊为眼犬弓首蛔虫病**,表明这是一种曾经经常被误诊或漏诊的疾病,且眼内液检测对葡萄膜炎类疾病的病因诊断具有重要价值。玻璃体切除术后患者玻璃体炎症和混浊程度均明显好转,且已不需要再使用任何药物,现已返回家乡。

黎晓新: 虽为成人,但患者的眼底表现和既往诊治过程高度提示眼犬弓首蛔虫病可能。此例患者眼内液中犬弓首蛔虫 IgG 升高非常显著,确实可作为该病的诊断证据,但**最好还须检测血液中的犬弓首蛔虫 IgG 并计算 Goldmann-Witmer 系数**,以确证眼内的高水平抗体是眼内原位产生而非外周血抗体因血 - 眼屏障破坏漏入眼内所致。人体通过误食弓首蛔虫卵而感染该病,而虫卵在环境中普遍存在,此患者家中饲养宠物是重要的病原体来源，但也有部分并无宠物接触史的患者也可以通过误食环境中的虫卵而感染，因此，宠物接触史对诊断该病并非必需。

赵明威：眼犬弓首蛔虫病患眼中的结节内常包含已死亡的虫体，异体抗原的不断释放导致眼内炎症反复发作，此时驱虫药往往无效。**玻璃体手术可以清除混浊的玻璃体和其内的异体抗原，对病情控制有利。**此患者后续仍须继续随访观察，若炎症有复发，则仍须按非感染性葡萄膜炎给予相应治疗。

查房结果

1. 虫卵在环境中普遍存在，此患者家中饲养宠物是重要的病原体来源，但也有部分并无宠物接触史的患者也可以通过误食环境中的虫卵而感染，因此，宠物接触史对诊断该病并非必需。

2. 患眼中的结节内已死亡虫体的异体抗原不断释放导致眼内炎症反复发作，玻璃体手术可以清除混浊的玻璃体和其内的异体抗原，对病情控制有利，但此患者后续仍须继续随访观察。

病例二十八 糖皮质激素球旁注射导致感染性葡萄膜炎加重

病例报告：梁舒婷 病例提供：黎晓新 查房整理：苗恒

病历摘要

患者男性，30岁，主因左眼视物模糊11天，突发视物不见6天来诊。

现病史：患者11天前无明显诱因发现左眼视物模糊，于当地查体发现左眼视盘水肿（图1-28-1A），诊为"左眼视神经炎"，予抗生素类药物静脉输液，但症状进行性加重。8天前于外院复诊时发现左眼前段存在炎症表现，补充诊断"左眼虹膜炎"，加用局部散瞳药、糖皮质激素点眼治疗，并予左眼球旁注射甲泼尼龙 20mg。6 天前患者突发左眼视物不见，查眼压 22mmHg，眼底大量出血（图 1-28-1B），加用降眼压滴眼液治疗，现为进一步诊治来诊。

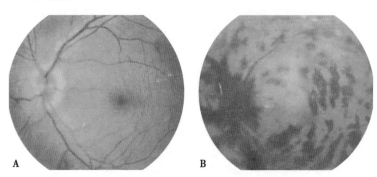

图 1-28-1　11 天前和 6 天前左眼眼底像

11 天前左眼视盘水肿；6 天前眼底大量出血（A. 11 天前；B. 6 天前）。

既往史、个人史和家族史：2 型糖尿病 2 年，否认高血压、自身免疫性疾病史、头眼外伤史和药物过敏史。个人史和家族史无特殊。

眼科检查：

	OD	OS
最佳矫正视力（VA）	1.0	无光感
眼压（IOP）	14mmHg	14mmHg
眼前节	未见异常	结膜混合充血，角膜透明，KP（+）羊脂状和细小尘状散在分布，Tyn（+），浮游细胞（+），瞳孔散大固定，直接和间接对光反射均消失，晶状体透明
眼底	未见异常	左眼玻璃体炎性细胞（++），视盘充血水肿表面放射状出血，视网膜在位但全部呈灰白色，视网膜血管被沿其走行的视网膜浅层出血覆盖，动脉重于静脉（图 1-28-2）

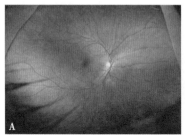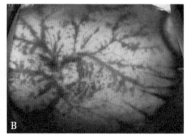

图 1-28-2　就诊时的双眼眼底像

A. 右眼；B. 左眼。

眼科辅助检查：

FFA： 如图 1-28-3 所示。

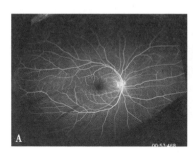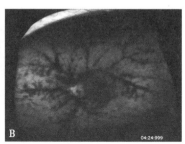

图 1-28-3　双眼 FFA

A. 右眼未见异常；B. 左眼至造影 4 分 24 秒仍未见血流充盈。

OCT： 如图 1-28-4 所示。

初步诊断：

左眼视网膜血管炎

左眼视网膜中央动脉阻塞？

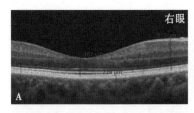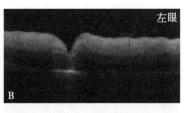

图 1-28-4 OCT

A. 右眼黄斑未见异常；B. 左眼黄斑未见异常，组织结构层次消失，弥漫高反光水肿增厚。

诊治过程：

患者收入院后完善颈动脉超声、经颅多普勒眼动脉超声、胸部 CT、头部和眼部 CT 均未见异常。血液常规、生化、四项传染源、CRP、ESR、凝血全项检查均未见异常。因疑似感染性因素，取左眼房水送病原学和细胞因子检测，结果回报 VZV DNA $7.1×10^6$copies/mL，白细胞介素（IL）-6 为 39 472.3pg/mL，IL-8 为 16 794.3pg/mL，IL-10 为 95.0pg/mL，细菌和真菌涂片及培养均阴性。立即给予左眼更昔洛韦 6mg 玻璃体腔注射，阿昔洛韦 1g 每 8 小时 1 次静脉滴注，山莨菪碱 5mg 球后注射，但左眼视力始终无光感，眼压现 8mmHg。

查房目的

1. 明确病因诊断和可能的发病机制。

2. 下一步诊治计划。

专家发言和讨论

赵明威： 此患者来诊时眼底表现为视网膜动脉完全无血流伴大量出血，结合此前有球周药物注射史，应警惕因药物注射继发眼动脉或视网膜动脉阻塞的可能。

黎晓新： 患者以视盘水肿为首发表现，而后逐渐出现眼内炎症表现，表明患者真实疾病实为葡萄膜炎。此类疾病应在排除感染性因素后方可给予糖皮质激素治疗，**感染性疾病因患眼给予糖皮质激素治疗后往往会带来灾难性后果**。此患者房水 VZV DNA 阳性，结合发病过程和眼底表现，**支持急性视网膜坏死诊断**，在没有充分抗病毒治疗的前提下，单独使用球周激素导致病情不受控制的迅速进展并继发视网膜动脉阻塞，也即此例患者的动脉阻塞并非因曲安奈德颗粒入血阻塞血管而引起，而是病情进展的结果。因起病时以视盘水肿为首发表现，还应警惕颅内感染可能，可再行头部 MRI，并密切监测症状及对侧眼情况。患者左眼目前仍完全无血流，视力恢复可能性不大，**除抗病毒治疗外，可加用改善循环和扩张血管药物，跟患者及家属交代不良预后**。

查房结果

1. 患者诊断为左眼急性视网膜坏死、视网膜中央动脉阻塞。

2. 再行头部 MRI 并密切监测症状及对侧眼情况；除抗病毒治疗外，可加用改善循环和扩张血管药物，跟患者及家属交代不良预后。

病例二十九　单眼视神经脊髓炎相关性视神经炎

病例报告：孙摇遥　病例提供：齐慧君　查房整理：朱雪梅

病历摘要

患者女性，31 岁，主诉右眼视力下降 2 天。

现病史：患者 2 天前无明显诱因出现右眼视力下降，否认眼球转动疼，否认视物变形、黑影遮挡，就诊于我院。

既往史：否认屈光不正、眼外伤及既往眼病病史。否认高血压、糖尿病、免疫性疾病及感染性疾病病史。

眼科检查：

	OD	OS
视力（VA）	0.05	1.0
眼压（IOP）	18mmHg	15mmHg
前节	瞳孔直接、间接对光反射迟钝，RAPD（+），余前节未见异常	直接、间接对光反射正常，RAPD（−），余前节未见异常
眼底	右眼视盘边界不清，色红（图1-29-1）	正常

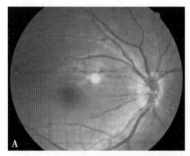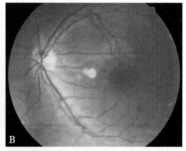

图1-29-1 双眼眼底像

A. 右眼眼底像示视盘色红、边界不清；B. 左眼眼底正常。

眼科辅助检查：

视盘OCT：如图1-29-2所示。

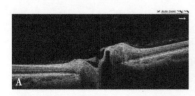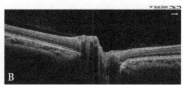

图1-29-2 视盘OCT

A. 右眼视盘轻水肿；B. 左眼视盘正常。

FFA：如图 1-29-3 所示。

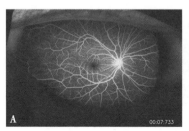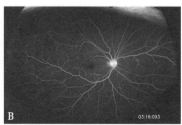

图 1-29-3　FFA 示右眼视盘强荧光

视野检查：如图 1-29-4 所示。

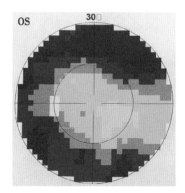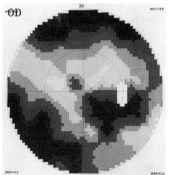

图 1-29-4　视野检查

右眼中心、旁中心暗点。

VEP 检查：如图 1-29-5 所示。

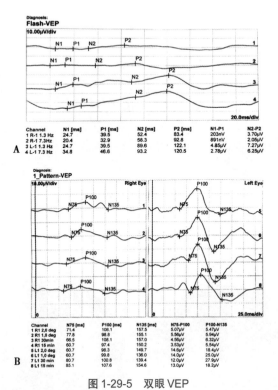

图 1-29-5　双眼 VEP

A. 右眼 P100 振幅减低，潜伏期延长；B. 左眼正常。

其他辅助检查：

胸片、头颅 MRI 未见异常。

血常规、ESR、CRP、感染四项、甲状腺功能、生化 20、免疫球蛋白、补体、类风湿因子、抗链 O、自身抗体谱均未见异常。PPD 试验及 T-spot（－）。

眼眶 MRI 未见明显异常。

抗 NMO/AQP4 抗体 IgG(−)，**抗 MOG 抗体 IgG(++)1∶32**，抗 MBP
抗体 IgG(−)。

初步诊断：

右眼视神经炎

治疗经过：

给予甲泼尼龙 1g 每天 1 次激素冲击，治疗 3 天后改为 $1mg/(kg \cdot d^{-1})$
口服出院，激素冲击第 1 天视力提高到 0.5，激素冲击第 2 天视力为 1.0，
激素冲击第 3 天视力为 1.0。

查房目的

1. 目前的诊断是否明确？
2. MOG 抗体阳性如何判断预后？
3. 进一步治疗方案？激素如何调整？

专家发言和讨论

黎晓新： 此病例的一点缺憾是病史中未询问脊髓炎相关表现，如肢体
麻木，且未进行脑脊液测定，未请神经内科会诊。该患者视盘炎不典型，
不能排除视神经脊髓炎。另外，MOG 阳性患者恢复快，预后好，但多复
发，激素使用应请神经内科会诊。

于文贞： AQP4 抗体靶向视神经的髓鞘，MOG 抗体靶向脊髓的髓鞘，
且视神经脊髓炎视力恢复相对快，视神经炎恢复相对慢，此病例 MOG 抗
体阳性、激素冲击后视力恢复快，应考虑为视神经脊髓炎。

查房结果

诊断：右眼视神经脊髓炎相关性视神经炎（NMO-ON），MOG 抗体阳
性提示对激素敏感，预后好，但易复发。

附： 2014 年视神经炎诊断和治疗专家共识建议治疗首选甲泼尼龙静
脉滴注 1g/d，连续 3 天，然后口服泼尼松 $1mg/(kg \cdot d^{-1})$，并逐渐减量，口服

序贯治疗应维持不少于 4～6 个月。如视功能损害严重且合并 AQP4 阳性或者反复发作，呈皮质激素依赖现象，可予以甲泼尼龙 1g/d，3～5 天，其后酌情将剂量阶梯依次减半，每个剂量 2～3 天，至 120mg 以下，改为口服泼尼松 1mg/（kg·d⁻¹），逐渐减量，总疗程不少于 6～12 个月。

视神经炎的分类（表 1-29-1）：

1. 特发性视神经炎

（1）特发性脱髓鞘性视神经炎（多发性硬化相关性视神经炎 MS-ON）；

（2）视神经脊髓炎相关性视神经炎（NMO-ON）；

（3）其他中枢神经系统脱髓鞘疾病相关性视神经炎。

2. 感染性和感染相关性视神经炎。

3. 自身免疫性视神经炎。

4. 其他无法归类的视神经炎。

表 1-29-1　AQP4 与 MOG 阳性视神经炎区别

抗体	AQP4+	MOG+
流行病学特征	亚洲、拉丁美洲多见，中青年女性	种族不明显，发病年龄更小，男女无差异
视乳头水肿	1/3	多见
视神经 MRI	长节段，后段强化明显	长节段，前端强化明显
血清学	较为稳定	ON 初期检测率高，随病情可转阴
是否合并自身免疫病	自身免疫指标异常较常见	很少合并
脊髓受累	颈胸段多见	腰胸段多见
恢复与预后	恢复缓慢，预后差	恢复快，预后好，易复发

病例三十 视神经病变鉴别诊断思维导图

病例报告:才艺 病例提供:齐慧君 查房整理:朱雪梅

病历摘要

患者男性,42 岁,主诉左眼视力下降伴眼球转动痛并逐渐加重 3 天。

现病史: 患者 3 天前无明显诱因出现左眼视力下降伴眼球转动痛,并自觉症状逐渐加重,现经门诊收入院拟进一步诊疗。

既往史: 双眼近视,现戴镜 −1.75DS。高血压病史 2 年,药物控制可,余(−)。

眼科检查:

	OD	OS
视力(VA)	0.5(裸眼),1.0(戴镜),Jr1	0.03(裸眼),0.04(戴镜),Jr7
眼压(IOP)	16mmHg	16mmHg
外眼	未见异常	未见异常
眼前节	瞳孔圆,直径 2.5mm,对光反射(+),RAPD(−),余未见异常	瞳孔圆,直径 2.5mm,对光反射迟钝,RAPD(+),余未见异常
眼底	玻璃体轻混,视盘边界欠清,上、下血管弓处血管迂曲扩张,杯盘比 C/D=0.3,视网膜在位,黄斑中心凹光反射弥散,视网膜在位(图 1-30-1)	玻璃体轻混,视盘边界不清、水肿,表面及附近血管迂曲扩张,中心凹反光弥散,视网膜在位(图 1-30-1)

眼科辅助检查:

FFA: 如图 1-30-2 所示。

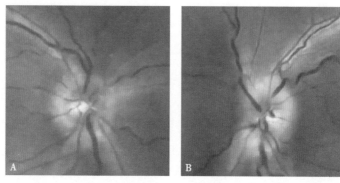

图 1-30-1　眼底像

双眼视盘边界不清、附近血管迂曲扩张，左眼为著（A. 右眼；B. 左眼）。

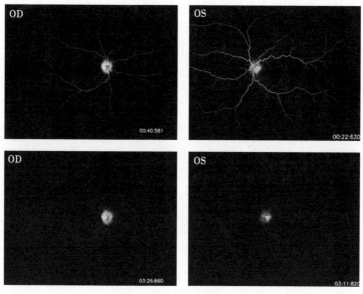

图 1-30-2　FFA

双眼视盘强荧光，血管迂曲扩张。

视野检查：如图 1-30-3 所示。

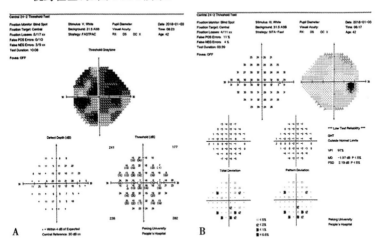

图 1-30-3　视野

A. 左眼视野缺损；B. 右眼结果可信度低。

VEP 检查：如图 1-30-4 所示。

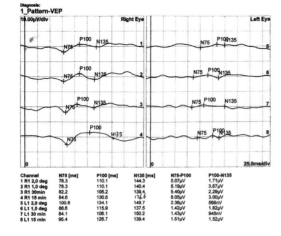

Channel	N75 [ms]	P100 [ms]	N135 [ms]	N75-P100	P100-N135
1 R1 2,0 deg	78.3	110.1	144.3	5.07μV	1.71μV
2 R1 1,0 deg	78.3	110.1	140.4	5.19μV	3.87μV
3 R1 30min	82.2	105.2	139.4	5.40μV	2.29μV
4 R1 15 min	84.6	130.6	176.6	8.05μV	3.00μV
5 L1 2,0 deg	100.8	134.1	149.7	2.36μV	568nV
6 L1 1,0 deg	86.6	115.9	137.5	1.42μV	1.82μV
7 L1 30 min	84.1	108.1	150.2	1.43μV	945nV
8 L1 15 min	95.4	126.7	139.4	1.51μV	1.52μV

图 1-30-4　VEP

左眼 P100 波振幅明显下降。

OCT：如图 1-30-5 所示。

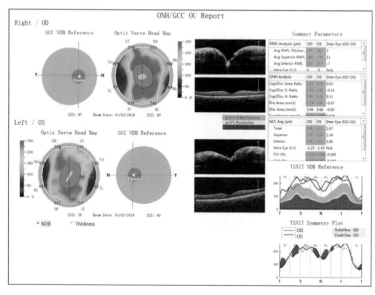

图 1-30-5　OCT

双眼黄斑区形态正常；视盘/神经节细胞分析报告：双眼视盘周围神经纤维层增厚。

其他辅助检查：

头颅核磁：如图 1-30-6 所示。

血糖 7.33mmol/L，血常规、凝血分析、尿常规（-）。

免疫八项、甲功五项、自身抗体谱（-）。

CRP、ESR、ACE（-）。

PPD、T-spot、感染四项（-）、胸片（-）。

NMO、MOG、MBP 抗体（-）。

初步诊断：

双眼特发性脱髓鞘性视神经炎

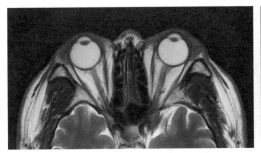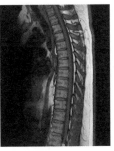

图 1-30-6　头颅 MRI

左眼视神经增粗，未见脱髓鞘改变；胸椎 MRI（−）。

治疗经过：

甲泼尼龙 1g/d，激素冲击 3 天→泼尼松龙片 80mg 每日 1 次口服，注射用鼠神经生长因子 1g 肌内注射每日 1 次。

治疗后 5 天左眼视力恢复至裸眼 0.4，戴镜 0.8。

查房目的

视神经病变的鉴别诊断。

专家发言和讨论

黎晓新：该患者为中青年男性单眼视力下降，但眼底检查可见双眼视盘水肿，FFA 见双眼视盘荧光素渗漏，全身检查又未见明显异常，须与 Leber 遗传性视神经病变相鉴别，但 Leber 遗传性视神经病变发病年龄往往更年轻。

曲进锋：此病例不典型性在于男性双眼发病，通常双眼视神经炎小孩多见，成人双眼视神经炎多考虑视神经脊髓炎谱系疾病，这类疾病早期可只表现在眼部，称为临床孤立综合征，随访多年才可能出现全身其他问题。

黎晓新：此病例双眼视盘水肿，视力不对称，右眼 VEP 可见潜伏期延长，激素冲击治疗 3 天后视力开始恢复，诊断上支持双眼特发性脱髓鞘性视神经炎，如激素治疗后视力恢复不佳，须继续考虑其他疾病。

查房结果

明确诊断为：双眼特发性脱髓鞘性视神经炎。

附：表现为视力下降的视神经病变鉴别诊断思维导图（图1-30-7）。

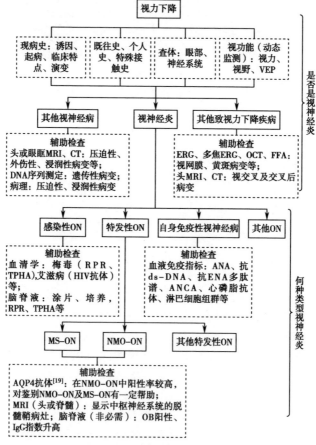

图1-30-7 引自《视神经炎诊断和治疗专家共识（2014年）》

病例三十一 甲状腺相关眼病限制性斜视

病例报告：桂宇飞 病例提供：吴夕 查房整理：孟庆娱

病历摘要

女性，48岁，主诉甲状腺功能亢进2年，双眼视物重影1年半。

现病史：2年前被诊断为甲状腺功能亢进，口服药物治疗；1年半前出现视物重影，伴眼胀、眼球突出、眼睑闭合不全、眼球运动受限，1年前遂于外院行双眼眶减压术，术后眼球突出好转，视物重影加重；3个月前因视力下降于我院行250mg甲泼尼龙冲击治疗12次，视力较前提高，但视物重影无改善再次就诊我院。

既往史与个人史：无特殊。

眼科检查：

	OD	OS
视力（VA）	0.4	0.6
眼压（IOP）	26mmHg	24mmHg
眼前节	结膜轻度充血，余前节未见异常	左眼上睑退缩，结膜轻度充血，余前节未见异常
眼底	未见异常	未见异常
眼位	33cm角膜映光：+5° R/L 10°。交替遮盖：右眼内上→中，左眼内下→中（图1-31-1）	
眼球运动	外转轻度受限（图1-31-1）	外转轻度受限，上转受限，外下转亢进（图1-31-1）
斜视度检查	三棱镜+交替遮盖：33cm R/L 15△；6m R/L 15△	

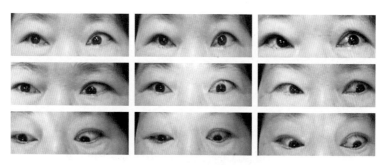

图 1-31-1　眼位及眼球运动

影像学检查：

眼部 CT：如图 1-31-2 所示。

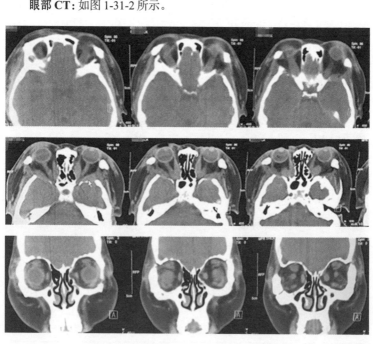

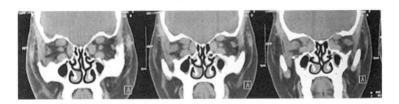

图 1-31-2　眼部 CT

眼眶内外壁部分缺失，双眼上直肌、下直肌、内直肌肌腹增粗。

初步诊断：

限制性斜视

双眼甲状腺相关眼病（TAO）眼眶减压术后

查房目的

1. 明确诊断。

2. 对于特殊类型斜视的手术时机及手术方式选择。

专家发言和讨论

吴夕：患者甲状腺功能亢进 2 年余，目前药物治疗甲状腺功能稳定。出现复视 1 年半，为垂直复视。眼球运动可见左眼上转受限，下转亢进。眼部 CT 提示双眼上直肌、下直肌、内直肌肌腹增粗。结合患者病史、症状、体征及影像学检查，患者 TAO、限制性斜视诊断明确。**TAO 限制性斜视的手术方式首选受累肌减弱术（后退或悬吊）**，一般不做拮抗肌缩短术，因为缩短术会加重眼球运动受限，同时缩短拮抗肌会增加眼球向后的力量，加剧视神经受压。手术中要注意进行牵拉试验。

王毅：TAO 的手术主要分眼睑手术、眼肌手术和眼眶减压术三大类，分别针对眼睑退缩、眼球运动障碍（复视）和眼球突出。TAO 眼眶减压的手术时机：TAO 静止期，眼部病情稳定 6 个月以上；当视神经受压迫导致视力下降或眼睑闭合不全致严重的角膜溃疡，药物治疗无缓解时，应及时行眼眶减压手术，挽救视功能。**对于同时存在限制性斜视及眼睑退缩患者，应先行眼眶减压术，后行眼肌手术，最后行眼睑手术。**

王乐今：眼眶减压术后行斜视矫正术的时机不宜过晚，否则眼外肌纤维化后将增加手术难度。既往文献建议，在眼眶减压术 3～6 个月后再行斜视手术，以确保眼外肌粘连移位基本形成、斜视情况稳定。根据病理解剖学，瘢痕化在术后 3 周基本形成，**故眼眶减压术 1～2 个月后，眼部情况基本稳定，如有需求，即可考虑行眼肌手术。**

查房结果

1. 明确诊断　TAO 限制性斜视；眼眶减压术后。
2. 治疗方式可以选择左眼下直肌后徙术，术中行牵拉试验。

查房后续

患者进行了左眼下直肌后徙 5mm 术，术中牵拉试验阳性。

术后第 1 天：正前方无复视，下方存在轻度垂直复视。

查体：33cm 角膜映光，+5°；眼球运动，双眼外转轻度受限，左眼上转受限明显改善（图 1-31-3）。

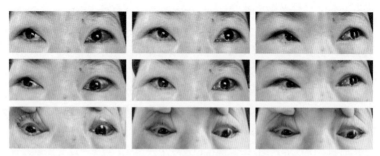

图 1-31-3　术后眼位及眼球运动

病例三十二　以视物重影首诊的甲状腺相关眼病

病例报告:畅立斌　病例提供:牛兰俊　查房整理:孟庆娱

病历摘要

患者男性,52 岁,主诉视物重影 1 年半。

现病史:1 年半前阅读时发现双眼**视物成双,向下看明显**,家人发现双眼**外突**,不伴眼红眼痛及视力下降,发病后症状逐渐加重,**近半年稳定**。

既往史:1 年前外院内分泌科诊断"**甲状腺功能亢进**",口服甲巯咪唑治疗,渐减量,目前每天口服 5mg;高血压病 10 余年,口服缬沙坦控制(80mg/d);鼻窦炎(上颌窦、筛窦)10 余年;鼻中隔偏曲。

眼科检查:

	OD	OS
视力(VA)	1.0,Jr4	0.8,Jr5
眼压(IOP)	12mmHg	14mmHg
眼球突出度	17mm	18mm
眼睑	眼睑水肿,无明显眼睑退缩迟落	眼睑水肿,明显眼睑退缩
眼前节及眼底	未见异常	未见异常
眼位	33cm 角膜映光:L/R 15°(图 1-32-1)	
眼球运动	自如	左眼下转受限(图 1-32-1)
斜视度检查	三棱镜+交替遮盖:33cm,−30△,L/R 40△	

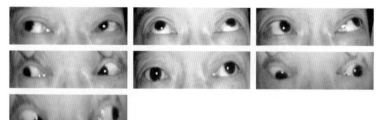

图 1-32-1 眼位及眼球运动

其他辅助检查：

眼部 CT：如图 1-32-2 所示。

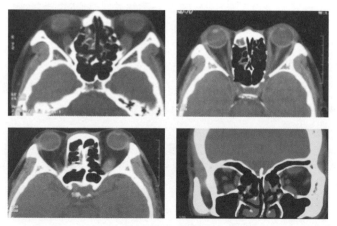

图 1-32-2 眼部 CT

双眼上、下直肌增粗，肌腹增粗为著，左眼为著，上、下直肌宽径 12.3mm、11.6mm。

MRI：左侧眼球突出，左眼上直肌、双眼下直肌增粗，以肌腹增粗为著，左眼上直肌肌肉增粗明显，且呈较均匀长 T_1 长 T_2 信号改变。

初步诊断：

左眼甲状腺相关眼病（TAO）

查房目的

讨论甲状腺相关眼病的临床特点、病理生理机制、手术时机及手术方式选择。

专家发言和讨论

牛兰俊：患者存在甲状腺亢进病史，复视 1 年半，查体可见左眼上睑退缩、下转受限，影像学提示眼外肌肌腹增粗，为甲状腺相关眼病（TAO）的典型临床表现。**TAO 是一种自身免疫性疾病**，血清 TS Abs（促甲状腺刺激抗体）与眼眶成纤维细胞表达 TSH-R（促甲状腺激素受体）的抗原抗体反应，进而眼眶软组织、眼外肌淋巴细胞浸润，导致成纤维细胞活化，分泌氨基葡聚糖和胶原，纤维增生、脂肪沉积，可以发生于甲状腺功能亢进、低下、正常的患者。**TAO 的病理生理变化：第一阶段主要表现出眼外肌的肿胀、眼外肌的水肿、眶压升高、眼球突出、上睑退缩、眼球运动受限，后期表现为眼外肌的纤维化，出现限制性斜视，最常累及的是下直肌，其次是内直肌。**

活动期 TAO 治疗以内科治疗为主，包括激素、免疫抑制剂、放疗，若出现眶压高、暴露性角膜炎、压迫性视神经病变等，须进行眼眶减压手术治疗。**若患者出现复视、斜视，治疗时机为甲状腺功能稳定 6 个月以上。对于 TAO 引起的限制性斜视，手术的目标为原在位及阅读眼位恢复双眼视。**手术方式以减弱、后徙为主，避免加强眼外肌。各个方向眼球运动的改善很难实现。该类患者术后长期可能会出现变化，存在二次手术的可能。该类斜视的手术量和常规手术有很大不同，常常需要在手术台上根据眼位不断调整。

吴夕：对于以复视、垂直斜视为表现的患者，**要注意区分麻痹性和限制性斜视。可以通过被动牵拉试验鉴别**，在表面或全身麻醉下用有齿镊夹住偏斜方向角巩膜缘处的球结膜，将眼球向偏斜方向的对侧牵拉。若牵拉有阻力，说明眼球偏斜方向的眼外肌有机械性限制。若牵拉时无阻力,说明可能为眼球偏斜方向对侧的眼外肌麻痹。

任泽钦:TAO 患者也可以眼压高为临床表现。既往病例报告过高眼压患者,后期出现了眼睑退缩体征,查甲状腺功能提示异常,进行了眼睑眶脂肪减压术,术后眼压恢复正常。该患者的眼压增高在于眼球外的眶内容体积增加。

查房结果

1. 诊断 甲状腺相关眼病,左眼限制性上斜视。

2. 患者目前处于 TAO 稳定期,可以行斜视矫正术,手术方式为左眼上直肌后徙术。

查房后续

局麻下行左眼上直肌探查、后徙术,术中发现左眼上直肌弹性极差、僵硬,行左眼上直肌后徙 8mm。观察:映光正位,遮盖不动,无复视;眼球下转无明显受限。

病例三十三 癔症与球后视神经炎

病例报告:陈欢 病例提供:尹虹 查房整理:朱雪梅

病历摘要

患者女性,21 岁,新入伍军人,主诉双眼视力下降 1 个月余。

现病史:52 天前患者于当地医院行双眼 LASIK 手术,术后视力右眼 0.6、左眼 1.0,术后 4 天训练后自觉双眼视力下降,晚上为著,其间就诊于当地医院,曾予散瞳药点眼,具体治疗不详,患者自觉视力进行性下降;1 周前就诊于该省第二人民医院,查视野、VEP、ERG、头颅 CT 后诊为"双眼球后视神经炎",予静脉滴注甲泼尼龙 1g 每天,连输 3 天,后改为口服泼尼松每天60mg，患者自觉视力不提高，遂来我院就诊。

既往史及个人史：双眼近视约 −5.0D。

眼科检查：

	OD	**OS**
视力（VA）	0.01，Jr7 不见	0.01，Jr7 不见
验光	+2.00DS/+1.25DC×90 不提高	+2.25DS/+0.5DC×90 不提高
眼前节	瞳孔直径约8mm，对光反射差	瞳孔直径约8mm，对光反射差
眼底	未见异常	未见异常

眼科辅助检查：

视野检查：如图 1-33-1 所示。

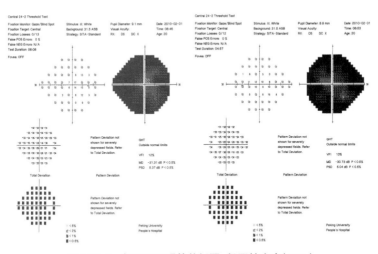

图 1-33-1　视野示双眼管状视野，假阴性率高（N/A）

VEP检查：如图 1-33-2 所示。

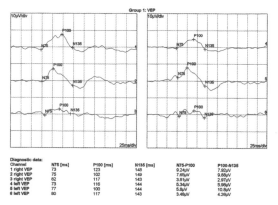

图 1-33-2　双眼 VEP 示 P100 潜伏期轻度延长，振幅大致正常

FFA: 如图 1-33-3 所示。

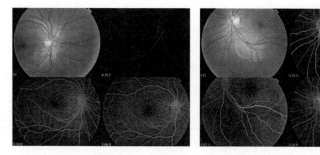

图 1-33-3　眼底像及 FFA 示双眼大致正常

其他辅助检查：

头颅 MRI：未见明显异常。

生化：ALT 72U/L，AST 43U/L，余化验无异常。

初步诊断：

双眼球后视神经炎

癔症不除外

治疗经过：

患者于我院门诊初诊时已口服 1 天泼尼松 60mg/d，遂继续予以口服泼尼松 60mg/d×4 天；后改为 50mg/d，持续 5 天后患者视力明显提高，右眼裸眼 0.6、小孔 1.2；左眼裸眼 1.0、小孔 1.2，双侧瞳孔直径约 2.5mm，对光反射灵敏。详细视力变化过程如表 1-33-1。

表 1-33-1　治疗经过与视力变化

日期	检查	治疗
01-29	视力：右 0.01（裸眼），Jr7 不见；左 0.01（裸眼），Jr7 不见 双眼瞳孔直径 8mm，对光反射差，眼底（−）	泼尼松 60mg，q.d.
02-01	视力：右 0.02（裸眼），左 0.02（裸眼）	泼尼松 60mg
02-02	视力：右 0.02（裸眼）0.05（小孔），Jr7 不见 　　　　左 0.03（裸眼）0.07（小孔），Jr7 不见 前节：双眼瞳孔直径 8mm，对光反射差 验光：OD +2.00DS/+1.25DC×90 OS +2.25DS/+0.5DC×90（不提高）	泼尼松 50mg
02-04	视力：右 0.12（小孔），左 0.12（小孔） 前节：瞳孔直径，右眼 8mm，左眼 6mm；对光反射右眼弱于左眼	泼尼松 50mg
02-05	视力：右 0.15（小孔），左 0.15（小孔） 前节：瞳孔直径，右眼 8mm，左眼 6mm；对光反射右眼弱于左眼	泼尼松 50mg
02-06	视力：右 0.2（小孔），左 0.25（小孔） 双眼瞳孔直径 5mm；对光反射右眼弱于左眼，左眼较入院时灵敏	泼尼松 50mg

续表

日期	检查	治疗
02-08	视力：右 0.6（裸眼）1.2（小孔），左 1.0（裸眼）1.2（小孔） 双眼瞳孔直径 2.5mm，对光反射灵敏 复查 VEP、视野检查显示正常	泼尼松 50mg
02-09	视力：右 0.6（裸眼）1.2（小孔），左 1.0（裸眼）1.2（小孔） 双眼瞳孔直径 2.5mm，对光反射灵敏	泼尼松 50mg
02-11	同前	泼尼松 50mg

治疗后视野：如图 1-33-4 所示。

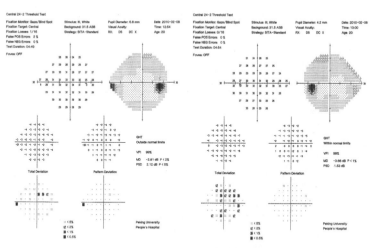

图 1-33-4　治疗 10 天后复查视野正常

治疗后 VEP：如图 1-33-5 所示。

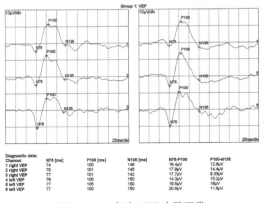

图 1-33-5 复查 VEP 大致正常

查房目的

1．明确诊断，本病例球后视神经炎诊断是否成立？

2．如何与癔症性视功能障碍鉴别？

3．指导患者后续治疗。

专家发言和讨论

尹虹：视力下降有功能性改变或器质性改变。本病例患者是在非自愿情况下，为了参军做的 LASIK 手术，训练后自觉视力下降，在当地医院使用散瞳药后突然出现进行性视力下降，后来视力又突然恢复，须与癔病性盲相鉴别，但癔病性盲会导致瞳孔散大？

赵明威：①癔病性盲多数可通过观察患者行为举止鉴别，如果视力低于 0.02 但患者行动比较自如，则可能是癔症，此患者发病后行为灵敏，无须陪护，生活可自理。癔症也可以给予暗示性疗法，如果恢复则确诊。②此病例的视野不支持球后视神经炎，视野管状缩小常见于癔病，但球后视神经炎的视野绝大多数为中心暗点。当然，该视野表现也可能是因为当地医院大剂量激素冲击后球后视神经炎出现好转。

鲍永珍：此病例从病史看支持为癔症性，手术为非自愿，瞳孔散大情况须考虑与散瞳药有关。该患者约 2 周瞳孔恢复，是否当时在外院检查使用阿托品？

李明武：患者的视力与行为不符，怀疑此病例为癔症性，虽然患者家属确定当时使用的散瞳药为复方托吡卡胺，但还须考虑患者是否持有散瞳药自行散瞳的情况。

黎晓新：不否认此患者有心理因素诱因，但需要鉴别是癔症，还是夸大病情。个人倾向于该患者为球后视神经炎，有以下几点原因：①此病例双眼急性视力下降，瞳孔对光反射差，随着视力恢复，瞳孔对光反射恢复灵敏，瞳孔情况无法用癔症解释；②患者 VEP 提示典型的各空间频率潜伏期延长，振幅无明显下降，潜伏期延长也无法用癔症解释；③尽管患者视野为向心性缩小，提示可能存在心理问题、夸大病情等，但也可能与治疗有关，此患者视力迅速恢复可能与在当地医院接受了正规的激素冲击治疗有关；④诊断上考虑急性球后视神经炎，治疗上建议口服激素 11 天后可以停止。

查房结果

依据该患者的病史、行为表现、视野改变，部分专家倾向于诊断癔症；但综合患者瞳孔表现、VEP 等检查及激素冲击的治疗史，部分专家倾向于双眼球后视神经炎合并夸大病情。鉴于患者目前已完成 3 天大剂量激素冲击及 11 天口服激素治疗，下一步治疗为停用激素。

附：癔症性视功能障碍是指在强烈精神刺激之下，如生活事件、内心冲突、暗示或自我暗示，在大脑皮质层视觉投射区出现局部性抑制而产生的视功能障碍。可表现为癔盲、癔症性弱视、癔症性管视、癔症性复视。瞳孔检查：多数正常，**少数由于交感神经系统兴奋等原因，可出现瞳孔改变和对光反应迟钝**。视野改变不具解剖学基础，多不稳定，易受暗示影响，一般为双眼性，典型的癔症视野有中心暗点、管状视野、螺旋形视野等。视觉电生理检查：VEP、ERG、EOG 等客观性的检查是视功能障碍患者排除器质性疾病时常用的一种辅助检查方法（表 1-33-2）。

表 1-33-2　癔症性视功能障碍与球后视神经炎的鉴别

	癔症性视功能障碍	球后视神经炎
病因	精神刺激诱因	病毒感染或 Vit B 缺乏
起病	双眼	多为单眼，可双眼
疾病发展	视力下降突发突止	视力进行性下降 常伴眼球运动痛
查体	瞳孔对光反射多正常，视盘正常	对光反射可异常 视盘边界不清，色红
视野	中心暗点、管状视野、螺旋形视野	中心暗点，周边向心性缩小
VEP	正常	P100 波峰时值延长、振幅降低

病例报告：孟宪芬、吴慧娟　病例提供：吴慧娟　查房整理：梁之桥

病历摘要

患者男性，79岁，主因双眼逐渐视力下降2年余。

现病史：患者2年前开始出现双眼视力逐渐下降，于当地医院就诊，发现右眼眼压高，约30mmHg，予盐酸卡替洛尔滴眼液每日2次，酒石酸溴莫尼定滴眼液每日2次，转诊我院，诊断为"慢性闭角型青光眼"，并于我院先行双眼YAG激光虹膜周边切除术，后行双眼白内障超声乳化摘除＋人工晶状体（IOL）植入＋房角分离术，术后前房仍较浅且仍须使用盐酸卡替洛尔及酒石酸溴莫尼定滴眼液降眼压治疗，近日就诊于我院门诊，查体可见右眼前房极浅，遂收入院进一步治疗。

既往史：否认糖尿病、高血压病史，否认眼部外伤史，否认屈光不正及青光眼家族史，否认其他全身系统性及眼部疾病史。

眼科检查：

	OD	OS
视力（VA）	0.12	0.3
眼压（IOP）	16mmHg	12mmHg
角膜	清	清

续表

	OD	OS
前房	中央前房 1.5CT,下方周边虹膜与角膜相贴(图 2-1-1)	中央前房 2CT,周边前房 1/4CT(图 2-1-1)
虹膜	颞上方周切口通畅	颞上方周切口通畅
晶状体	IOL 在位	IOL 在位
眼底	C/D 约 1.0,视网膜在位	C/D 约 0.6,视网膜在位
散瞳后前房深度	散瞳后右眼中央前房深度 3CT,周边前房深度 1/2CT	-

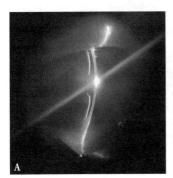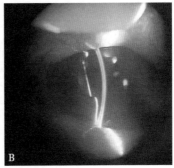

图 2-1-1 双眼前节像(裂隙灯)
A. 右眼;B. 左眼。

眼部辅助检查:

房角检查: 右眼静态 N_4,动态 N_4,PAS(+),NV(−),色素Ⅱ级;左眼静态 N_4,动态下方 N_2,PAS(+),NV(−),色素Ⅱ级。

相干光断层扫描(HRA-OCT): 如图 2-1-2 所示。

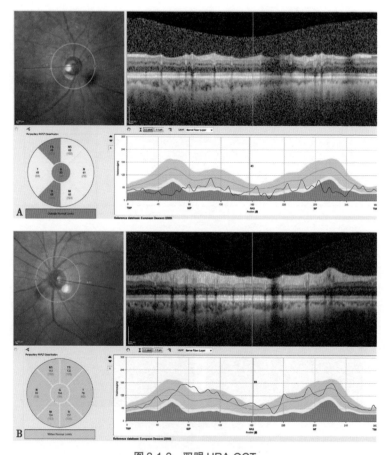

图 2-1-2　双眼 HRA-OCT

A. 右眼颞上、颞下神经纤维层变薄；B. 左眼大致正常。

初步诊断：

双眼睫状环阻塞性青光眼

双眼人工晶状体眼

双眼慢性闭角型青光眼 YAG 虹膜造孔术后

治疗经过：

先后行右、左眼前部玻璃体切除＋玻璃体前界膜、悬韧带、虹膜周边贯通术，术后视力 0.4/0.8，眼压 9/8mmHg（无降眼压药），前房均加深至 3CT（图 2-1-3）。

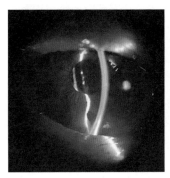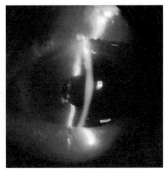

图 2-1-3　术后前节像
双眼前房均显著加深。

查房目的

探讨散瞳及前后房贯通术后前房深度增加的原因。

专家发言和讨论

吴慧娟：原发性闭角型青光眼传统的理论是指瞳孔阻滞、非瞳孔阻滞的因素，后者包括虹膜高褶、周边虹膜肥厚、虹膜根部附着点前移、睫状体肥大、睫状体前旋、脉络膜水肿等。但是这个病例，在打了激光并做了手术之后，瞳孔阻滞的问题解除了，但解剖结构是没有办法改变的，从整个治疗过程可以看到，这个患者其实在白内障手术前后均存在睫状环阻滞的问题，而且通过玻璃体手术解决了这个睫状环的阻滞，所以，提示我们可能一部分原发性闭角型青光眼的患者本身就存在睫状环阻滞的因素或者是部分睫状环阻滞。但现在的问题在于这难用一个临床检查或实验去验证,我们仔细分析了几个存在同样问题的患者的超声生物显微镜,还有眼前节结构,发现他们并没有共同特征,睫状体的形态和传统的慢性闭角型青光眼没有什么差别。

苗恒:这例患者手术过程中看到,在前后段贯通完后,即刻看到非常明显的前房加深。但是存在的问题是,这种青光眼模型,没法在动物身上来复制,只能说从人身上来观察,目前确实没有太好的检查方法去验证。从后段手术角度来说,确实一些浅前房的患者做白内障手术,黏弹剂打不进前房,行前部玻璃体切除后这种问题就解决了,所以,从临床实际经验上讲,睫状环阻滞在很多闭角型青光眼甚至浅前房的患者中,确实是存在的。

鲍永珍:有学者提出闭角青光眼可能存在跨晶状体的压力差,前房浅是眼前段结构异常的问题,我们在讨论浅前房的时候更多关注到瞳孔阻滞,**有可能忽略了原本存在的睫状环阻滞,尤其是对于眼前段拥挤、短眼轴、晶状体大的患者,我们需要一些客观的检查,**比如 UBM 来验证是否存在睫状环阻滞,另外能否通过测量睫状环直径、睫状体厚度等来量化诊断?

任泽钦:在房水循环通路上存在"三个平面",房角、晶状体虹膜隔及玻璃体前界膜。晶状体虹膜隔就是晶状体、睫状突以及虹膜形成的平面,构成了一个广义的后房,其实整个晶状体都是在后房中的,这也是为什么晶状体的代谢依靠房水循环。对于一些年龄较大的患者玻璃体前界膜屏障功能不好,**房水就进入玻璃体,形成水囊或周边皮质的透明质酸吸水后膨胀,向前挤压睫状体,继发睫状环阻滞。所以,从病理生理的角度看,急性闭角型青光眼、慢性闭角型青光眼和睫状环阻滞性青光眼这三种类型的青光眼,存在连续性。**

查房结果

1. 原发性闭角型青光眼的传统的理论 瞳孔阻滞、非瞳孔阻滞的因素,该病例提示原发性闭角型青光眼的患者本身就存在睫状环阻滞的因素,或者是部分睫状环阻滞。

2．需要客观的检查,比如 UBM 来验证急性闭角型青光眼患者存在睫状环阻滞。

病例二　儿童高度近视合并高眼压

病例报告:梁小芳　病例提供:吴慧娟　查房整理:梁之桥

病历摘要

男性,13 岁,主诉因"发现双眼眼压高 2 个月"来诊。

现病史:患儿 2 个月前发现双眼眼压高(右眼 28mmHg,左眼 35mmHg)就诊于当地医院,予酒石酸溴莫尼定滴眼液、盐酸左布诺洛尔滴眼液和布林佐胺滴眼液点双眼降眼压,用药后左眼眼压仍高,1 个月前因左眼病理性近视合并脉络膜新生血管(CNV)行玻璃体腔注药术(雷珠单抗)(IVR),后就诊于我院。

既往史:家长诉自幼"角膜横径"大,3 岁时近视 −9.00DS。否认其他全身病史。

2010 年:因视力差就诊于我院,诊断为双眼病理性近视。

2013 年:左眼周边视网膜变性区激光治疗。

2014 年 4 月 24 日:右眼前黑影飘就诊,诊为右眼病理性近视合并CNV,周边血管炎,行右眼 IVR。

2014 年 5 月 28 日:右眼 IVR。

2014 年 5 月 29 日:左眼视网膜裂孔行激光治疗。

2014 年 6 月 26 日:右眼玻璃体腔注药术(IVR)。

2015 年 1 月 25 日:双眼周边血管炎行 Tenon 囊下注射曲安奈德(TA)。

2015 年 1 月 28 日: 发现双眼眼压高,予酒石酸溴莫尼定滴眼液、盐酸左布诺洛尔滴眼液和布林佐胺滴眼液点眼,左眼控制不佳。

2015 年 2 月 23 日:左眼病理性近视合并 CNV,行 IVR。

既往双眼相干光断层扫描(OCT):如图 2-2-1 所示。

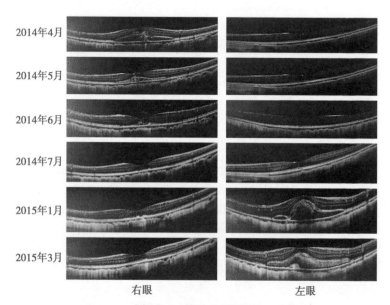

图 2-2-1 既往 OCT 结果

眼科检查:

	OD	OS
裸眼视力(VA)	0.05	0.02
屈光状态	−14.0DS=0.05	−16.0DS=0.03
眼压(IOP)	15mmHg	34mmHg
眼前节	无异常	无异常

续表

	OD	OS
眼底	豹纹状眼底、弧形斑，颞侧视网膜陈旧激光斑	豹纹状眼底、弧形斑，黄斑区隆起，颞侧视网膜陈旧激光斑
角膜厚度	558μm	570μm
角膜直径	12.3mm	12.3mm
眼轴长度	32.64mm	31.68mm
房角	虹膜入口前移，房角开放	虹膜入口前移，房角开放

初步诊断：

双眼先天性青光眼可能性大

双眼高度近视视网膜病变（脉络膜新生血管）

双眼玻璃体腔注药术后

双眼 Tenon 囊下 TA 注射术后

查房目的

1. 明确是原发性青光眼还是继发性青光眼？

2. 儿童眼病激素的使用原则？

专家发言和讨论

赵明威：这个病例涉及两个主要问题，一个是高度近视和 CNV 的关系，另一个是青光眼与高度近视眼的关系？再关注他以前的病史，母亲描述患儿小时候眼睛特别大，而且 3 岁时近视 −9.00DS，似乎更提示先天性青光眼，但由于 3 岁时没有测眼压，也没有视野检查，而且我们忽略了十分重要的一点，青光眼和 TA 注射有没有关系？患者虽然只有 0.02 的视力，依然可以做大视标视野，也可以描绘出可能的视野暗点。

李明武：我个人更倾向是**继发于 Tenon 囊下注射 TA 而导致的青光眼**，眼压高出现在 TA 治疗之后，而且他符合是对激素敏感的人群，**高度**

近视、儿童、糖尿病患者对激素比较敏感。

吴慧娟：高度近视和青光眼这两者的诊断，即便在成人中有时候都会混淆，有时即便做了很多检查，也无法明确，**因为高度近视眼患者的巩膜非常软，对于儿童的正常眼压通常是低于 21mmHg 的，有学者认为 13mmHg 是儿童眼压正常水平**。这例患儿之所以没有查视野和神经纤维层厚度是因为现在用相干光断层扫描（OCT）查神经纤维层的厚度，都对屈光有一个比较大的要求，−5.00D 以内非常准确，−5.00～−10.00DS 在操作上就会有困难，超过 −10.00DS 以上的，测量就不太可信。

赵明威：**儿童青光眼和高度近视的关系，可以是双向的**。首先，青光眼可以引起高度近视，儿童在发育过程当中，当眼压高了以后，巩膜塑形会出现异常，随着眼球不断地被动增长，最终造成高度近视；另外，反过来讲，高度近视眼又有青光眼的倾向。那么这个时候要判断孰因孰果。对于这个病例，我更倾向是由于 TA 引起的眼压升高。

鲍永珍：关于儿童眼病的激素用药我们需要谨慎，尤其是在病情需要长期使用时，如本例患儿。TA 注射和糖皮质激素类滴眼液是常用的眼局部用药方式。**临床上除了关注用药时间的长短之外，还须注意不同类型眼局部激素可能导致的眼压升高风险有一定的差异，因此，激素用药期间密切随访、观测眼压变化非常必要，尤其是对于存在危险因素的人群如儿童、轴性高度近视、有青光眼病史或家族史等患者**。

查房结果

1. 儿童青光眼和高度近视的关系，可以是双向的，要判断孰因孰果。

2. 对于激素用药我们需要谨慎，尤其是 TA 和妥布霉素地塞米松滴眼液，用药期间需要密切随访，观测眼压状况。

查房后续

后行左眼小梁切除术联合使用丝裂霉素，左眼 IVR，术后眼压维持稳定（图 2-2-2）；右眼继续原来的降眼压治疗。

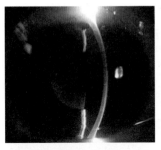
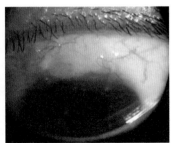
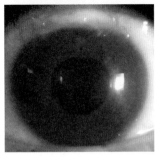

图 2-2-2 左眼术后前房深、滤过泡隆起

病例三 儿童前房型人工晶状体植入术后高眼压

病例报告:李海凌 病例提供:鲍永珍 查房整理:梁之桥

病历摘要

患儿男性,5 岁,家长主诉患儿双眼人工晶状体(IOL)植入术后 14 个月,左眼胀痛、畏光、流泪伴头痛 8 个月来诊。

现病史:14 个月前于外院行双眼前房型 IOL 植入术,近 8 个月来,患儿出现左眼胀痛、流泪、畏光,伴头痛。

既往史:患儿 4 年前因双眼先天性白内障于外院行双眼白内障摘除术。

眼科检查：

	OD	**OS**
视力（VA）	0.25, Jr4	0.07, Jr7 不见
显然验光	+1.25DC×45=0.5	+1.00DS=0.1
眼压（IOP）	13mmHg	T$_{+2}$
角膜	透明	水肿
前房	前房型 IOL 在位（图 2-3-1）	KP（+），Tyn（+），前房型 IOL 在位（图 2-3-1）
虹膜瞳孔	瞳孔欠圆	瞳孔欠圆
眼底	视网膜在位	视网膜在位

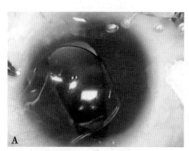 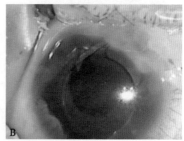

图 2-3-1 双眼前房型 IOL 在位

A. 右眼；B. 左眼。

眼科辅助检查：

角膜内皮镜：右眼约 1 500 个 /mm^2，左眼测不出。

初步诊断：

左眼继发性青光眼

左眼角膜内皮失代偿

双眼 IOL 眼

双眼先天性白内障术后

治疗经过：

全麻下行双眼 IOL 取出，前节修复，玻璃体切除术。术中发现左眼 IOL 襻与房角粘连紧密，部分晶状体襻残留。

术后 3 天眼科检查：右眼数指 /30cm，左眼 0.05，右眼角膜透明，左眼角膜水肿减轻，双眼瞳孔欠圆，晶状体缺如（图 2-3-2）。

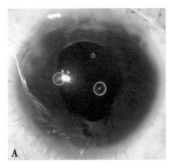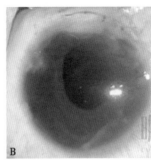

图 2-3-2　术后前节像

右眼角膜透明（A），左眼角膜水肿减轻（B），双眼瞳孔欠圆，晶状体缺如。

查房目的

1. 左眼角膜水肿的原因是什么？

2. 左眼角膜水肿是由于眼压高还是角膜内皮失代偿？

3. 为什么角膜内皮细胞丢失？

4. 前房型 IOL 的适应证和缺点是什么？

专家发言和讨论

李明武：前房型 IOL 能否直接引起角膜内皮失代偿是有争议的，到现在为止没有一个准确的定论，但大多文献还是认为，随着年龄的增加，这种**弹性襻的 IOL 加速了患者角膜内皮细胞的丢失**。

鲍永珍： 前房型 IOL（anterior chamber intraocular lens，ACIOL）分为房角支撑型（angle-supported ACIOL）和虹膜夹型（iris-claw ACIOL）。其中**房角支撑型 IOL 造成角膜内皮细胞丢失最多**，并且随时间进行性减少。**角膜内皮失代偿的原因包括：** ①此患儿先天性白内障摘除术后二期植入 ACIOL 是非常规手术，术中无法植入后房型 IOL 必然存在术中操作过多，会造成角膜内皮损伤；②IOL 襻和角膜内皮细胞直接接触造成角膜内皮细胞减少——"传染效应"；③ACIOL 与角膜内皮之间的距离太小（须≥1.5mm），可能会引起房水循环障碍或在眼睑挤压下（如揉眼）角膜变形与 IOL 光学部或襻摩擦，这些也可能导致角膜内皮细胞进一步丢失。此外，还应关注儿童可能会有不自觉揉眼动作挤压眼球，导致角膜与前房 IOL 接触的风险。

黎晓新： 此患儿最大的问题在于 ACIOL 太大，IOL 襻顶压，带来角膜内皮损伤、虹膜和睫状体变形、房角关闭、眼压升高，影响葡萄膜造成不适反应等。

查房结果

1. 弹性襻的前房型 IOL 加速了角膜内皮细胞的损害。
2. 术中操作多会造成角膜内皮细胞减少。
3. 对于儿童，房角支撑型 ACIOL 太大，IOL 襻顶压，加重角膜内皮损伤。

病例四 儿童人工晶状体移位

病例报告：李方烃 病例提供：鲍永珍 查房整理：梁之桥

病历摘要

男，8 岁，主因左眼视物不清 1 个月，加重 1 周来我院门诊就诊。

现病史： 患儿 1 个月前因视物不清来院复查，发现左眼人工晶状体

（IOL）向上方移位。建议左眼行 IOL 调位，未治疗。1 周前再次门诊复查左眼 IOL 上方偏位加重，收入院。

既往史：早产 27^{+5} 周，出生体重 1 500g，生后吸氧（具体不详）。生后 2 个月（矫正胎龄 37^{+4} 周）筛查眼底发现双眼先天性白内障。于出生后 3 个月（矫正胎龄 41 周）行双眼白内障摘除＋后囊切开联合前部玻璃体切除术，3 岁时行双眼皮质清除＋前部玻璃体切除联合 IOL（ZCB00，+30D）睫状沟植入术，此后戴镜治疗。否认眼部外伤史。

眼科检查：

	OD	**OS**
视力（VA）	0.7$^+$	0.8$^+$
显然验光	+0.75DS/−2.75DC×160=0.7$^+$	+2.75DS/+1.00DC×45=0.8$^+$
眼压（IOP）	14mmHg	11mmHg
眼前节	未见明显异常 IOL 在位	IOL 上方偏位，鼻侧 IOL 襻穿透鼻侧虹膜至前房（图 2-4-1，图 2-4-2）
眼底	视网膜在位	视网膜在位

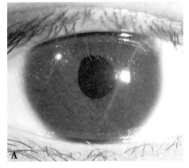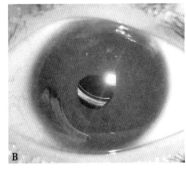

图 2-4-1　双眼前节像
A. 右眼；B. 左眼。

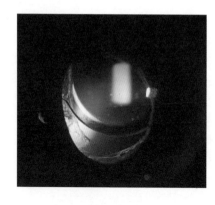

图 2-4-2 后照法显示左眼半脱位 IOL 光学部边缘

眼科辅助检查：

IOL Master 测量眼轴：OD 21.42mm；OS 19.02mm。

角膜内皮细胞密度：OD 3 521 个 /mm^2；OS 2 841 个 /mm^2。

六边形细胞比例：OD 53%，OS 61%。

初步诊断：

左眼 IOL 半脱位

右眼 IOL 眼

双眼先天性白内障术后

双眼屈光不正

查房目的

1. IOL 襻虹膜穿孔的原因？

2. 手术方式的选择　调位还是置换？

专家发言和讨论

鲍永珍：一片式 IOL 的襻从虹膜穿出非常罕见。该患儿在婴儿早期行一期白内障摘除术，术后定期随访，在患儿 3 岁的时候植入 IOL，当时两眼的眼轴长度差别 2.4mm，IOL 度数测量结果右眼 33D，左眼 43D，但因为最大的 IOL 度数是 30D，所以给他双眼均植入了 30D，术后戴镜矫正残余远视。有一点值得关注，短眼轴眼睛的视力一直比另一只眼还要好一些。从我的经验来看，先天性白内障患儿眼轴越短，弱视更严重。

赵明威：当时为什么会选择植入一片式 IOL 而没有选择三片式 IOL 呢？

鲍永珍：当时因为他年龄小，而且眼轴短，白到白也较小，三片式 IOL 的襻比较硬，担心植入三片式 IOL 会挤压睫状体变形。同时，从成年人睫状沟植入 IOL 的经验来看，即使用一片式 IOL 也不太会出现过多并发症。但是一片式 IOL 的襻比较厚，可能会与虹膜色素层摩擦造成色素播散，存在继发青光眼的风险。

黎晓新：会不会和手术时没有让襻完全伸展开有关？

鲍永珍：这种可能性几乎没有，因为 IOL 植入是在直视下进行的，如果没有展开 IOL 不可能居中，而且患儿 IOL 植入已经 5 年，一直在随访没有发现异常，左眼视力达到 0.8，验光结果也没有 IOL 偏位导致的散光。目前我认为有以下两个可能性。第一，患者最近一年开始学游泳，家长说戴的游泳镜很小，每次游泳后老揉眼，这种 IOL 襻穿出虹膜一定是一个漫长的过程，很可能是揉眼或者泳镜负压吸引等外伤所致。第二，患儿眼前节拥挤，后房睫状沟的空间也很狭小，随着囊膜纤维化，IOL 移位会逐渐加重。如果是 IOL 囊袋内植入便不存在这个问题，所以非常强调，即使是做二期 IOL 植入，也要尽可能行囊袋内 IOL 植入。

查房结果

1. IOL 襻虹膜穿孔非常罕见，须关注外伤因素，定期随访。

2. 对于儿童白内障，无论是一期还是二期 IOL 植入应尽可能进行囊袋内 IOL 植入。

查房后续

全麻下行左眼 IOL 取出 + 前部玻璃体切除 +IOL 睫状沟植入术（ZA9003，+30D），术后第 1 天左眼裸眼视力 0.25，眼压 T$_{+1}$，角膜上皮轻水肿,前房清,虹膜鼻侧可见虹膜破孔,瞳孔圆,人工晶状体在位。术后定期随访,视力良好,鼻侧虹膜孔闭合。

病例五 儿童球形晶状体

病例报告:梁之桥 病例提供:鲍永珍 查房整理:梁之桥

病历摘要

患儿男,6岁,家长主诉发现患儿双眼视力下降2年。

现病史:家长发现患儿2年前无明显诱因出现双眼视力下降,其间未接受正规诊治,遂来我院就诊。

既往史:足月顺产 39^{+6} 周,出生体重3 510g。其母孕期未感染,产程顺利。

眼科检查:

	右眼	左眼
裸眼视力(VA)	0.12	0.08
验光	−17.50DS/−1.50DC×180=0.12	−20.25DS/−2.50DC×170=0.08
眼压(IOP)	12mmHg	11mmHg
结膜	无充血	无充血
角膜	清	清
前房	Tyn(−),cell(−)	**可见晶状体,直径7mm,部分前囊与角膜内皮接触**,颞侧可见悬韧带(图2-5-1)
晶状体	**下方移位,上方可见悬韧带**(图2-5-1)	同上
眼底	视网膜在位	视网膜在位

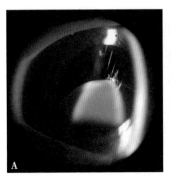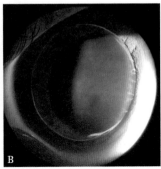

图 2-5-1 双眼散瞳后前节像

A. 右眼；B. 左眼。

全身查体：一般情况好，心肺腹部未见明显异常；体重 47kg，身高 1.32m，BMI=27kg/m²；皮下脂肪厚度 3cm（图 2-5-2）；双手手指粗，长度略短（图 2-5-3）。

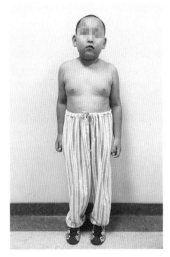

图 2-5-2 患儿全身像

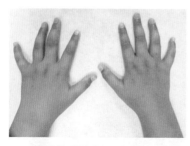

图 2-5-3 患儿双手手指粗，长度略短

眼科辅助检查：

IOL Master：OD，眼轴 22.55mm，平 K 40.76D，陡 K 43.89D；

OS，眼轴 22.73mm，平 K 41.41D，陡 K 44.35D。

角膜内皮镜检查：OD，角膜内皮细胞密度 3 521 个 /mm²，六边形细胞
比例 53%；

OS，角膜内皮细胞密度 2 841 个 /mm²，六边形细胞
比例 61%。

初步诊断：

Weill-Marchesani 综合征（可能性大）

左眼晶状体脱位

右眼晶状体半脱位

双眼球形晶状体

双眼高度近视

查房目的

1. 球形晶状体的病因？

2. 球形晶状体的临床特点有哪些？

3. 球形晶状体治疗应注意哪些？晶状体脱位应如何治疗？

专家发言和讨论

鲍永珍： 球形晶状体是一组疾病的临床表现，常见于**家族性球形晶**

状体、马切山尼（Marchesani）综合征、马方综合征，遗传方式主要为**常染色体隐性或显性遗传**，常见的基因突变有 *FBN-1* 基因、*ADAMTS10* 基因、*ADAMTS17* 基因和 *LTBP2* 基因。从胚胎学的角度看，球形晶状体的发生有两个学说，第一个是**晶状体学说**：玻璃体动脉过早消退或发育异常，导致晶状体血供不足，晶状体次级纤维发育不完全。第二个学说是**悬韧带学说**：悬韧带是在胚胎 3 个月出现的三级玻璃体分泌而形成的，如果三级玻璃体发育不完全，悬韧带松弛，对晶状体赤道部拉力小。临床特点包括：晶状体厚度厚、直径小，众所周知，正常成人晶状体厚度 3～4mm，直径 9～10mm，球形晶状体的晶状体直径可能只有 6～7mm，厚度却可以达到 7mm。对于该患儿符合球形晶状体特点，结合手指较短、身材矮胖，虽然没有行基因测序，但考虑 Weill-Marchesani 综合征的可能性较大。

  吴慧娟：正是因为球形晶状体患者晶状体和悬韧带发育存在异常，导致悬韧带对晶状体赤道部的拉力减小，因为前后房压力差的原因，晶状体大多会向前方涌，而造成前房浅甚至完全消失，房角窄甚至完全关闭，从而**诱发急性闭角型青光眼**；当然球形晶状体继发闭角型青光眼的机制不单纯是急性瞳孔阻滞，还可以是相对缓慢的过程，**虹膜根部前粘连逐渐增多**，类似于慢性闭角型青光眼的发病；另外，**房角结构发育不完全**、房水引流不通畅也是继发青光眼的原因之一。文献报道，在球形晶状体患者中，**51% 会继发青光眼**。而针对于青光眼的治疗，通常药物效果不佳，可选择性采用 YAG 激光虹膜周边切除术、小梁切除术、晶状体摘除术或晶状体摘除联合青光眼手术。

  吴夕：该例患儿验光结果提示双眼高度近视，这与我们临床上常见的曲率性近视、轴性近视是不同的，而是**晶状体源性的高度近视**。高度近视的原因主要是晶状体的**屈光指数增加以及晶状体位置前移**，两种因素共同起作用造成光线聚焦于视网膜前。对于高度近视的治疗，应当更早，**框架眼镜或者接触镜相结合**来提高患者的视觉质量，**弱视的治疗也不容忽视**！

  鲍永珍：由于悬韧带松弛且长，随着年龄增长，悬韧带松弛甚至断裂的风险相应增加，大部分球形晶状体患者会发生晶状体脱位或者半脱位。对于这类患者术前需要充分考虑到**白内障手术操作困难，术中尽可能保**

留囊袋,可植入晶状体张力环稳定囊袋,囊袋内 IOL 植入。

查房结果

1. 球形晶状体是一组遗传性疾病的临床表现,可能和悬韧带与晶状体在胚胎期发育异常有关。

2. 球形晶状体临床特点　晶状体厚度厚、直径小,角膜曲率正常、眼轴正常;前房浅。并发症包括:高度近视、青光眼、晶状体脱位或半脱位。

3. 治疗主要包括对并发症的治疗,治疗青光眼药物效果不佳,选择手术;治疗高度近视应当将框架镜和接触镜结合,同时治疗弱视;治疗晶状体脱位或半脱位分为一期或二期人工晶状体植入手术,人工晶状体置于后房的优势在于更接近自然晶状体的位置,且不容易影响美观。

查房后续

患儿先后于全麻下行双眼晶状体摘除术 + 后房虹膜夹持型 IOL 植入术。术后第 1 天:双眼视力 0.12,眼压正常。术后第 3 天:双眼视力 0.4,眼压正常。术后 1 个月:双眼视力 0.5,眼压正常。

病例六　急性闭角型青光眼合并眼底病变

病例报告:梁之桥　病例提供:吴慧娟　查房整理:梁之桥

病历摘要

患者女性,50 岁,主诉右眼突发视力下降 10 天,伴恶心、呕吐、头痛。

现病史:患者 10 天前无明显诱因突发右眼视力下降,伴恶心、呕吐、头痛,就诊于当地医院,眼压 55mmHg,诊断为"急性闭角型青光眼",急诊行右眼小梁切除术,术后眼压稳定,但患者自觉视力未恢复,以"右眼抗青光眼术后视力恢复不佳"就诊于我院门诊。

既往史：体健；否认高血压、糖尿病、感染性疾病；发病前双眼矫正视力1.0，否认青光眼及相关眼病家族史。

眼科检查：

	OD	OS
视力（VA）	0.04	1.0
眼压（IOP）	16mmHg	11mmHg
结膜角膜	上方滤过泡隆起弥散，角膜下方色素性KP（+）（图2-6-1）	结膜无充血，角膜清
前房	Tyn（−），cell（−），周边前房呈裂隙状	前房反应（−），周边前房呈裂隙状（图2-6-2）
虹膜瞳孔	瞳孔后粘连，欠圆，虹膜周切孔通畅（图2-6-1）	虹膜周切孔通畅（图2-6-2）
晶状体	前囊下青光眼斑，NC1NO1（图2-6-1）	NC1NO1
眼底	视盘边清色淡，视盘周及后极部点片状出血，沿视网膜静脉分布的骨针样色素沉着和毗邻静脉周围色素改变的脉络膜视网膜萎缩（图2-6-3）	视网膜在位

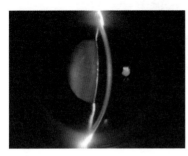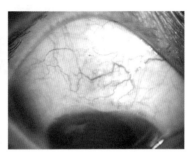

图2-6-1 右眼前节像

右眼上方滤过泡隆起弥散，瞳孔欠圆，虹膜周切孔通畅，晶状体前囊下青光眼斑。

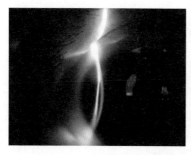
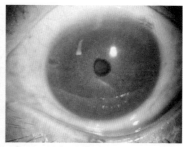

图 2-6-2 左眼前节像

左眼周边前房呈裂隙状,虹膜周切孔通畅。

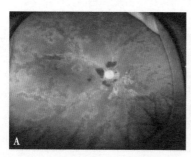
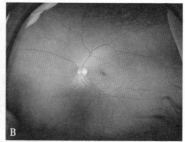

图 2-6-3 双眼眼底像

A. 右眼视盘边清色淡,视盘周及后极部点片状出血,沿视网膜静脉分布的骨针样色素沉着和毗邻静脉周围色素改变的脉络膜视网膜萎缩;B. 左眼眼底大致正常。

眼科辅助检查:

眼科超声生物显微镜(UBM):右眼上方房角开放,余方向房角关闭;左眼上方、下方房角开放,颞侧房角开窄,鼻侧房角关闭(图 2-6-4)。

荧光素眼底血管造影(FFA): 右眼沿静脉分布的弱荧光伴周边强荧光(透见荧光),随时间未见扩大;左眼大致正常(图 2-6-5)。

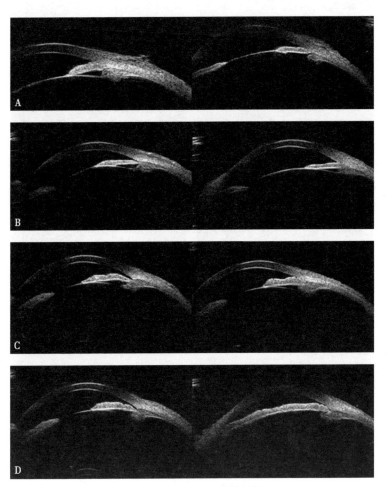

图 2-6-4　双眼 UBM 检查结果

A、B. 右眼；C、D. 左眼。

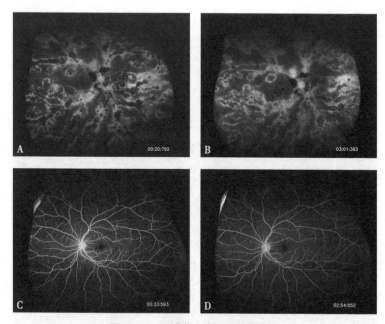

图 2-6-5 双眼荧光素眼底血管造影
A、B. 右眼；C、D. 左眼。

相干光断层扫描（OCT）： 右眼黄斑区内界膜下出血（图 2-6-6），左眼大致正常。

视网膜电图（ERG）： 右眼明视、暗视所有波形振幅降低，潜伏期延长，左眼大致正常。

眼电图（EOG）： 右眼 Arden 比 0.99，左眼 Arden 比 2.3。

其他辅助检查：

感染四项（艾滋、梅毒、乙型肝炎、丙型肝炎）、C- 反应蛋白、动态红细胞沉降率未见异常。

全血细胞分析、血生化未见异常。

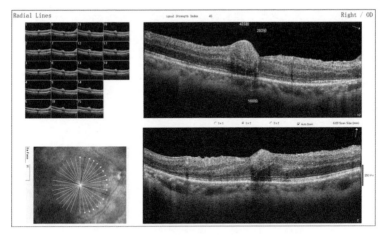

图 2-6-6　OCT 提示右眼黄斑区内界膜下出血

TORCH：CMV IgG 抗体升高，HSV IgG 抗体升高。

胸部正位 X 线：未见明显异常。

初步诊断：

双眼急性闭角型青光眼

　　右眼小梁切除术后

　　左眼 YAG 激光虹膜周边切除术后

　　右眼色素性静脉旁视网膜脉络膜萎缩？

查房目的

1. 眼底疾病的诊断及鉴别诊断？

2. 急性闭角型青光眼发作与眼底疾病的关系？是原发还是继发？

专家发言和讨论

于文贞：首先考虑是不是**陈旧性脉络膜炎、匐行性脉络膜炎**，还要考虑**色素性静脉旁视网膜脉络膜萎缩**；另外，青光眼与眼底疾病没有关系，因为眼底包括荧光素眼底血管造影均提示已是陈旧性病变,不可能出现睫状体、脉络膜水肿而引起晶状体虹膜隔前移;至于 EOG 的 Arden 比只有 0.99,考虑不是 Best 病,首先 Best 病的眼底病变并不是沿着血管分布,而且视网膜外层和 RPE 萎缩本身就可以导致 Arden 比下降。

程湧: 看这个病变特点首先考虑是血管炎,因为所有病灶都是沿着血管分布的,但是它是单眼发病的一个病例,可能需要先查一些免疫相关的指标。

黎晓新: 比较遗憾的是没有做双眼的自发荧光,左眼是不是有早期的问题目前看不出来,FFA 并不能体现疾病最早期的问题。右眼有三个可能性,第一个是**血管旁的视网膜色素变性**,但左眼也应该有一点早期的相应改变,最敏感的指标就是自发荧光,而且诊断单眼、血管旁的色素变性一定要排除其他疾病,且病灶不会表现这么密集,而是像小树枝一样的骨细胞样色素沉着;第二个是**血管样条纹征**,这个最早期的改变,最灵敏的检查还是自发荧光。这么多色素修复提示它是一个陈旧病变;第三个要考虑的是特别**严重的血管炎**,血液 ANCA、玻璃体液炎性因子、细胞因子这些检查应该完善。

鲍永珍:FFA 显示视网膜血管无活动性病变,是陈旧病变,因此,该患者的眼底出血可能和当时青光眼的急性发作及小梁切除术后眼压急剧下降有关,术后发现视力下降可以用黄斑区的出血来解释。

侯婧: 鉴别炎症和陈旧的萎缩性病变可以查房水的炎性因子,萎缩性病变玻璃体炎症因子通常接近于零,而即使是静止期的炎症,炎症因子也会比较高。

查房结果

1. 应完善眼底自发荧光及血液免疫相关检查、玻璃体液的炎性因子、细胞因子来明确诊断。

2. 眼底出血和青光眼的急性发作相关,且视力下降可以用黄斑区的出血来解释。

3. 鉴别炎症和陈旧的萎缩性病变可以查房水炎性因子。

病例七　老年性白内障合并单眼圆锥角膜

病例报告：孟庆娱　病例提供：王凯　查房整理：梁之桥

病历摘要

患者男性，80 岁，主因右眼渐进性视力下降半年来诊。

现病史：患者半年前无明显诱因出现右眼视物模糊，无眼红、眼痛、眼胀，无视物变形，无一过性黑矇等不适。

既往史：2 周前于我院行左眼白内障超声乳化摘除联合人工晶状体（IOL）植入术；双眼高度近视 −12.00DS；糖尿病 6 年，目前口服药物治疗；高血压病史 3 年，口服药物控制。否认眼部外伤史。

眼科检查：

	OD	**OS**
视力（VA）	0.15	0.3
显然验光	−12.00DS=0.2$^+$	−2.00DS/−3.00DC×30=0.9
眼压（IOP）	14mmHg	8.5mmHg
前节	角膜清，前房反应（−），前房中深，晶状体 NC3NO3（图 2-7-1）	角膜清，前房反应（−），前房中深，IOL 在位（图 2-7-1）
眼底	视网膜在位	视网膜在位

眼科辅助检查：

IOL Master：右眼眼轴 26.24mm，K1 52.16D，K2 59.00D；

左眼眼轴 24.22mm，K1 45.98D，K2 49.34D。

角膜地形图：提示右眼为圆锥角膜（图 2-7-2）。

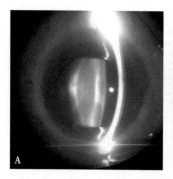
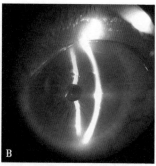

图 2-7-1　双眼前节像（裂隙光）
A. 右眼散瞳；B. 左眼。

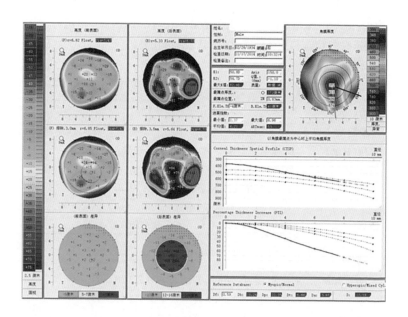

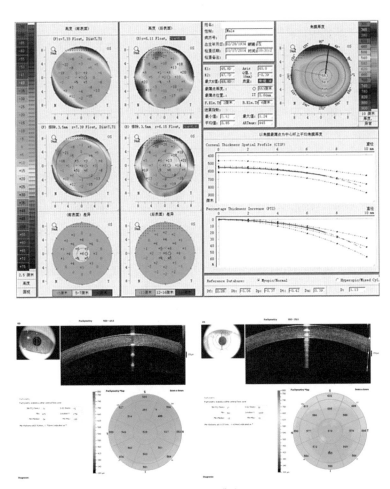

图 2-7-2 双眼角膜地形图

初步诊断:

右眼年龄相关性白内障

右眼圆锥角膜?

左眼人工晶状体眼

查房目的

1. 前节 OCT 和 Pentacam 检查结果差别较大时如何参考?

2. 圆锥角膜的诊断是否成立?

3. 合并圆锥角膜患者 IOL 度数如何计算?

专家发言和讨论

王凯:这个患者是我先给他做了左眼白内障手术,本来想给他做右眼的,但是发现他右眼 K 值特别大,角膜中央明显隆起,另外,Pentacam 提示中央角膜厚度特别薄,但是前节 OCT 测量和 Pentacam 差别很大。今天拿出这个病例的目的,主要是想跟大家讨论一下,对于这个患者的两个检查哪个更应该参考,右眼手术要不要做,手术方式的选择、IOL 度数的计算等。

李明武:对于患者的角膜厚度,应该复查一个 A 超,更为准确。结合该患者为老年女性,单眼可疑圆锥角膜,-12D 的近视,矫正视力还可以达到 0.2,如果复查 A 超角膜厚度并没有明显变薄,而且裂隙灯下没有典型圆锥角膜的改变,如 Vogt 线等,那么圆锥角膜的诊断则需要再次仔细考虑。

王凯:对于圆锥角膜合并白内障的患者,在选定 IOL 度数时我们应当注意以下几点。**①是否可以直接使用 IOL Master 或者 Pentacam 测量出来的 K 值?** 在轻度(K<48D)和中度(K 48~55D)圆锥角膜的白内障患者中,采用实际测量 K 同时预留较低近视度数可达到接受的预测误差;但是对于重度(K>55D)圆锥角膜的白内障患者,采用标准 K=43.25D,预测误差更小;**②圆锥角膜合并白内障的患者可否使用散光矫正(Toric)IOL?**

对于轻、中度稳定的圆锥角膜患者，无角膜瘢痕，且矫正视力较好者，可选用。Toric IOL 不改善不规则散光，一定要和患者交代清楚，如果圆锥角膜继续发展，无论是病情本身还是后续治疗都可能影响散光度数，IOL 有置换的可能。

鲍永珍：此患者 80 岁，病史双眼高度近视 -12D，但右眼眼轴 26.24mm，左眼眼轴 24.22mm，眼轴长度不支持轴性高度近视，而是以曲率性近视为主。**虽然测量的角膜曲率大，右眼超过 50D，角膜散光超过 5D，但显然验光没有散光，角膜厚度正常，单眼高角膜曲率，圆锥角膜的诊断不能成立。**对于这样的病例，单凭一项检查结果判断是不够的，须用不同设备反复检查角膜形态。另外，检查高龄患者的角膜曲率还要考虑干眼、眼睑松弛等因素对结果的影响。

查房结果

1. A 超测量中央角膜厚度，复查角膜曲率，如果角膜厚度正常则不支持圆锥角膜的诊断。

2. 白内障患者合并圆锥角膜时，要重视 IOL 度数计算的复杂性，慎重选择 IOL 类型。

病例八　年轻女性色素播散性青光眼

病例报告：梁舒婷　病例提供：吴慧娟　查房整理：梁之桥

病历摘要

患者女性，30 岁，主诉发现右眼视物模糊半年。

现病史：患者偶然发现右眼视物模糊半年，伴明显视疲劳，不伴眼红眼痛，遂就诊于当地医院，发现右眼眼压升高，予以降眼压药物治疗，具体不详，近期未用药，因症状加重来我院就诊。

既往史：7个月前顺产一男婴，否认孕期用药史、毒物接触史。否认青光眼家族史。

眼科检查：

	OD	OS
视力（VA）	0.08	1.0
眼压（IOP）	44mmHg	15mmHg
角膜	角膜轻水肿，色素性KP（图2-8-1，图2-8-2）	角膜清，色素性KP（图2-8-1）
前房	前房深	前房深
瞳孔	瞳孔圆，直径约4mm	瞳孔圆，直径约4mm
晶状体	晶状体前表面色素沉着（图2-8-1，图2-8-2）	晶状体前表面色素沉着
眼底	视盘苍白，血管纤细，C/D=1.0，中心凹反光（+），视网膜在位	视盘边清色淡，C/D=0.4，中心凹反光（+），视网膜在位

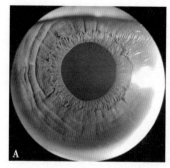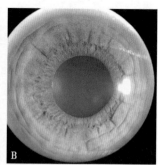

图 2-8-1　双眼前节像

A. 右眼；B. 左眼。

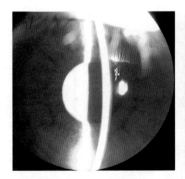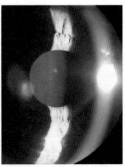

图2-8-2　右眼前节像

角膜后和晶状体前大量色素沉着。

眼科辅助检查：

房角镜检查：双眼各方向房角宽，入口>60°，色素Ⅲ级，NV（−），虹膜根部反向凹陷（图2-8-3）。

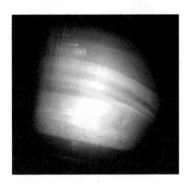

图2-8-3　右眼下方房角

眼科超声生物显微镜（UBM）：双眼前房深，各方向房角开放，虹膜根部菲薄，反向瞳孔阻滞（图2-8-4）。

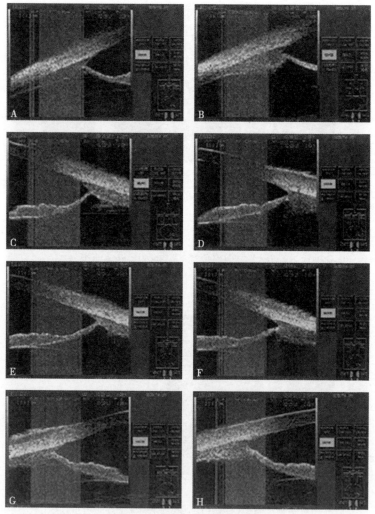

图 2-8-4 双眼 UBM 检查结果
A、C、E、G. 右眼；B、D、F、H. 左眼。

视野检查：提示右眼颞上方视岛，左眼大致正常（图 2-8-5）。

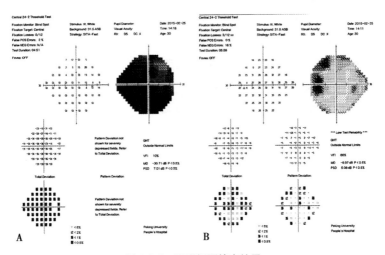

图 2-8-5　双眼视野检查结果
A. 右眼；B. 左眼。

相干光断层扫描（HRA-OCT）：提示右眼颞上、颞下神经纤维层厚度变薄，左眼大致正常（图 2-8-6）。

初步诊断：

双眼色素播散性青光眼

虹膜后凹

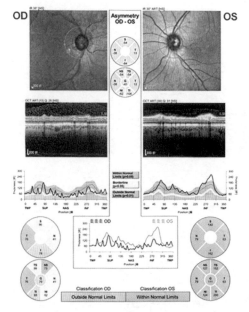

图 2-8-6　双 HRA-OCT 检查结果

查房目的

1. 明确诊断。

2. 指导下一步治疗方案。

专家发言和讨论

黎晓新：色素播散性青光眼是指小梁网色素病理性增加，并伴有特征性的中周部辐射状虹膜透照缺损。正常小梁网色素随年龄增加，但一般不超过 2 级，异常色素播散为小梁网 3～4 级色素沉着，并可随时间出现辐射状虹膜透照缺损扩大或角膜内皮色素增加，但由于中国人虹膜基质厚、色素多，所以出现虹膜透照缺损的情况很少。

任泽钦：色素播散性青光眼患者多无症状，通常在运动后或散瞳后发作。一般为双侧，但不对称，这例患者两眼都有色素的播散，但因为程度不一样，所以青光眼病情也有差异。**主要体征：①梭形 KP(Krukenberg 征)；②虹膜透照缺损，这种透照缺损是放射状的，在虹膜中周部；③ 360° 小梁网均一密度的色素沉着，3～4 级**；大多为开角型青光眼的特征，视杯扩大、特征性的视野改变、眼压升高。

鲍永珍：还有一个典型的特征，这例患者也表现出来了，就是虹膜根部菲薄没有张力，容易导致反向瞳孔阻滞，在裂隙灯显微镜下可以观察到前房深度尤其是周边前房过深，UBM 检查可以明确。通过 YAG 周边虹膜造孔可以解除反向瞳孔阻滞。**色素播散发病机制是虹膜后凹使其与晶状体的前部悬韧带接触，在瞳孔活动时虹膜后表面与晶状体及悬韧带的摩擦破坏了虹膜色素上皮，并释放色素颗粒到后房进入房水循环，导致小梁网堵塞，表现出开角型青光眼的临床特征。**

查房结果

1. 色素播散性青光眼主要体征　①梭形 KP（Krukenberg 征)；②虹膜透照缺损，这种透照缺损是放射状的，在虹膜中周部；③ 360° 小梁网均一密度的色素沉着，3～4 级。

2. 下一步治疗可先行右眼 YAG 周边虹膜造孔解除反向瞳孔阻滞，术后观察眼压下降情况酌情处理。左眼也须进行预防性 YAG 周边虹膜造孔。

病例九　以前房积血首诊的闭角型青光眼

病例报告：梁之桥　病例提供：吴慧娟　查房整理：梁之桥

病历摘要

患者女性，73 岁，主诉左眼胀痛 20 余天。

现病史：患者无明显诱因于 20 天前出现左眼胀痛，伴视力下降、头痛、恶心、呕吐。

既往史：2 个月前曾出现一过性黑矇，休息后缓解，1 年前右眼胀痛，未治疗，既往体健，否认高血压、糖尿病、高脂血症病史，否认烟酒史，情绪激动、易怒。

眼科检查：

	OD	OS
视力（VA）	0.3，Jr7	HM，Jr7 不见
压平眼压（IOP）	21mmHg	36mmHg
眼睑	未见异常	上、下睑倒睫
结膜角膜	未见异常	结膜混合充血，角膜上皮、基质层水肿，大量血性 KP
前房	前房轴深 1.5CT，周边深 1/3CT（图 2-9-1）	Tyn（+），前房积血，液平 3.5mm，前房轴深 1CT，周边深 1/5CT（图 2-9-1）
虹膜瞳孔	颞侧虹膜节段性萎缩，瞳孔欠圆，直径 5mm，对光反射欠灵敏	鼻侧虹膜新生血管，瞳孔呈固定竖椭圆形，直径 5mm×6mm，对光反射消失（图 2-9-1）
晶状体	NC2NO2	NC2NO2
眼底	C/D=0.5，血管周围可见黄白色渗出，黄斑中心凹对光反射弥散，视网膜在位	隐约见视网膜在位，未见明显出血
房角	动态、静态：N3～N4，PAS（+），NV（-），色素 I 级，交线移位	窥不清

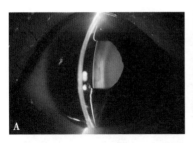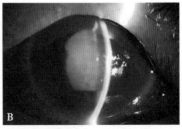

图 2-9-1 双眼前节像(裂隙光)

A. 右眼前房轴深 1.5CT,周边深 1/3CT;B. 左眼结膜混合充血,角膜上皮、基质层水肿,大量血性 KP,前房积血,液平 3.5mm,前房轴深 1CT,周边深 1/5CT。

眼科辅助检查:

眼部超声生物显微镜检查(UBM):右眼上方、鼻侧房角关闭,下方房角开放,颞侧房角窄,虹膜根部前插(图 2-9-2);左眼各方向房角关闭,下方、鼻侧周边前房角可见弱回声光点(积血?),虹膜根部前插(图 2-9-3)。

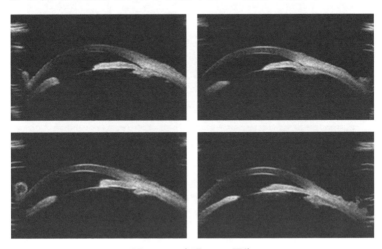

图 2-9-2 右眼 UBM 图像

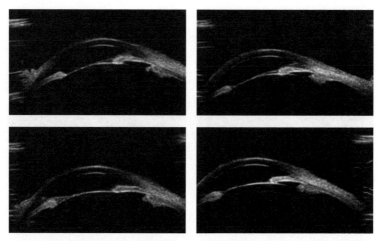

图 2-9-3 左眼 UBM 图像

双眼 B 超: 未见明显异常(图 2-9-4)。

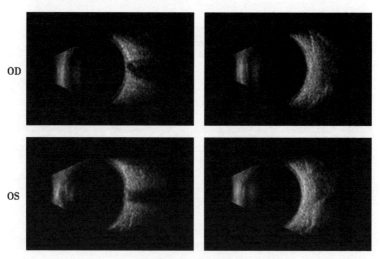

OD

OS

图 2-9-4 双眼 B 超

IOL Master: 眼轴，OD 21.82mm，OS 21.45mm；角膜曲率，OD K1= 45.67D，K2=46.94D，OS K1=44.30D，K2=45.10D。

其他辅助检查：

颈动脉彩色多普勒超声：左侧颈动脉膨大处强回声斑（硬斑）大小约 1.6mm×0.8mm，颈动脉管腔未见扩张及狭窄，血流通畅，血流频谱形态和血流动力学参数未见明显异常。

初步诊断：

左眼混合性青光眼（原发闭角型＋新生血管性）

左眼前房积血

左眼上、下睑倒睫

右眼急性闭角型青光眼（缓解期）

查房目的

1. 明确虹膜新生血管继发于什么疾病？

2. 进一步需要完善的检查？

3. 下一步如何治疗？

专家发言和讨论

赵明威：该例患者眼压高应该考虑以下三种情况，第一是闭角型青光眼，第二是新生血管性青光眼，第三是出血引起的青光眼，且出血的原因需要明确。目前患者眼底没有看到明显的缺血表现，且颈动脉没有明显异常，但眼动脉情况没有查，**建议行经颅超声多普勒（TCD）来明确眼动脉循环系统状态，**以排除眼缺血综合征导致的新生血管性青光眼。且根据双眼 UBM 来看，存在原发闭角型青光眼的因素。

鲍永珍：患者双眼原发性闭角型青光眼的特征明显，双眼眼轴对称且偏短，前房浅，UBM 可以看到右眼也存在房角关闭。虽然左眼是现在的就诊眼，在解决该眼问题的同时，**还应该关注患者的右眼，**应行 YAG 激光虹膜周边切除术。

吴慧娟：对于患眼的治疗，因为新生血管明确，**需要先行抗 VEGF 药物玻璃体腔注药治疗**，消除新生血管后密切**监测眼压**，如在用降眼压药物的同时仍无法控制，需要**及时行抗青光眼手术**。

查房结果

1. 行经颅超声多普勒（TCD）来明确眼动脉循环系统状态，以排除眼缺血综合征导致的新生血管性青光眼。

2. 对于患眼的治疗，**先行抗 VEGF 药物玻璃体腔注药治疗**，后密切**监测眼压，必要时行抗青光眼手术**。对侧眼行 YAG 激光虹膜周边切除。

查房后续

治疗：局部用药，酒石酸溴莫尼定滴眼液每日 2 次、布林佐胺滴眼液每日 2 次、盐酸卡替洛尔滴眼液每日 2 次点左眼。

全身用药：口服醋甲唑胺片 25mg/ 片，每日 2 次，碳酸氢钠片 0.5g/ 片，每日 2 次，氯化钾缓释 0.5g/ 片，每日 2 次。

抗 VEGF：入院后第 3 天，行左眼贝伐珠单抗玻璃体腔注药术，术后 3 天前房积血减少，房角新生血管消退（图 2-9-5）。

住院天数	1 天	2 天	3 天（下午贝伐珠单抗）	4 天	5 天（新生血管消退）
视力	HM	HM	HM	HM	CF
眼压	36mmHg	29mmHg	28mmHg	26mmHg	22mmHg

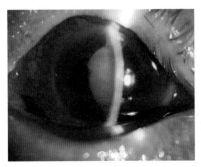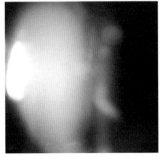

图 2-9-5　左眼贝伐珠单抗玻璃体腔注药术后 3 天前房积血减少，房角 NV 消退

病例十　有晶状体眼人工晶状体植入术后白内障

病例报告：李海凌　病例提供：侯宪如　查房整理：梁之桥

病历摘要

患者男性，41 岁，主诉右眼视力下降 3 个月余。

现病史：患者 3 个月余前无明显诱因出现右眼视力下降，不伴眼红眼疼等不适来院就诊。

既往史：双眼屈光不正约 −14.00DS；19 个月前于外院行双眼有晶状体眼人工晶状体（PIOL）植入术，6 个月前因右眼孔源性视网膜脱离行巩膜扣带术，否认糖尿病、高血压、头部眼外伤史和过敏史。

眼科查体（图 2-10-1，图 2-10-2）：

	OD	OS
视力（VA）	0.25	0.8
验光	无法检影	+0.75DC×120=1.0^{-1}

续表

	OD	OS
眼压（IOP）	17mmHg	18mmHg
角膜	清	清
前房	前房中深，PIOL 在位	前房中深，PIOL 在位
虹膜	虹膜周切口畅，夹持部局部萎缩	虹膜周切口畅，夹持部局部萎缩
晶状体	后囊下混浊	透明
眼底	视网膜豹纹状改变，脉络膜萎缩斑	视网膜豹纹状改变，脉络膜萎缩斑

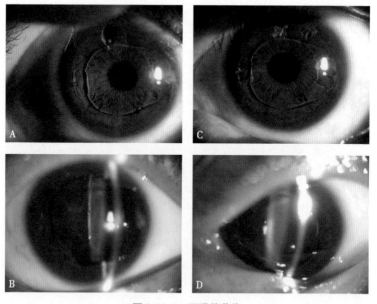

图 2-10-1 双眼前节像
A、B. 右眼；C、D. 左眼。

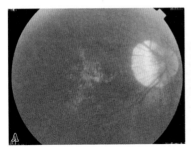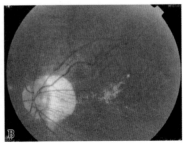

图 2-10-2 双眼眼底像

A. 右眼；B. 左眼。

眼科辅助检查：

眼部生物测量：如图 2-10-3 所示。

Preoperative Data:						Target Ref.: **plano**	**OD**
AL: **31.12 mm (SD = 0.03 mm, SNR = 56.4)**						opt. ACD: **3.63 mm**	
K1: **43.21 D / 7.81 mm @ 147°**							right
K2: **44.35 D / 7.61 mm @ 57°**							
SE: **43.78 D**					Visual Acuity:		
Cyl.: **-1.14 D @ 147°**					Refraction:		
R: **7.71 mm (SD = 0.00 mm)**					Eye Status: **Phakic IOL PMMA (0,2mm)**		

Alcon SA60AT		Alcon SN60WF		Hoya AF-1(UV) VA60BB		AMO Tecnis ZA9003	
A Const:	118.7	A Const:	118.9	A Const:	118.8	A Const:	119.0
IOL (D)	REF (D)	IOL (D)	REF (D)	IOL (D)	REF (D)	IOL (D)	REF (D)
1.0	-0.89	1.0	-0.88	1.0	-0.89	1.0	-0.88
0.5	-0.59	0.5	-0.59	0.5	-0.59	0.5	-0.59
0.0	-0.30	0.0	-0.30	0.0	-0.30	0.0	-0.30
-0.5	**0.00**	**-0.5**	**-0.01**	**-0.5**	**-0.01**	**-0.5**	**-0.01**
-1.0	0.28	-1.0	0.28	-1.0	0.28	-1.0	0.27
-1.5	0.57	-1.5	0.56	-1.5	0.56	-1.5	0.56
-2.0	0.85	-2.0	0.84	-2.0	0.85	-2.0	0.83
Emme. IOL: -0.51		Emme. IOL: -0.51		Emme. IOL: -0.51		Emme. IOL: -0.52	

Preoperative Data:						Target Ref.: **plano**	**OS**
AL: **31.09 mm (SD = 0.02 mm, SNR = 547.8)**						opt. ACD: **3.78 mm**	
K1: **42.24 D / 7.99 mm @ 110°**							left
K2: **43.10 D / 7.83 mm @ 20°**							
SE: **42.67 D**					Visual Acuity:		
Cyl.: **-0.86 D @ 110°**					Refraction:		
R: **7.91 mm (SD = 0.01 mm)**					Eye Status: **Phakic IOL PMMA (0,2mm)**		

Alcon SA60AT		Alcon SN60WF		Hoya AF-1(UV) VA60BB		AMO Tecnis ZA9003	
A Const:	118.7	A Const:	118.9	A Const:	118.8	A Const:	119.0
IOL (D)	REF (D)	IOL (D)	REF (D)	IOL (D)	REF (D)	IOL (D)	REF (D)
3.0	-1.02	3.0	-1.00	3.0	-1.01	3.0	-0.99
2.5	-0.70	2.5	-0.69	2.5	-0.70	2.5	-0.68
2.0	-0.39	2.0	-0.38	2.0	-0.38	2.0	-0.37
1.5	**-0.08**	**1.5**	**-0.07**	**1.5**	**-0.08**	**1.5**	**-0.07**
1.0	0.23	1.0	0.23	1.0	0.23	1.0	0.24
0.5	0.53	0.5	0.53	0.5	0.53	0.5	0.53
0.0	0.83	0.0	0.83	0.0	0.83	0.0	0.83
Emme. IOL: 1.37		Emme. IOL: 1.38		Emme. IOL: 1.38		Emme. IOL: 1.39	

(* = Changed manually, ! = Borderline Value)

Remark: The readings should be checked for plausibility, as there might be pathological changes.

图 2-10-3 双眼 IOL Master 结果

初步诊断：

右眼后囊下白内障

双眼虹膜夹型 PIOL 植入术后

双眼高度近视性视网膜病变

查房目的

1. 明确该例患者白内障与 PIOL 的关系？

2. 高度近视是否应行屈光手术？

专家发言和讨论

鲍永珍：现在屈光手术非常普遍，患者眼轴超过 30mm，不适合做角膜屈光手术，所以外院选择了 PIOL 植入。对于角膜屈光手术，有一个基本的概念，**如果患者角膜厚度大致正常，约 550μm 左右的话，能够矫正的度数一般在 −10D 以下，否则残留角膜过薄会造成继发性圆锥角膜或角膜扩张**。对于本病例并发性白内障的原因，PIOL 植入是内眼手术，IOL 植入、虹膜周边切除的操作在一定程度上增加了白内障的风险。另外，就是高度近视本身容易并发白内障。

姜燕荣：提出一个问题，这种虹膜夹型 IOL，晶状体光学区和襻的角度是不是适合，植入这种 IOL 是不是可以用来解决屈光的问题，发生并发性白内障的概率有多大？如果发生概率比较高的话，这个手术做不做就值得考虑了。

元力：这个患者在手术方式的选择上是非常困难的，因为他 −14D 的近视，可能角膜条件受限制，没法做角膜屈光手术。那么选择做眼内 PIOL 植入就会存在一些固有的风险，比如白内障的发生、角膜内皮细胞的丢失，**但是总体上来讲，随着 PIOL 的改进，并发症的发生率在逐渐下降**。对于年龄稍大一些的患者，超过 40 岁或 45 岁，又合并有玻璃体后脱离的，可以考虑早期置换 IOL，也就是透明晶状体置换来解决屈光问题。

鲍永珍：透明晶状体置换和 PIOL 植入比较，最大的区别就是调节力

的问题。植入 PIOL 不影响自然晶状体的调节力,这对于近视眼来说是非常大的一个吸引点,因为他习惯了近视力很好,如果突然丧失调节力,患者会很不适应。

查房结果

1. 该患者的并发性白内障和 PIOL 植入手术以及高度近视本身均存在一定关系。

2. 对于高度近视的屈光矫正手术方式需要根据患者年龄、近视度数、眼部状况以及患者意愿进行个体化选择。

病例十一 早产儿单眼先天性白内障

病例报告:张钦 病例提供:鲍永珍 查房整理:梁之桥

病历摘要

患儿男性,3 个月零 21 天(矫正胎龄 49 周),家长主诉发现患儿左眼瞳孔区发白 3 个月余。

现病史:患儿出生后即于出生医院(当地)发现"左眼瞳仁发白",诊断为"左眼先天性白内障",为进一步诊治就诊于我院。

既往史:患儿为孕 33 周早产儿,出生体重 2 500g,有出生后吸氧史。

眼科检查(全麻下检查):

	OD	OS
角膜	透明	透明
前房	中深	中深
晶状体	清	全混(图 2-11-1)
眼底	视网膜在位	窥不入

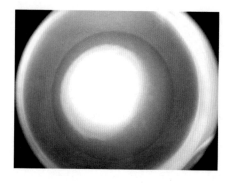

图 2-11-1　全麻检查下左眼晶状体灰白色混浊

初步诊断：
左眼先天性白内障

查房目的

1. 先天性白内障的治疗时机？
2. 选择的手术方法？
3. 人工晶状体（IOL）是否一期植入？
4. 术后如何矫正屈光？
5. 如何进行弱视训练？

专家发言和讨论

牛兰俊：治疗主要指的是手术治疗，其中手术时机的选择是具有争议的，原来治疗的都比较晚，治疗后出现的弱视问题不能得到很好的恢复，到后来治疗时间逐渐提前，**现在普遍认为 3 个月到半岁就可以手术，**但是手术指征就像这个病例，晶状体全部混浊或者严重影响视力。另一个问题是，一期是否植入 IOL，针对于这个病例，现在大多数学者认为一期不植入，**等 2 岁眼球发育相对成熟了再植入。**

鲍永珍：先天性白内障年龄越小手术并发症越多，对于婴儿期白内障的手术时机问题需要考虑几个因素。①手术适应证要严格，婴幼儿因无法进行视功能评估，主要根据晶状体混浊的形态学指标，直径大于 3mm 的视轴区致密混浊是手术指征；②单眼还是双眼，目前国际公认的手术时机，单眼是出生后 8 周，双眼是出生后 10 周；③该例患儿是孕 33 周出生的早产儿，**对于早产儿要考虑到眼部并没有完全发育成熟**，矫正胎龄 40 周之内一天中睁眼的时间很短，相当于还是胎内状态，所以在这种情况下就要充分考虑到全身状况及手术风险，不能只算出生后的月龄去套用单眼出生后 8 周、双眼出生后 10 周的手术时间，而应算矫正胎龄并评估患儿的全身状况及眼部是否存在合并症。

黎晓新：对于双眼先天性白内障，可能大家共识比较一致，认为还是早做，但 IOL 在什么时间植入，要不要在 3 个月之内是有争议的。眼球发育最快的时候是在 2 岁之内，这也是为什么很多学者认为植入 IOL 要在 3 岁左右，因为 3 岁时大概接近 80% 成人眼球的发育状态。如果过早植入，眼部还在快速发育，之后会存在 IOL 度数又相对不足的问题，还制造了形成弱视的机会。术后给一个 3 岁患儿戴框架眼镜是非常困难的，即使可以戴，配合也很差，而**接触镜可以比较好地解决这个问题**，但一般家长放不进去，所以基本上都是在医院里完成，或者在社区医院里完成，在低剂量麻醉下操作更加安全，这样能够最好地保证眼球的发育。

吴夕：对于单眼先天性白内障术后造成形觉剥夺性弱视的问题，角膜接触镜是比较好的选择，但最主要的是培训家长，**越小的年龄越容易发生对侧眼的弱视。所以，在遮盖的时候要以小时计算，随着年龄增加，逐渐地增加遮盖时长，一方面是提高弱视眼的视力，另一方面防止对侧眼形成弱视**，但是我国现在的角膜接触镜都是日戴的，操作起来较复杂，造成角膜并发症的概率相对较大。

查房结果

1. 鉴于本例患儿单眼全混白内障，建议尽早手术治疗。

2. 一期不植入 IOL，术后尽可能配戴角膜接触镜。

查房后续

患儿于月龄 4 个月（矫正胎龄 50 周）时行左眼晶状体切除＋前部玻璃体切除术；术后 1 周行全麻下检查，眼压，右眼 5.5/6（14.6mmHg），左眼 5.5/6（14.6mmHg）；验光，右眼 +3.00DS/+1.00DC×10，左眼 +18.00DS/+2.00DC×89。右眼前节及眼底未见明显异常；左眼角膜透明，前房存在，晶状体缺如，眼底未见异常（图 2-11-2）。

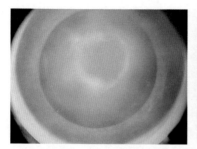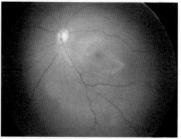

图 2-11-2 术后全麻下左眼前节像、眼底像

病例十二 双眼早产儿视网膜病变继发青光眼

病例报告：张钦 病例提供：黎晓新 查房整理：梁之桥

病历摘要

患儿男性，4 岁。家长主诉患儿双眼疼，拒绝睁眼伴流泪 4 天。

现病史：4 天前无明显诱因出现双眼疼，拒绝睁眼伴流泪。2 天前就诊于当地医院，测双眼眼压高（具体不详），予甘露醇降眼压治疗后症状缓解。1天前，患儿再次出现同样症状，来我院就诊。

既往史：患儿为29周单胎早产儿，出生体重1 100g。曾有吸氧史。2010年5月25日（生后4个月余）于我院诊为双眼早产儿视网膜病变，合并视盘血管炎。2010年7月26日（4年前）于我院全麻下行右眼巩膜外加压术。4年间，间断于我院门诊复查，做弱视训练。

眼科检查（全麻检查）（图2-12-1，图2-12-2）：

	OD	OS
眼压（IOP）	10/5（37.19mmHg）	10/4（43.48mmHg）
角膜	水肿	水肿
前房	前房偏浅	前房偏浅
虹膜瞳孔	圆	部分后粘连
晶状体	透明	透明
眼底	隐见牵拉性视网膜脱离	隐见牵拉性视网膜脱离

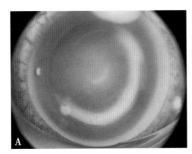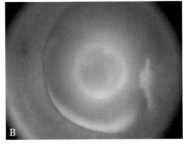

图2-12-1 全麻检查下双眼前节像可见晶状体后灰白增殖膜
A. 右眼；B. 左眼。

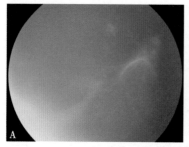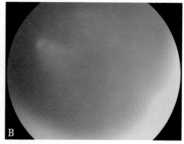

图 2-12-2 全麻检查下双眼眼底像

A. 右眼; B. 左眼。

其他眼部检查:

条栅视力: OD 57cm 4.0 周 / 度(CPD)≥0.13; OS 57cm 4.0CPD≥0.13。

初步诊断:

双眼继发性青光眼

双眼早产儿视网膜病变(ROP)

右眼巩膜外加压术后

查房目的

1. 该例患儿眼压升高是否与全麻检查相关?

2. 如何预防全麻检查后眼压升高?

专家发言和讨论

吴慧娟: 从病史上能够考虑到的诱发因素是**散瞳**,晶状体后的增殖膜造成了本身这个房角可能就很窄,且散瞳**诱发了房角关闭**,从而导致眼压升高。

黎晓新: 患儿闭角发生在下方。**右眼晶状体后纤维膜将该部位晶状体向前推**,因此患者前房浅,并**非均匀的浅前房**(这点与原发性闭角型青光眼不同），仅在下方前房浅，左眼颞下浅前房，甚至完全关闭，虹膜前粘连。

尹虹：ROP 4 期患儿**有增殖膜的区域对应前房都是比较浅的**，全麻检查一定要在关注眼压的同时，还要关注前房深度，**一旦前房深度变浅的范围逐渐扩大**，一定要想到可能出现继发性闭角型青光眼的问题。

黎晓新：**ROP 4 期患儿务必坚持复查**，一旦发现眼压有升高的趋势，先行虹膜周边切除术，可缓解一小部分患儿的症状，大多数患儿还是要做晶状体切除术，眼压方可正常。

查房结果

1．该例患儿高眼压的机制是晶状体后虹膜、睫状体增殖膜将晶状体前推，导致瞳孔阻滞、房角变窄。

2．ROP 患儿散瞳可加重由上述机制导致的瞳孔阻滞，眼压急骤升高。

3．ROP 4 期患儿务必坚持复查。一旦发现眼压有升高的趋势，根据眼部情况可选择虹膜周边切除术，或晶状体切除术预防和治疗高眼压。

附：早产儿视网膜病变（ROP）是早产儿特有的血管增生性视网膜疾病。随着世界许多地区早产儿的增加，ROP 已成为儿童失明的主要原因。

ROP 病变按严重程度分为 5 期：① 1 期，约发生在矫正胎龄 34 周，在眼底视网膜颞侧周边有血管区与无血管区之间出现分界线；② 2 期，平均发生于矫正胎龄 35 周（32～40 周），眼底分界线隆起呈嵴样改变；③ 3 期，平均发生于矫正胎龄 36 周（32～43 周），眼底分界线的嵴样病变上出现视网膜血管扩张增殖，伴随纤维组织增殖；阈值前病变平均发生于矫正胎龄 36 周，阈值病变平均发生于矫正胎龄 37 周；④ 4 期，由于纤维血管增殖发生牵拉性视网膜脱离，先起于周边，逐渐向后极部发展；此期根据黄斑有无脱离又分为 A 和 B，4A 期无黄斑脱离，4B 期黄斑脱离；⑤ 5 期，视网膜发生全脱离（大约在出生后 10 周）。病变晚期前房变浅或消失，可继发青光眼、角膜变性、眼球萎缩等。

病例十三　小梁切除术后反复发作高眼压

病例报告：赵敏　病例提供：任泽钦　查房整理：梁之桥

病历摘要

患者女性，51 岁，主诉右眼胀痛，视力突然下降 1 天。

现病史：患者 7 年前在外院诊断为闭角型青光眼（资料已丢失），随后就诊于我院并行双眼 YAG 激光虹膜周边切除术，6 年前因右眼眼压高行小梁切除术，术后 2 个月右眼闭角型青光眼急性发作，测压平眼压 58mmHg，诊断为"睫状环阻滞性青光眼"，一直予以阿托品、酒石酸溴莫尼定、盐酸卡替洛尔滴眼液降眼压，右眼眼压基本维持在 20mmHg 左右，视力维持在 0.3 左右，1 年前因阿托品过敏改用山莨菪碱每日 1 次点眼。1 周前患者停用山莨菪碱。1 天前突发右眼胀痛伴视力下降来我院就诊。

既往史：否认高血压、糖尿病、头部眼部外伤史。

眼科检查：

	OD	OS
视力（VA）	0.02，Jr7 不见	0.8，Jr4
眼压（IOP）	58mmHg	20mmHg
眼睑及结膜	混合充血显著	无明显异常
角膜	右眼角膜上皮水肿，KP（−）（图 2-13-1）	左眼角膜清，KP（−）
前房	前房消失，虹膜与角膜内皮相贴（图 2-13-1）	中央前房约 2CT，周边约 1/3CT
虹膜	虹膜 11:00 位可见 YAG 激光周切口畅，瞳孔不圆，固定，广泛后粘连，对光反射消失（图 2-13-1）	虹膜 11:00 位可见 YAG 激光周切口畅，瞳孔圆，对光反射存在、迟钝

续表

	OD	OS
晶状体	NC3NO3	NC2NO2
眼底	眼底窥不清，隐见视盘	视网膜在位，C/D=0.4
眼轴长度	20.8mm	20.94mm

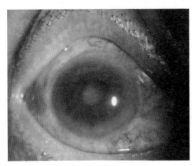 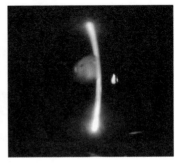

图 2-13-1 右眼前节像

前房消失，角膜与晶状体核虹膜贴附。

初步诊断：

右眼睫状环阻滞性青光眼

双眼急性闭角型青光眼

右眼小梁切除术后

左眼 YAG 激光虹膜造孔术后

双眼年龄相关性白内障

查房目的

1. 明确诊断以及需要做的辅助检查。

2. 睫状环阻滞性青光眼的特点及处理。

3. 抗青光眼术后反复发作高眼压的原因。

专家发言和讨论

曹晓光：该患者虹膜周切孔通畅，所以，**瞳孔阻滞的因素可以基本排除**，小梁切除术后浅前房要考虑滤过泡的问题，比如滤过泡漏或者滤过过强，但以上两种情况通常表现为低眼压，该患者眼压高，**可以排除滤过泡相关因素**，需要明确的主要有以下问题，即晶状体和睫状体的关系，存不存在睫状阻滞，可以考虑行**超声生物显微镜（UBM）来判断晶状体和睫状体的相对位置关系**。

侯宪如：通过 UBM 可以确定是否存在睫状环阻滞性青光眼。如果是单纯瞳孔阻滞，中央前房通常不会完全消失，**如果是睫状环阻滞，周边前房和中央前房均消失**；另外，判断是不是睫状环阻滞性青光眼，UBM 上最主要的特点是**判断后房是否存在**，如果后房存在，就不一定是睫状环阻滞性青光眼，如果后房消失，说明迷流入玻璃体的房水将前部玻璃体、晶状体、睫状突挤压到一起。

任泽钦：睫状环阻滞性青光眼即恶性青光眼的经典定义是睫状环阻滞，从病理生理机制上讲，现在有的学者认为睫状环阻滞并不一定是原发的。至于这个患者，她是一个经典定义的睫状环阻滞，在 7 年前所谓的再次"闭角型青光眼"发作，推测当时应该也是恶性青光眼发作。就像侯宪如教授提出的，**后房消失是恶性青光眼在 UBM 上的典型体征**，即使虹膜周切孔通畅，但因为房水迷流和睫状环阻滞造成的恶性循环，房水并不能沿着周切孔进入前房。

鲍永珍：恶性青光眼在闭角型青光眼行小梁切除术后比较常见，尤其是短眼轴的患者，该患者眼轴长度小于 21mm，另外需要注意，急性闭角型青光眼急性发作时的常规用药是毛果芸香碱，以及 YAG 激光造孔前往往频繁点缩瞳剂，在高眼压状态下会进一步加重睫状体水肿。**抗青光眼术后浅前房伴高眼压的患者，主要考虑两种情况：滤过泡无效及恶性青光眼**。此外，高眼压下无前房对角膜内皮的损伤比低眼压下更大，在后期可能的手术治疗中如白内障手术需要特别关注。

任泽钦：对于恶性青光眼的治疗，应该考虑患者眼压的情况，如果眼压可以维持于 30mmHg 以下，可以先行药物治疗，如果眼压超过 50mmHg，建议在用药的同时，沟通前后段，可以行**玻璃体水囊抽吸＋前房形成**，或者前部玻璃体切除＋白内障摘除，对于人工晶状体（IOL）眼患者可以行周边虹膜及玻璃体前界膜 YAG 激光沟通前后房。

查房结果

1. 行超声生物显微镜（UBM）来判断晶状体和睫状体的相对位置关系，后房消失是恶性青光眼的典型特征。

2. 抗青光眼术后浅前房伴高眼压的患者，主要考虑两种可能：滤过泡无效及恶性青光眼。

3. 恶性青光眼的手术治疗是沟通前后房，通过玻璃体手术实现。

病例十四　老年男性双眼 Best 病

病例报告：程湧　病例提供：黎晓新　查房整理：苗恒

病历摘要

患者男性，62 岁，主因右眼视物模糊进行性加重 20 年来诊。

现病史：患者自 20 年前无明显诱因开始自觉右眼视物模糊，不伴眼红眼痛，不伴视物变形和视物遮挡，未诊治。此后患者自觉右眼症状逐渐加重，现为提高视力来诊。

既往史：否认高血压、糖尿病、头眼外伤和过敏史。否认屈光不正、风湿免疫系统疾病和血液系统疾病史，否认长期用药史。

个人史和家族史：左眼视力自幼不佳，未诊治。其妹妹双眼视力自幼不佳。

眼科检查：

患者妹妹的眼科检查结果：

	OD	OS
最佳矫正视力（VA）	0.2	0.1
眼压（IOP）	13mmHg	12mmHg
EOG Arden 比	1.164	1.019
全视网膜 fERG	未见异常	未见异常

患者妹妹的眼底像及 OCT： 如图 2-14-1 所示。

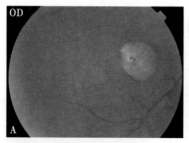
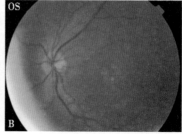
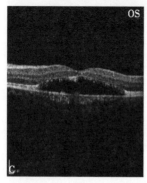

图 2-14-1　患者妹妹眼底像和 OCT

A. 右眼黄斑 RPE 萎缩；B、C. 左眼黄斑部浆液性神经视网膜脱离。

患者亲兄弟的女儿眼科检查结果：

	OD	OS
最佳矫正视力（VA）	0.7	0.1
眼压（IOP）	14mmHg	14mmHg
EOG Arden 比	1.235	1.104
全视网膜 fERG	未见异常	未见异常

患者亲兄弟女儿的眼底像和 OCT： 如图 2-14-2 所示。

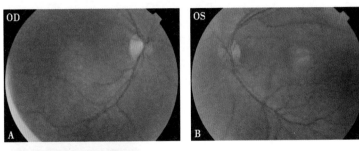

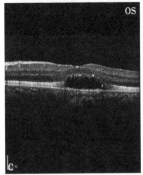

图 2-14-2　患者亲兄弟女儿眼底像和 OCT
A. 右眼黄斑 RPE 萎缩；B、C. 左眼黄斑部浆液性神经视网膜脱离。

患者本人眼科检查结果：

	OD	OS
裸眼视力	0.16	0.02
屈光	+1.75DS/+0.50DC×100=0.2	+2.00DS=0.06
眼压（IOP）	14mmHg	14mmHg
眼前节	未见异常	未见异常
眼底	双眼黄斑中心凹光反射消失，局部 RPE 色素变动，双眼黄斑部对称分布的神经视网膜脱离，直径约 2DD，在脱离区下方边缘处可见黄白色视网膜下沉积物（图 2-14-3）	

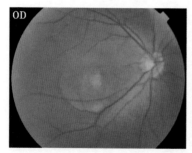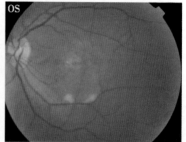

图 2-14-3　患者本人双眼眼底像

眼科辅助检查：

OCT：双眼神经视网膜浆液性脱离，如图 2-14-4 所示。

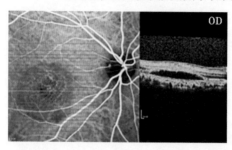

图 2-14-4　患者本人右眼 OCT 示神经视网膜浆液性脱离

自发荧光：如图 2-14-5 所示。

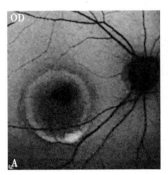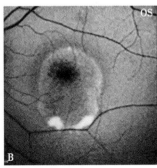

图 2-14-5　患者本人双眼自发荧光

双眼后极部神经视网膜脱离区边缘处环形高荧光，视网膜下沉积物也呈高荧光（A. 右眼；B. 左眼）。

FFA：如图 2-14-6 所示。

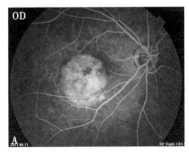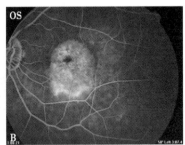

图 2-14-6　患者本人双眼 FFA

双眼视盘及视网膜血管无染色和渗漏，黄斑部自始至终呈强荧光状态，形状与神经视网膜脱离区域对应，晚期轻微渗漏，但范围无明显扩大（A. 右眼；B. 左眼）。

ICGA：脉络膜血管充盈未见异常，黄斑部神经视网膜脱离区脉络膜毛细血管萎缩而透见脉络膜大血管，视网膜下沉积物处呈遮蔽荧光。

EOG：Arden 比 OD/OS 分别为 1.445/1.361，均显著下降。

全视网膜 fERG：未见异常，30Hz 反应振幅降低。

其他辅助检查：

患者本人、其妹妹和其亲兄弟的女儿均存在 *BEST1* 基因 c.698C>T 杂合突变，符合 Best 病表现。截至报告时，文献中仅一名日本学者报告了此位点突变与 Best 病的关系。

查房目的

报告一个 Best 病家系病例，讨论进一步诊治方案。

专家发言和讨论

黎晓新：此患者虽年龄偏大，但双眼发病，眼底表现和各项辅助检查均完全符合 Best 病表现，结合其妹妹也存在类似表现的家族史，故诊断明确。**起病隐匿且进展速度缓慢是造成此患者诊断此病时年龄偏大的原因。** 虽然目前已有报告称此位点与 Best 病有关，但因相关的文献仅一篇，可将此家系再次报告确证。就此家系总 3 例患者而言，此突变为常染色体显性遗传。

黄旅珍：Best 病目前尚无实际可操作的临床治疗手段，此病的重点是筛查家庭成员中携带致病基因的成员并嘱其定期随诊观察以监测病情进展情况。可联系患者其他家属并建议其参与基因检测，进一步确证 *BEST1* 基因的 c.698C>T 突变与 Best 病的关系。**建议患者的育龄期子女孕前检测此基因，以评估新生儿发病风险。**

查房结果

1. 可联系患者其他家属并建议其参与基因检测，进一步确证 *BEST1* 基因的 c.698C>T 突变与 Best 病的关系。

2. 建议患者的育龄期子女孕前检测此基因，以评估新生儿发病风险。

病例十五 青年女性结晶样视网膜变性

病例报告：朱雪梅　病例提供：曲进锋　查房整理：梁之桥

病历摘要

患者女性，30岁，主因右眼视力下降伴视物变形半年余来诊。

现病史：患者自半年前开始无明显诱因自觉右眼视力下降伴视物变形，不伴眼红眼痛，不伴畏光、分泌物增多和视物遮挡，未诊治。近来患者自觉右眼症状加重，现为改善症状来诊。

既往史：双眼近视约 -6.0DS，5年前行双眼激光角膜屈光矫正术。

个人史和家族史：个人史无特殊，否认家族遗传病史。

眼科检查：

	OD	OS
最佳矫正视力（VA）	0.2	0.8
眼压（IOP）	12mmHg	10mmHg
眼前节	未见异常	未见异常
眼底	双眼视盘边清色正，黄斑中央凹光反射不清，后极部视网膜散在大量彩色反光的结晶样物质沉积（图2-15-1）	

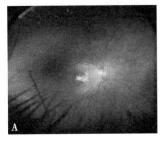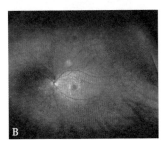

图 2-15-1　双眼眼底像

A. 右眼；B. 左眼。

眼科辅助检查：

自发荧光： 如图 2-15-2 所示。

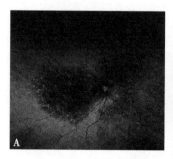 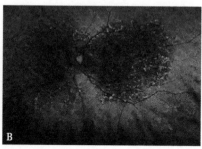

图 2-15-2 双眼自发荧光

双眼后极部大片弱荧光区，边界呈斑驳的强荧光（A. 右眼；B. 左眼）。

FFA： 如图 2-15-3 所示。

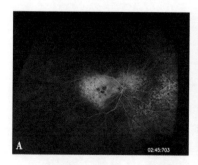 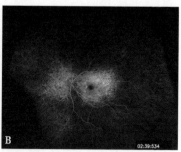

图 2-15-3 双眼 FFA

双眼视网膜血管和视盘未见染色或渗漏，后极部及中周部视网膜大片 RPE 色素斑驳色素变动和透见荧光（A. 右眼；B. 左眼）。

OCT： 如图 2-15-4 所示。

视野： 双眼中心暗点。

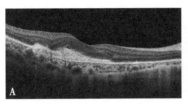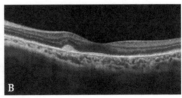

图 2-15-4 双眼 OCT

双眼黄斑区视网膜外层结构紊乱消失，双眼中心凹神经视网膜下均可见纤维瘢痕样高反光物质，右眼（A）中心凹下和左眼（B）神经视网膜内可见少许液性暗区。

其他辅助检查：

基因检测为 *CYP4V2* 基因三个复合杂合突变点。其中 c.802_807del 和 c.810delT 位于同一染色体，来自父亲，c.1388G>A 位于另一染色体，来自母亲。其哥哥未携带此 3 个突变点。

查房目的

报告一个结晶样视网膜变性的病例，讨论进一步诊治方案。

专家发言和讨论

黎晓新：此患者家系中仅此一人发病，其余家属眼底检查均未见异常，表明为常染色体隐性遗传或杂合突变所致。眼底表现和辅助检查均符合 Betti 结晶样视网膜变性，**双眼中心凹下纤维瘢痕样改变为继发性脉络膜新生血管所致**。因该病眼底表现多为陈旧性改变，尚无有效治疗措施，针对脉络膜新生血管可尝试抗 VEGF 治疗，嘱观察随访。

赵明威：结晶样视网膜变性患者应建议其配偶也行基因检测，评估其子代个体发病风险。

黄旅珍：Betti 结晶样视网膜变性目前尚无有效的临床治疗手段，此病的重点是筛查家庭成员中携带致病基因的成员并嘱其定期随诊观察以监测病情进展情况,可联系患者其他家属并建议其参与基因检测。

查房结果

1. 此患者 Betti 结晶样视网膜变性诊断明确,且为 *CYP4V2* 复合杂合突变所致。原发疾病因无有效治疗方案嘱观察随访,建议患者配偶接受基因检测评估子代发病风险。

2. 继发性脉络膜新生血管可采用抗 VEGF 治疗。

查房后续

患者此后接受每月 1 次抗血管内皮细胞生长因子(VEGF)玻璃体腔注射治疗,共 3 次,OCT 可见神经视网膜内和下液性暗区逐渐减小消失,但双眼矫正视力于 3 个月后仍进行性下降至 0.02/0.7(图 2-15-5)。

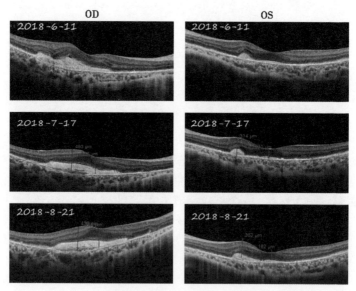

图 2-15-5 患者接受每月 1 次抗 VEGF 治疗后 OCT 变化

病例十六　婴儿早期单眼视盘发育异常

病例报告：贾忠旭　病例提供：尹虹　查房整理：朱雪梅

病历摘要

患儿男性，5 月龄，家长主诉生后 3 个月发现患儿不追物。

现病史：生后 3 个月家长发现患儿不追物。

既往史：出生孕周 36^{+4} 周，出生体重 2 600g，否认吸氧史，其母孕前尿蛋白（++）～（+++），未正规治疗，孕期无明确感染史，孕 30 周出现贫血，血红蛋白 9g。

眼科检查（全麻下检查）：

	OD	OS
检影验光	+3.50DS/+1.25DC×100	+3.25DS/+0.75DC×90
压陷眼压	5.5/6（14.57mmHg）	5.5/6（14.57mmHg）
眼前节（图 2-16-1）	未见异常	未见异常
眼底（图 2-16-2）	右眼可见视盘周围囊样向后突出，视盘较对侧眼稍大，视盘下方局部萎缩，视网膜血管走行近放射状，局部视网膜色素异常	未见异常

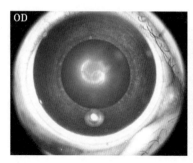
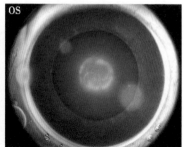

图 2-16-1 双眼前节像

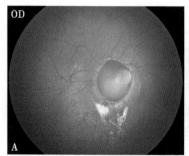
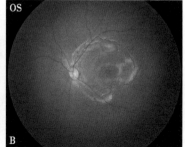

图 2-16-2 双眼眼底像

A. 右眼视盘周围囊样向后突出,视盘较对侧眼稍大,视盘下方局部萎缩,视网膜血管走行近放射状,局部视网膜色素异常;B. 左眼底未见异常。

眼科辅助检查:

眼科超声:如图 2-16-3 所示。

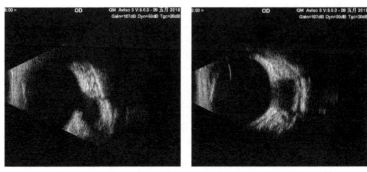

图 2-16-3　右眼 B 超

显示右眼视神经形态异常,自视盘向后呈囊样向周围突出。

荧光素眼底血管造影(FFA):如图 2-16-4 所示。

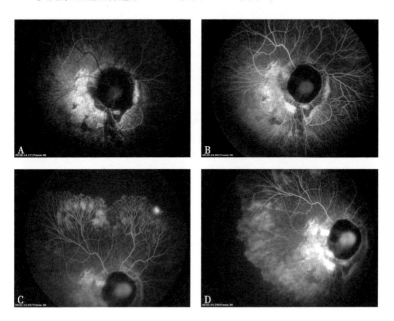

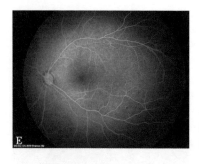

图 2-16-4 FFA

A～D. 右眼早期凹陷旁可见透见荧光,周边视网膜可见无灌注区和荧光渗漏;E. 左眼大致正常。

其他辅助检查:

眼眶核磁:如图 2-16-5 所示。

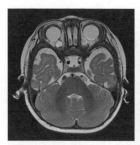 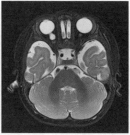 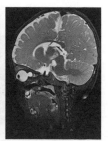

图 2-16-5 MRI 示右眼球后可见与眼球内容相连的囊样改变

初步诊断:

右眼先天性盘周葡萄肿

家族性渗出性玻璃体视网膜病变待除外

查房目的

1. 明确诊断。

2. 婴儿早期的视网膜无血管区和荧光渗漏是否需激光治疗?

专家发言和讨论

赵明威：这类疾病都可称为视盘先天发育异常。牵牛花综合征以视盘的形态学特点命名，视盘部位呈圆锥形或漏斗形深凹陷，视盘表面有**胶质样组织覆盖**，视网膜血管从视盘边缘发出，数量增多，通常不能区分动静脉，直行走向周边视网膜。其发病机制尚不清楚，目前认为与胚裂闭合不全相关，属于视神经缺损的变体。

尹虹：本例患儿视盘形态正常，周围有凹陷，检眼镜下右眼黄斑区接近盘周葡萄肿边缘。查阅文献考虑为盘周葡萄肿，对其视盘周围的渗漏及周边无血管区、血管渗漏是否需要激光治疗。

王乐今：葡萄肿一般指后天发育中出现的凸出，本例患儿出生即是如此表现，命名是否合适。

黎晓新：此病例表现上是**先天性视盘后退，是一类视盘先天发育异常疾病**。周边的无血管区和黄斑区接近盘周葡萄肿边缘可能跟视盘后退将整个视网膜往后牵拉有关。结合之前的临床经验，目前不应行眼底激光或玻璃体切除手术，**可定期随诊，观察病情变化**。

梁建宏：不支持行激光治疗。建议定期随诊，观察病情变化，对症处理联合弱视训练。

查房结果

1. 诊断先天性视盘发育异常。

2. 婴儿盘周葡萄肿早期不急于行视网膜激光，应密切随访。

附：先天性视盘发育异常包括视盘小凹、牵牛花综合征、视盘缺损和视盘发育不良几大类（图 2-16-6）。可单眼发病也可双眼发病，对视功能的影响也是轻重不一。治疗上主要应尽早纠正屈光不正、进行弱视训练等，以及针对并发症的治疗，尽可能保留视功能。

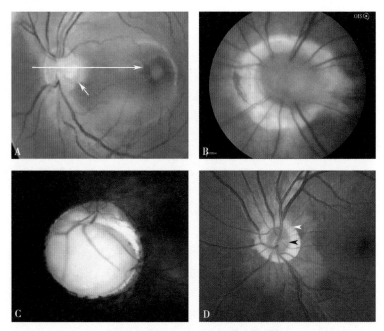

图 2-16-6　先天性视盘发育异常类型

A. 视盘小凹；B. 牵牛花综合征；C. 视盘缺损；D. 视盘发育不良。

病例十七　婴儿双眼视网膜劈裂

病例报告：李梦洋　病例提供：尹虹　查房整理：苗恒

病历摘要

患儿女性，月龄 2 个月，主因出生后眼底筛查发现双眼视网膜脱离 2 天来诊。

现病史：2 天前家长带患儿在当地医院接受双眼早产儿眼底病变筛查时被告知患儿双眼均存在视网膜脱离，遂接受建议来诊我院。

既往史：足月顺产，胎龄 39⁺⁵ 周，出生体重 3 900g，出生后未吸氧；其母妊娠 7 个月时曾患"上呼吸道感染"，具体不详。

个人史和家族史：其母孕 2 产 2，患儿有一姐姐，患儿父母及姐姐眼底检查均无异常。患儿外公自 8 岁开始被发现双眼视力不佳，被诊断为双眼先天性视网膜劈裂（图 2-17-1），基因检测见 *RS1* c.276G>T 基因（p.w92c）突变，现双眼最佳矫正视力 0.1/0.05，全视网膜 fERG 示双眼 b 波振幅显著下降。

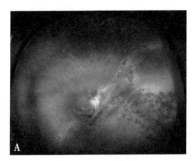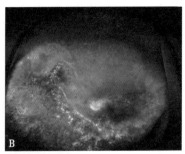

图 2-17-1 患儿外公双眼眼底像
A. 右眼；B. 左眼；可见下半视网膜劈裂。

眼科检查（全麻下检查）：2019-05-23（月龄 2 个月）

	OD	**OS**
验光	+1.75DS/+1.00DC×80	+2.25DS/+1.25DC×90
眼压（Schiotz）	5.5/5（17.3mmHg）	5.5/6（14.6mmHg）
眼前节	未见异常	未见异常
眼底	如图 2-17-2 所示	如图 2-17-2 所示

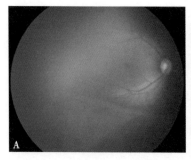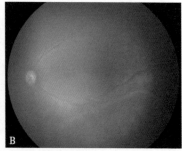

图 2-17-2　患儿 2019.5.23 全麻检查下眼底像

双眼下方视网膜劈裂（A. 右眼；B. 左眼）。

眼科辅助检查：

眼科超声：如图 2-17-3 所示。

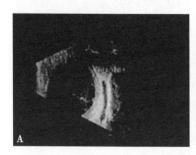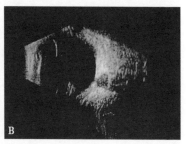

图 2-17-3　患儿 2019.5.23 全麻检查下眼部 B 超

双眼玻璃体内可见弱点状回声，条带回声与视盘相连（A. 右眼；B. 左眼）。

治疗：嘱患儿随诊观察。

2019-07-11（月龄 4 个月）：

全麻下检查眼底：如图 2-17-4 所示。

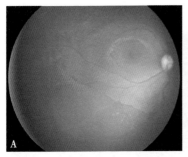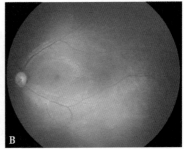

图 2-17-4　患儿 2019.7.11 全麻检查下眼底像

双眼下方视网膜劈裂,右眼视网膜劈裂区域存在视网膜下出血(A);左眼视网膜劈裂程度较上次减轻(B)。

治疗:嘱患儿继续随诊观察。

2019-08-01(月龄 5 个月):

全麻下检查眼底:如图 2-17-5 所示。

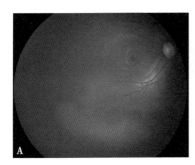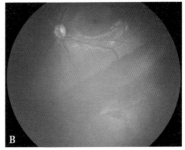

图 2-17-5　患儿 2019.8.1 全麻检查下眼底像

双眼下方原视网膜劈裂区域均存在视网膜下出血,但内层劈裂隆起改变已基本消失(A. 右眼;B. 左眼)。

FFA：如图2-17-6所示。

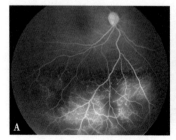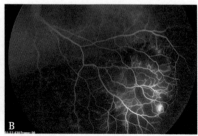

图2-17-6 患儿2019.8.1全麻检查下双眼FFA

双眼下方视网膜劈裂区域内毛细血管扩张明显，末端膨大呈小球状，造影晚期部分扩张血管存在荧光渗漏；异常血管中间广泛分布无灌注区（A. 右眼；B. 左眼）。

初步诊断：

双眼视网膜劈裂

查房目的

1. 明确诊断。

2. 视网膜出血的原因。

3. 如何治疗。

专家发言和讨论

尹虹：患儿虽于外院诊断为"双眼视网膜脱离"，但在全麻检查检眼镜下是较为典型的先天性视网膜劈裂，因孩子年龄尚小建议观察。但在随后的观察中，双眼先后发生视网膜下出血，且视网膜劈裂的程度每次均较前一次有所减轻，表现为劈裂的内层视网膜隆起高度逐渐减小消失，至末次全麻检查时检眼镜下已见不到明显的内层劈裂隆起样改变。**继发于视网膜劈裂的眼内出血多由视网膜血管破裂导致**，当出血进入玻璃体时可考虑玻璃体手术。但此患儿的出血位于视网膜下且距离黄斑非常近，且

FFA 也显示原劈裂区视网膜血管存在显著异常改变伴无灌注区形成,因此,**出血可能源自视网膜新生血管**,抗血管内皮细胞生长因子(VEGF)治疗联合视网膜激光可能对控制出血扩大进展有效。

赵明威:高度近视继发视网膜劈裂和出血的 FFA 表现与此患儿表现极其类似,因此推测患儿视网膜下出血的发病机制也与高度近视视网膜劈裂和出血的发病机制类似,**抗 VEGF 治疗可能也会有效**,可尝试单眼注射并用对侧眼作为对照,以明确此类治疗是否有效。

梁建宏:虽然既往此类病例鲜有见到,但之前对此类患儿尝试抗 VEGF 治疗后,出血均可逐渐吸收,可尝试注射。

黎晓新:患儿双眼先天性视网膜劈裂临床表现典型。在眼球发育过程中,玻璃体 - 视网膜界面性质的改变可影响劈裂内层视网膜的隆起高度。**出血多是继发于玻璃体对内层视网膜的牵引继发的血管异常**,出血可位于视网膜内部层间和 / 或视网膜下。同意抗 VEGF 治疗,但应交待患儿家属此后仍需长期观察,且病情可反复。

查房结果

1. 患儿双眼先天性视网膜劈裂诊断明确,视网膜内部层间和 / 或视网膜下出血源自玻璃体 - 视网膜内表面的相互作用及视网膜内层异常血管。

2. 抗 VEGF 治疗有积极效果,但应长期随访并交代复发可能。

病例十八 新生儿结节性硬化症

病例报告:全其哲 病例提供:梁建宏 查房整理:朱雪梅

病历摘要

患儿女性,1 个月,家长主诉出生后查体发现"双眼视网膜局部隆起"。
现病史:患儿出生当天于当地医院检查发现双眼视网膜局部隆起,怀疑眼内肿瘤，未继续诊治，现转来我院就诊。

既往史：足月顺产，孕周 39^{+5} 周，出生体重 3 450g，否认出生后吸氧史。否认传染病史。母亲否认孕期感染及用药史。

家族史：否认家族性遗传病史。

眼科检查：

	OD	OS
角膜	清	清
前房	存在	存在
晶状体	透明	透明
眼底	后极部视网膜两处灰白色病灶轻微隆起（图 2-18-1）	视网膜上方、颞侧白色病灶轻微隆起（图 2-18-1）

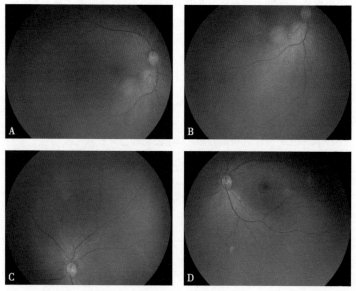

图 2-18-1　眼底像

A、B. 右眼视网膜两处灰白色病灶；C、D. 左眼视网膜上方、颞侧白色病灶。

初步诊断：

双眼视网膜肿瘤（错构瘤？视网膜母细胞瘤？）

诊疗过程：

先予以观察，1个月后复查。复查眼底显示双眼视网膜病灶较前明显（图 2-18-2），故予双眼病灶视网膜激光光凝治疗。之后定期随访，病情稳定，未见复发或新发病灶（图 2-18-3）。

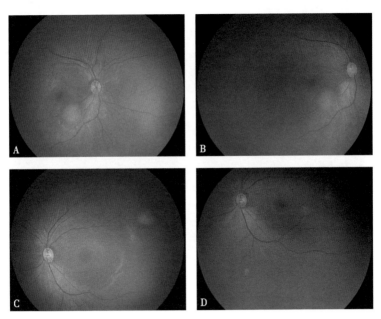

图 2-18-2 1个月后复查双眼眼底像

病灶较前稍明显（A、B. 右眼；C、D. 左眼）。

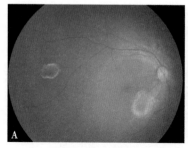 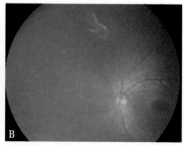

图 2-18-3 激光治疗后眼底像

双眼原视网膜病灶处可见陈旧激光斑（A. 右眼；B. 左眼）。

其他辅助检查：

基因检测发现 1 个可疑突变：*TSC2* 基因的一个杂合变异（c.2769 至 c.2770：缺失 TT）。基因位点变异。

X 线胸片：未见明显异常。

外院头颅核磁，未见片子及报告，家长诉儿科未告知有明显异常。

初步诊断：

双眼结节性硬化症

视网膜星形细胞错构瘤

查房目的

明确诊断。

专家发言和讨论

黎晓新：新生儿眼底筛查时发现双眼底多发白色病灶，最常考虑的为视网膜母细胞瘤和良性肿瘤如星形细胞瘤、错构瘤等，但星形细胞瘤其颜色较浅，常在神经纤维层，且生长相对缓慢，本病例患儿观察过程中发现肿物有变大，须首先考虑视网膜母细胞瘤，建议完善眼部 B 超、眼眶 CT、头颅 MRI 和基因检测，同时安排双眼视网膜激光治疗，密切随访。

梁建宏：近年来我接诊了几例眼科首诊的结节性硬化症。因为随着新生儿眼底筛查的普及，我们眼科医生有条件早期发现患儿眼底的病灶，在早发现早诊断后，须及时排查全身情况。**结节性硬化症的眼部表现包括视网膜星形细胞错构瘤、视网膜脱色素改变、眼睑纤维血管瘤、非麻痹性斜视、脉络膜缺损等，其中最常见的是视网膜星形细胞错构瘤，且50%为双眼发病。**视网膜星形细胞错构瘤可分为3种类型：Ⅰ型最常见，表现为扁平、光滑、透明、半透明病灶，直径0.25～2个视盘直径（DD），常发生在后极部、视网膜血管的表面；Ⅱ型第二常见，表现为多结节、桑葚样病变，直径0.25～4DD，常发生在后极部，80%在距离视盘2DD以内的范围；Ⅲ型为过渡期病变，病灶形态同时具备以上两种特点，这些扁平病灶中间均有钙化灶，且位于后极部。以往认为，视网膜星形细胞错构瘤是良性的、相对静止的病变，但越来越多的案例报道发现，它可出现进展性改变，尤其是对于发病年龄小于5岁、肿瘤位置靠近视盘或直接侵及视盘者，严重可出现渗出性视网膜脱离、玻璃体积血、新生血管性青光眼等。

查房结果

依据最新结节性硬化症2012诊断标准：*TSC1*或*TSC2*致病性突变可确诊结节性硬化症，该患者结节性硬化症诊断成立，其双眼灰白色半透明或不透明胶样扁平病灶符合结节性硬化症的常见眼底表现——**视网膜星形细胞错构瘤**，考虑到该病为系统性疾病，建议患儿到儿科进一步检查全身其他系统。

附：视网膜星形细胞错构瘤多为良性、相对静止的病变，鉴于目前数例案例报道其可出现进展性改变，因而嘱患儿家长定期随访，必要时对症治疗。

本病例提示两点：第一，在早产儿或新生儿眼病筛查发现眼底白色占位时，完善眼B超、眼部CT及头颅核磁检查，诊断上除了考虑视网膜母细胞瘤，还须鉴别良性肿瘤如结节性硬化症引起的星形细胞错构瘤等；第二，星形细胞错构瘤也可有钙化表现，钙化不能作为两种疾病鉴别点，基因检测对于结节性硬化症的诊断以及鉴别视网膜母细胞瘤和结节性硬化症是非常有帮助的。

病例十九 双胞胎Tay-Sachs病

病例报告:夏会卡 病例提供:黎晓新 查房整理:朱雪梅

病历摘要

患儿女,双胞胎异卵,1岁7个月,家长主诉查体发现眼底黄斑异常。

现病史:家长发现患儿发育迟缓、发育倒退半年,不可独站,翻身不灵活,不会说话,手脚无力,拟行高压氧治疗,查体发现眼底黄斑异常就诊我院。

家族史:母亲孕期无特殊病史,有贫血史。否认家族眼病史。

个人史:出生孕周38周,胞姐出生体重2 500g,胞妹出生体重2 800g,儿科均诊断心肌损害。

眼科检查(全麻下检查):两个患儿眼前节未见异常,眼底黄斑均可见樱桃红样改变(图2-19-1)。

胞姐

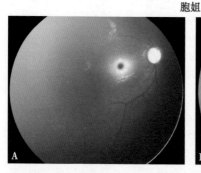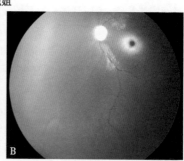

胞妹

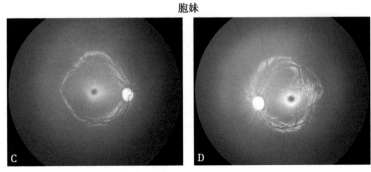

图 2-19-1 双胞胎姐妹眼底像
双眼黄斑樱桃红样改变（A、C. 右眼；B、D. 左眼）。

眼科辅助检查：

双胞胎 fERG：提示最大反应 b 波下降（图 2-19-2、图 2-19-3、表 2-19-1）。

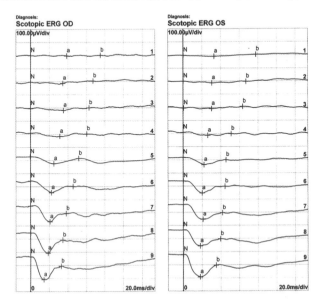

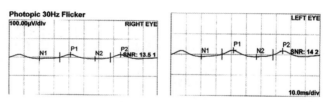

图 2-19-2　胞姐 fERG

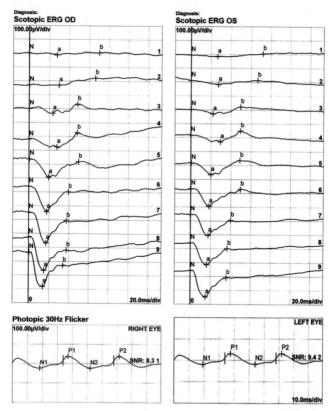

图 2-19-3　胞妹 fERG

表 2-19-1　双胞胎 fERG 最大反应 b 波下降

最大反应	胞姐		胞妹	
	右眼	左眼	右眼	左眼
b 波	103	89	154	139
a 波	175	170	248	191
30Hz	23	30	61	49

条栅视力：双眼最大条栅无明显反应。

其他辅助检查：

生化示乳酸脱氢酶（LDH）和 α- 羟丁酸脱氢酶（HBD）显著升高：胞姐 LDH 1 181U/L（参考值 109～245U/L），HBD 1 181U/L（参考值 72～182U/L）；胞妹 LDH 1 083U/L（参考值 109～245U/L），HBD 1 173U/L（参考值 72～182U/L）。

胞姐：头颅 MRI 提示髓鞘化落后；右颞极蛛网膜囊肿。

胞妹：头颅 MRI 提示大脑髓鞘发育迟缓。

脑白质病五项酶活力检测如表 2-19-2 所示。

表 2-19-2　脑白质病五项酶活力检测结果

项目名称	检测结果	单位	参考区间
β- 半乳糖苷酶	165.0	nmol/($g•min^{-1}$)	144.7～350.4
β- 氨基己糖苷酶 A	1.7 ↓	nmol/($g•min^{-1}$)	54.5～140.3
总氨基己糖苷酶	87.3	nmol/($mg•h^{-1}$)	75.4～158.6
半乳糖脑苷脂酶	36.9	nmol/($g•min^{-1}$)	17.2～56.1
芳基硫酸脂酶 A	283.3	nmol/($mg•24h^{-1}$)	211.2～451.6

提示：β- 氨基己糖苷酶 A 酶活力检测结果偏低，提示黑矇性痴呆（Tay-Sachs病），须结合临床症状进行诊断。

遗传检测： *HEXA* 基因复合杂合突变。

初步诊断：

双眼 Tay-Sachs 病

查房目的

认识眼科相关的罕见遗传性代谢病。

专家发言和讨论

赵明威： 此病例症状、体征、辅助检查及基因检测结果证实为 Tay-Sachs 病。提出一个问题，本病眼底黄斑的樱桃红样改变，与成人动脉阻塞所致樱桃红有无区别？动脉阻塞所致樱桃红是由于视网膜内层缺血视网膜呈灰白色，而黄斑区由脉络膜血管供血，透见脉络膜血管，而呈樱桃红表现。

黎晓新： 本病的樱桃红斑是**由于黄斑中心凹周围神经节细胞内的脂质蓄积导致的灰白色混浊**。本病例患儿为婴幼儿，眼底出现樱桃红斑，全身伴有发育迟缓、发育倒退，须首先考虑 Tay-Sachs 病，这是一种遗传性代谢病。出生时可无明显异常，随着沉积物逐渐增多而发病，出现运动神经退行性表现。眼科其他常见的先天性疾病如 Best 病发病年龄为 5～6 岁，而 Stargardt 病发病年龄更晚，与此病例不符。

查房结果

Tay-Sachs 病诊断明确。

附： Tay-Sachs 病是一种常染色体隐性遗传、自婴儿期开始发病的进展性神经退行性病变。由氨基己糖苷酶 A（*HEXA*）基因 a 亚基突变引起神经节苷脂 GM2 于神经组织内贮积，导致细胞破坏。眼部表现为黄斑樱桃红斑、进展性视神经萎缩。婴儿期前 6 个月大多正常，随后出现运动神经退行性变，在 3 岁左右死亡。

Tay-Sachs 病属于 GM2 神经节苷脂沉积病的一型，GM2 神经节苷脂沉积病也叫家族性黑矇性痴呆，是常染色隐性遗传疾病。由于溶酶体 β-氨基己糖苷酶（Hex）缺乏导致 GM2 神经节苷脂降解障碍而在中枢神经系统沉积，出生时无明显表现，随着沉积物逐渐增多而先后不等发病。可分为婴儿型及迟发型，根据缺乏的酶及致病基因的不同分为 Tay-Sachs 病、Sandhoff 病、AB 变异型。总结如表 2-19-3 所示。

表 2-19-3　GM2 神经节苷脂沉积病 / 家族性黑矇性痴呆

名称	GM2 神经节苷脂沉积病 / 家族性黑矇性痴呆					
遗传方式	常染色体隐性遗传					
病因	溶酶体 β- 氨基己糖苷酶（Hex）缺乏导致 GM2 神经节苷脂降解障碍而在中枢神经系统沉积，出生时无明显表现，随着沉积物逐渐增多而先后不等发病					
分型	婴儿型			迟发型		
	Tay-Sachs 病	Sandhoff 病	AB 变异型	晚婴型	少年型	成人型
缺乏酶	Hex A	Hex A 和 B	激活蛋白（GM2A）	Hex A 部分缺陷		
致病基因	*HEXA*	*HEXB*	*GM2A*	*HEXA*		
临床表现	精神运动衰退，癫痫，视力障碍，共济失调，锥体束征，声音过敏，眼底黄斑部樱桃红点					
	最常见	更急更早，多有肝脾大	少见，小脑症状明显	起病晚，进展慢，少见眼底樱桃红点及抽搐发作		
MRI	脑萎缩，脑白质多发脱髓鞘改变					
治疗	无特异性治疗手段，产前行酶学检测，基因分析，及时终止妊娠					
预后	3～5 岁	3 岁左右		少年型可到 15 岁		

病例二十 高度近视合并固定性内斜视

病例报告:赵敏 病例提供:吴夕 查房整理:孟庆娱

病历摘要

女,58岁,主诉左眼视物内斜40余年。

现病史: 患者40余年前发现左眼视物内斜,验光左眼 −20.00DS,后斜视逐渐加重。28年前在外地行左眼内直肌全部后退,外直肌缩短10mm,术后眼位基本正位,左眼视力0.1,矫正不提高,术后3个月再次发现左眼内斜。26年前再次行内斜矫正术,术后左眼视力0.07,术后第一天因外直肌固定线断开再次出现左眼内下斜视,同时出现上睑下垂。未予以诊治。14年前于外院行左眼下直肌剪断,后徙内直肌,外直肌固定于外侧眶缘,埋于皮下。术后左眼基本正位,半个月后再次出现左眼内下斜视。

既往史: 40余年前因右眼角膜溃疡、角膜白斑、眼球萎缩行右眼眼球摘除术。2005年行左眼白内障摘除术,未植入人工晶状体。屈光不正:左眼高度近视约 −20.00DS。余无特殊。

眼科检查:

	右眼	左眼
视力	义眼	0.15,Jr7不见
眼压	-	T_n
眼前节	-	晶状体缺如,余未见异常
眼位及眼球运动	-	固定于内下方,左眼仅可轻微上转、下转,内转幅度很小(图2-20-1)

牵拉试验:左眼被动牵拉试验(+)。

左眼鼻下方被动牵拉有抵抗,上转尚好,左眼球勉强牵拉到 +10°。

异常头位:患者抬下颌,脸向左转,头向右肩倾斜(图2-20-2)。

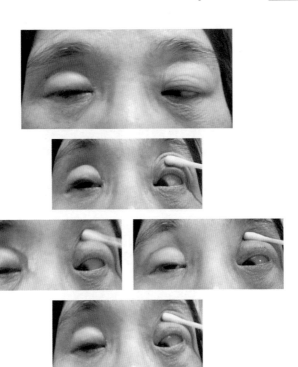

图 2-20-1　眼位及眼球运动

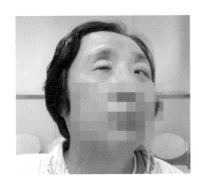

图 2-20-2　异常头位：抬下颌，
脸向左转，头向右肩倾斜

眼科辅助检查：

眼科超声：如图 2-20-3 所示。

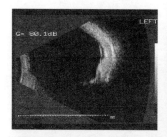
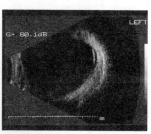

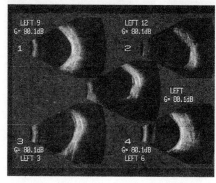

图 2-20-3　B 超
高度近视后巩膜葡萄肿。

初步诊断：

左眼固定性内斜视

左眼斜视矫正术后

左眼无晶状体眼

左眼轴性高度近视性视网膜病变

左眼视网膜脱离？

右眼义眼

查房目的

1. 固定性内斜视的发病机制。

2. 固定性内斜视的治疗。

专家发言和讨论

吴夕：高度近视合并固定性内斜视的特点表现为：①视力不佳，斜视多发生于视力较差眼。②发病晚，多在 40 岁以后。③斜视可为先天性或后天性，多为双眼先后发病，但斜视度均为进行性发展。④眼球向各方向运动受限，牵拉试验阳性，多不能过中线。⑤斜视角大，可达 +50$^\triangle$ 以上。⑥术中可见内直肌高度挛缩。

发病可能与下列因素有关：①调节集合比例失调；②内直肌与周围组织纤维化；③眼轴的增长和后巩膜葡萄肿的形成可导致 pulley 结构异常，张力降低，使外直肌止端发生下移，从而发生内下斜视。

结合该患者的特点，需要与展神经麻痹、粘连综合征鉴别。术前要完善牵拉试验，明确限制性还是麻痹性。被动牵拉试验具体步骤：用有齿镊夹住偏斜方向角巩膜缘处的球结膜，将眼球向偏斜方向的对侧牵拉。若牵拉有阻力，说明眼球偏斜方向的眼外肌有机械性限制。若牵拉时无阻力，说明可能为眼球偏斜方向对侧的眼外肌麻痹。主动牵拉试验检查：用有齿镊夹住麻痹肌作用方向对侧的角巩膜缘处球结膜，嘱患者向麻痹肌的作用方向注视，检查者感受眼球转动的力量。若检查者感到有齿镊被牵动，说明该肌肉有部分功能存在，并可以与健眼进行比较。

牛兰俊：既往文献报道，在高度近视患者中有 2%～4% 左右出现内斜视。高度近视发病常常较早，且近视度数往往超过 −10.0DS，该类型内斜视出现相对早，进展缓慢，且眼外肌限制不明显。另一类患者高度近视内斜视出现较晚，往往 40 岁以后出现，且进展迅速，眼外肌限制较明显。对于高度近视合并内斜视手术时眼外肌操作过程中一定要小心，避免巩膜穿透。该类疾病术后容易复发，注意和患者沟通。

姜燕荣: 对于超高度近视患者来说,不能仅从 B 超判断是后巩膜葡萄肿还是视网膜脱离,还需要在检眼镜下仔细判别。

查房结果

1. 该患者固定性内斜视诊断明确,考虑与轴性高度近视有关。

2. 手术设计要充分,内直肌后徙要充分,同时患者伴有左眼下斜视,外直肌缩短时可以向上移位以改善垂直眼位,术中眼球正位后查眼底。

查房后续

该患者行左眼内直肌附着点离断,下直肌截除加离断,外直肌截除加上移。术中查眼底见后极部视网膜脱离,遂行左眼玻璃体切除 +15% C_3F_8 填充术。

病例二十一 成年就诊的眼球后退综合征

病例报告:苗恒 病例提供:吴夕 查房整理:孟庆娱

病历摘要

患者女性,38 岁,为医院食堂职工,主诉右眼小、视力差伴内斜 30 余年。

现病史: 患者自幼右眼小,伴视力差、内斜视,无歪头视物、上睑下垂、眼球震颤等症状,未诊治,现为改善外观就诊。

既往史、个人史、家族史: 无特殊。

眼科检查:

	OD	OS
视力	0.2, Jr6	1.0, Jr1

续表

	OD	OS
屈光	+3.0DS/−3.5DC×90=0.2	PL=1.0
眼前节及眼底	未见异常	未见异常
眼位	33cm角膜映光：右眼注视，左眼内斜 +5°；交替遮盖，双眼内→中（图2-21-1）	
眼球运动	外转不到位，刚及中线；内转时睑裂变小，伴眼球后退及眼球下射，外转时睑裂增大（图2-21-1）	自如
斜视度	三棱镜＋交替遮盖：33cm，+20$^{\triangle}$～+25$^{\triangle}$	

代偿头位：面右转（图2-21-1）。

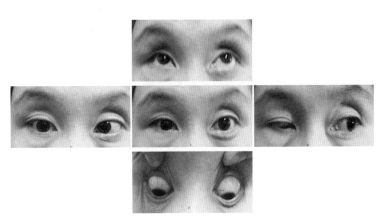

图2-21-1　眼位及眼球运动

初步诊断：

右眼球后退综合征

查房目的

分享一例特殊类型斜视病例。

专家发言和讨论

黎晓新：该患者临床表现非常典型，**第一眼位内斜视，右眼内转时睑裂缩小、眼球后退及下射，外转时睑裂增大。**这符合眼球后退综合征（Duane 综合征）临床表现。

吴夕：通过该患者的典型临床表现，眼球后退综合征诊断明确。注意**需要同右眼展神经麻痹鉴别。二者的共同点是可伴有内斜视，且外转受限。但展神经麻痹患者眼球运动时不伴有睑裂变化。**

眼球后退综合征，也叫 Duane retraction syndrome（DRS）。DRS 是一类特殊类型的斜视，是先天脑神经发育异常疾病中最常见的一种类型，占斜视发病的 1%～5%，属于脑神经支配异常疾病之一。**目前，国内外学者均认为眼球后退综合征实质是先天脑神经发育异常，也就是一条或多条脑神经发育异常导致了眼外肌的异常神经支配。**

针对原在位内斜视的 DRS 患者，**最常采用的手术方式为受累眼内直肌后徙术，可有效矫正斜视、改善头位，消除上、下射等问题，尽量避免肌肉加强手术，否则会加重眼球后退。**该患者第一眼位内斜度数在 $+20^{\triangle}$～$+25^{\triangle}$，可以行右眼内直肌后徙术，既解决第一眼位斜视度，还可以改善眼球运动。

查房结果

1. 患者右眼眼球后退综合征诊断明确，具备手术指征。

2. 手术方式为右眼内直肌后徙术。

查房后续

患者接受了右眼斜视矫正术，手术方式为右眼内直肌后徙 7mm，伴上移 1/3 肌腱宽度。术中见内直肌张力大，弹性差。患者术后第一眼位：正位。右眼外转运动改善。眼球后退情况及代偿头位均明显好转（图 2-21-2）。

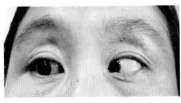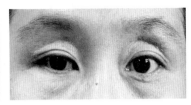
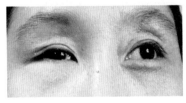

图 2-21-2　术后眼位及眼球运动

附：眼球后退综合征（Duane retraction syndrome，DRS）是一类特殊类型的斜视，是先天脑神经发育异常疾病中最常见的一种类型，占斜视发病的 1%～5%，由于展神经核先天发育不良或缺如，外直肌错位神经支配导致的眼球运动异常。研究也发现 *SALL4* 基因、*HOXA1* 基因核 *CHN1* 基因与 DRS 发病有关。

目前 DRS 临床分型采用 Huber 分型：

DRS Ⅰ型：第一眼位为正位，或者内斜，很少外斜；眼球外转明显受限或完全不能外转；内转正常或轻度受限；内转时眼球后退，睑裂缩小，企图外转时睑裂开大。

DRS Ⅱ型：第一眼位多为外斜；眼球内转运动明显受限或完全不能内转；外转功能正常或轻度受限；内转时眼球后退，睑裂缩小，企图外转时睑裂开大；外直肌有双重神经支配。

DRS Ⅲ型：第一眼位大多正常，可以是内斜视，也可以是外斜视；外转受限；内转受限；内转时眼球后退，睑裂缩小，内转时眼向上方或下方偏斜，外转时睑裂开大；外直肌完全由动眼神经支配。

DRS 患者的治疗原则：①矫正屈光不正；②治疗弱视；③三棱镜治疗；④手术治疗，DRS 手术治疗的指征是患者有明显的代偿头位，原在位有大角度斜视，内转时有明显的上射或者下射，内转时睑裂有明显的变化，严重影响外观。手术方式的选择需要个体化设计，手术方式的选择要考虑眼球后退综合征的类型、第一眼位的斜视角、眼外肌挛缩程度、代偿头位，以及眼球内陷和上、下射的程度。

病例二十二　儿童反向眼球后退综合征

病例报告：张川　病例提供：王乐今　查房整理：孟庆娱

病历摘要

女童，10岁，家长发现斜视伴视物歪头7年余。

现病史：家长发现患儿自幼视物歪头，面左转，伴外斜视，无上睑下垂、眼球震颤等不适。

既往史、个人史及家族史：足月顺产，母孕期平顺，生长发育与同龄人相仿。否认遗传病史。否认眼部外伤、手术史。否认斜视或眼球震颤家族史。

眼科检查：

	OD	OS
矫正视力	−3.00DC×175=0.7	−2.00DC×5=1.0
眼压（指测）	T_n	T_n

续表

	OD	OS
眼前节及眼底	未见异常	未见异常
眼位	33cm 角膜映光，-10°；交替遮盖，外→中	
眼球运动	右眼内转、上转、下转受限；右眼外转眼球后退伴睑裂缩小，内转睑裂增大。牵拉试验阴性（图 2-22-1）	自如
斜视度	三棱镜＋交替遮盖：33cm，-35$^\triangle$；6m，-25$^\triangle$	

代偿头位：面向左转（图 2-22-1）。

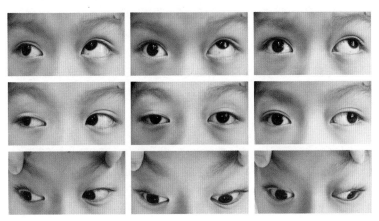

图 2-22-1　眼位及眼球运动

初步诊断：

右眼球后退综合征？

双眼屈光不正

查房目的

1. 明确诊断,并回顾学习。
2. 确定治疗方案。

专家发言和讨论

王乐今:这个患者的特点是**右眼外转时眼球后退伴睑裂缩小,内转睑裂增大**。我们都知道眼球后退综合征的主要临床特点表现为内转时眼球后退伴睑裂缩小,外转时睑裂增大,外转受限。该患者的特点与眼球后退综合征表现相反,这种临床表现称为**反向眼球后退综合征(inverse Duane retraction syndrome)**。这是一种特殊类型的眼球后退综合征,1976年Duane首先报道了反向眼球后退综合征的临床表现。临床罕见,国内外多为个案报道,也有双眼反向眼球后退综合征的报道;反向型的眼球后退综合征其确切的发病机制并不十分明确。**普遍认为,先天性反向眼球后退综合征与展神经和动眼神经的错位支配有关**。获得性反向眼球后退综合征可能与外伤、肿瘤或感染等相关。文献报道部分患者术中可见眼外肌挛缩。

目前,关于反向眼球后退综合征的手术报道并不多见,主要是①矫正屈光不正;②治疗弱视;③三棱镜治疗;④手术治疗:DRS手术治疗的指征是患者有明显的代偿头位,原在位有大角度斜视。

郭丽莉:本例患者具备典型的反向眼球后退综合征的临床表现,**第一眼位斜视明显,且伴有代偿头位,需要进行手术治疗**。第一眼位斜视度33cm,$-35^{\triangle}$;6m,$-25^{\triangle}$;手术方式可以选择右眼外直肌超常量后徙术,可以有效改善外斜视、眼球后退以及代偿头位。

查房结果

1. 明确诊断 右眼反向眼球后退综合征。
2. 为改善斜视及代偿头位,可行右眼外直肌后徙术。

查房后续

患者行右眼外直肌后徙 9mm 术,术后第一眼位:正位。术后眼球后退及眼球运动明显改善。代偿头位改善(图 2-22-2)。

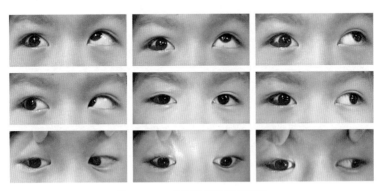

图 2-22-2 术后眼位及眼球运动

病例二十三 儿童 Brown 综合征

病例报告:范晶晶 病例提供:王乐今 查房整理:孟庆娱

病历摘要

患儿武某,男,6 岁。家长主诉发现患儿视物眼斜伴头向左歪 5 年余。

现病史:患儿自幼歪头,头向左肩倾斜,伴左眼下斜视,无视力下降,无眼球震颤、上睑下垂,为明确诊断就诊我院。

既往史、个人史、家族史:无特殊。

眼部检查：

	OD	OS
视力（VA）	1.0	1.0
屈光状态	平光	平光
眼前节	未见异常	未见异常
眼底	未见异常	未见异常
眼位	33cm角膜映光，R/L 5°；交替遮盖，左眼下→上；右眼上→中	
眼球运动	自如	左眼内上转受限，上斜肌亢进明显（图2-23-1）
斜视度检查	三棱镜+交替遮盖： 右眼注视：33cm，R/L 14$^\triangle$；6m，R/L 12$^\triangle$ 左眼注视：33cm，R/L 40$^\triangle$；6m，R/L 30$^\triangle$～40$^\triangle$	

代偿头位：面右转，头向左肩倾（图2-23-1）。

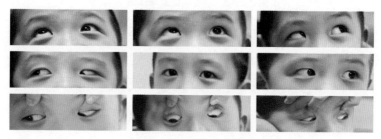

图2-23-1　眼位及眼球运动

初步诊断：

Brown综合征？

查房目的

1. 歪头的鉴别诊断。

2. 明确诊断。

3. 确定治疗方案。

专家发言和讨论

黎晓新：这个病例的特点是自幼歪头，**首先要鉴别是否眼性斜颈**。在临床中出现歪头在外科就诊，认为是脊柱或肌肉异常引起的歪头，进行了外科手术，但术后歪头无好转，甚至有患者接受二次胸锁乳突肌的手术，最后发现是斜视引起的歪头。那如何区分是眼性斜颈还是外科斜颈？

王乐今：可以通过单眼遮盖法区分眼性斜颈和外科斜颈。如果遮盖一只眼后歪头明显改善，考虑是眼性斜颈。确定是眼性斜颈后，要注意分析眼外肌异常。常见引起歪头的疾病包括先天性上斜肌麻痹、A/V 征、眼球震颤、Brown 综合征等。

结合这个病例，患者第一眼位为左眼下斜视，左眼注视的斜视角大于右眼注视的斜视角。结合眼球运动，向右下方注视时，左眼更低，提示左眼上斜肌功能亢进，向右上方注视时，左眼上转受限，左眼上斜肌过强或者左眼下斜肌麻痹，或者右眼上直肌亢进。患者向左上注视和左下注视，双眼运动平衡，提示左眼的上直肌和下直肌功能正常。还要注意**单眼运动，该患者左眼单眼运动检查结果依旧是左眼内上转受限。此时要鉴别左眼 Brown 综合征**，也就是上斜肌肌鞘综合征和左眼先天性下斜肌麻痹。二者的鉴别要进行牵拉实验，如果向内上转牵拉实验有抵抗，则可以确诊左眼 Brown 综合征。

Brown 综合征是一种特殊类型的斜视。该病由 Brown 于 1950 年报道，该病**主要特点表现为：患眼内转时不能上转，外上转可正常，被动牵拉试验表现为内转时上转受限**。Brown 综合征的发病率较低，占斜视的0.2%，常为单眼发病，病因分为：①先天性上斜肌肌鞘综合征，指由于先天性腱鞘缩短并肌腱肥厚，影响滑车处的正常活动，或因下斜肌有异常的节制韧带等解剖发育异常所致的眼球内转时上转受限；②后天性上斜肌肌鞘综合征，又称获得性 Brown 综合征，指由于外伤、炎症或手术所致的上斜肌腱鞘局部肿胀、肥厚、腱鞘收缩或类似狭窄伴腱鞘炎而引起的眼球内转位时上转受限。此类眼球运动异常,部分病例可自行缓解而症状消失。

对于**先天性 Brown 综合征的治疗**,患者如在第一眼位时为正位,并有双眼单视功能,无明显代偿头位,则无需治疗;**如患眼于第一眼位时呈下斜视,有明显代偿头位,影响双眼视功能及外观,则可手术治疗,以恢复第一眼位时的双眼视**。手术方式主要采用上斜肌减弱术,包括上斜肌肌腱截除术、断腱术、后徙术和延长术等。

查房结果

1. 患者诊断为左眼 Brown 综合征,要行牵拉试验除外先天性下斜肌麻痹。

2. 患者第一眼位左眼下斜视,伴有明显的代偿头位,需要进行手术治疗。

查房后续

患者全麻下接受了左眼斜视矫正术,术中牵拉试验阳性,左眼内上转时有明显阻力。手术方式为左眼上斜肌垂直部断腱 + 旋转部延长。

术后 1 天 /1 周:第一眼位,正位;眼球运动,左眼内上转明显改善。代偿头位明显改善(图 2-23-2)。

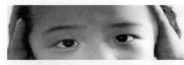
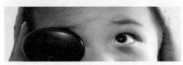
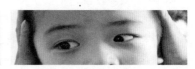

图 2-23-2 术后眼位及眼球运动

附: Brown 综合征又称上斜肌肌鞘综合征,是一种特殊类型的斜视。该病由 Brown 于 1950 年报道。病因可包括先天性、炎症、外伤或继发性。Brown 综合征多单眼发病。临床表现包括:第一眼位正位或者下斜视,单眼运动和双眼运动时均表现眼球内转时上转受限;眼球内转时可出现眼球下转;外转时上转改善或基本正常;上斜肌功能正常,未见明显亢进,被动牵拉试验提示眼球内上转时阻力增加。可伴有代偿头位:如下颌上抬或者面向健侧转。

根据第一眼位情况可分为轻、中、重三型。

轻型:第一眼位不出现下斜视,眼球内转时不出现眼球急速下转现象。

中度:第一眼位不出现下斜视,眼球内转时出现眼球急速下转现象。

重度:第一眼位存在下斜视,眼球内转时出现眼球急速下转现象,常伴有下颌上抬,面转向对侧。

影像学检查:眼部 CT 或 MRI 可以发现 Brown 综合征患者的上斜肌发育不良或缺如、上斜肌肌腱 - 滑车复合体不规则增大、滑车神经缺如等体征。

Brown 综合征的治疗包括:

(1)病因治疗:当患者伴有鼻窦炎、类风湿性关节炎等其他系统性炎性疾病时,先行抗炎治疗,口服或滑车周围注射激素治疗,待炎症性疾病改善后,Brown 综合征也可以得到缓解和治愈。

(2)手术治疗:手术目的是能在原位获得双眼视觉,改善头位和骨骼结构的发育。患者如在第一眼位时为正位,并有双眼单视功能,无明显代偿头位,则无需治疗;如患眼于第一眼位时呈下斜视,有明显代偿头位,影响双眼视功能及外观,则可手术治疗,以恢复第一眼位时的双眼视。手术方式主要采用上斜肌减弱术,包括上斜肌肌腱截除术、断腱术、后徙术和延长术等。

病例二十四 儿童上斜肌麻痹

病例报告：梁舒婷 病例提供：吴夕 查房整理：孟庆娱

病历摘要

患儿，男，5岁。家长发现患儿歪头视物3年。

现病史：3年前家长发现患儿歪头视物，就诊于我院，眼位检查欠合作，右眼下斜肌亢进，建议随诊观察，家长发现歪头无明显变化，偶伴右眼上斜，再次就诊我院。

既往史及个人史：患儿早产，出生孕周31^{+4}周，出生体重1 690g，吸氧史（+）。2008年11月（生后1个月）就诊于我院，诊断为"双眼早产儿视网膜病变（ROP）（3区2期）"，1个月后复诊时双眼周边视网膜基本血管化。生长发育与同龄人相仿。无斜视家族史。

眼科检查（图2-24-1～图2-24-3）：

	OD	OS
视力	0.8	1.0
屈光状态	+2.25DS=1.0	+1.75DS=1.0
眼压（指测）	T_n	T_n
眼前节	未见异常	未见异常
眼底	视网膜在位，外旋	视网膜在位，外旋
眼位	33cm角膜映光：R/L 10° 交替遮盖：右眼 上→中10°，左眼 下→中10°	
眼球运动	右眼下斜肌亢进，上斜肌弱	左眼下斜肌可疑亢进，上斜肌未见异常

	OD	OS
Bielschowsky 歪头试验	阳性	阴性
斜视度检查	三棱镜 + 交替遮盖: 33cm, R/L 25$^\triangle$～30$^\triangle$	

代偿头位: 头向左肩倾斜, 面向左转, 下颌内收 (图 2-24-1～图 2-24-3)。

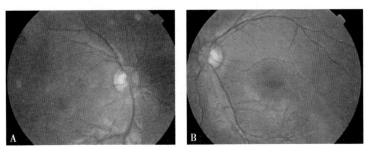

图 2-24-1　眼底像

双眼外旋, 右眼外旋明显 (A. 右眼; B. 左眼)。

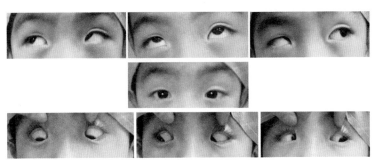

图 2-24-2　眼位及眼球运动

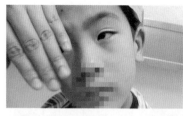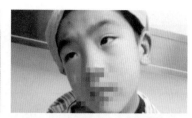
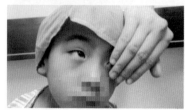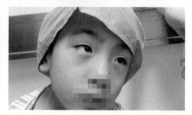

图 2-24-3　Bielschowsky 歪头试验

初步诊断：
双眼上斜肌麻痹？

查房目的

1. 儿童歪头的鉴别诊断。
2. 明确诊断须补充的检查。
3. 治疗方案。

专家发言和讨论

　　黎晓新：对于视物歪头就诊的患者，我们首先要区分是外科斜颈还是眼性斜颈。可以通过单眼遮盖试验进行区分，若歪头的患者在遮盖一眼后歪头好转，考虑为眼性斜颈。若无明显变化，可能为外科斜颈，建议小儿外科会诊，评估有无胸锁乳突肌或脊柱异常。斜视是引起眼性斜颈的主要原因，屈光不正如近视散光也可以引起歪头，在给予屈光矫正后，歪头消失。

　　吴夕：眼球震颤也会引起歪头，对于冲动型的眼球震颤，存在眼球震颤中间带，即在某个方向时，眼球震颤是消失或者震颤是最慢的，患者为了取得最佳视力，常常采用代偿头位时中间带位于眼球前方。还有一种歪头的患者，检查发现没有斜视、屈光不正、眼球震颤，**只在看电视时出现歪头，歪头方向有时不一致，这种可能和注视习惯有关，称为侧视征**。本例患者特点表现为视物歪头，**右眼上斜视，右眼下斜肌亢进，上斜肌弱，右眼歪头试验阳性，头向左肩倾，下颌内收，面轻度左转**。这些都是上斜肌麻痹的典型体征。先天性上斜肌麻痹是儿童垂直斜视中最常见的原因，多单眼发病，常发生于生后的早期。一旦确诊为先天性上斜肌麻痹就应早期手术治疗，如果治疗不及时，可导致弱视、双眼视功能丧失，甚至颈面及脊柱畸形。但这个患者还有一个要注意的特点，患者的左眼下斜肌也是轻度亢进，上斜肌功能稍弱，歪头试验阳性。但患者的眼底像提示**左眼也存在外旋**。而且在眼位检查中看，**在右上方注视时，左眼处于高位眼，提示了左眼也存在上斜肌麻痹，属于隐匿型**。隐匿型上斜肌麻痹的患者常常表现为单眼上斜肌麻痹，对侧眼上斜肌麻痹症状隐匿，但在患眼手术后，对侧眼可表现出上斜肌麻痹的特征。针对这个患者，右眼上斜肌麻痹需要手术治疗，垂直斜视度最大为 $20^\triangle$。手术方式可以选择减弱拮抗肌和加强麻痹肌，也就是右眼下斜肌减弱联合右眼上斜肌折叠术。**术后复查要注意有无左眼反向上斜视的出现**。这种情况术前要和家长进行充分沟通。

赵明威：在和家属的谈话中要注意长期眼性斜颈可能会继发引起脊柱及颈部肌肉的代偿性改变。

查房结果

1. 明确诊断为双眼先天性上斜肌麻痹（左眼隐匿性）。
2. 手术选择右眼下斜肌后徙、上斜肌折叠术。

查房后续

患者进行了右眼下斜肌后徙、上斜肌折叠（4.5mm×2mm）术，术后眼位正位，代偿头位消失。

病例二十五　儿童水平注视麻痹伴进行性脊柱侧弯

病例报告：张晶议　病例提供：王乐今　查房整理：孟庆娱

病历摘要

10岁，男孩，主诉自幼双眼眼球震颤伴脊柱侧弯。

现病史：家长发现患儿自幼双眼眼球震颤伴晃头，视力不佳，无明显代偿头位。

既往史、个人史及家族史：足月顺产，父母非近亲婚配；生后3个月脊柱侧弯，行固定治疗后好转。智力：生后4个月测验，中等。1岁半会走，说话正常。

眼科检查（图2-25-1）：

	OD	OS
视力	0.4	0.4
屈光状态	+2.00DS/-1.75DC×145=0.7	+2.75DS/-1.00DC×30=0.6
眼前节及眼底	未见异常	未见异常
眼位	正位	
眼球运动	眼球震颤，不能外转和内转，上转和下转到位	眼球震颤，不能外转和内转，上转和下转到位

其他辅助检查：

头颅MRI：扩大的第四脑室和畸形后脑，脑桥的基底部异常变扁平化，展神经核无突出，髓质出现异常蝴蝶状，见扁平和异常的中线裂隙（图2-25-2）。

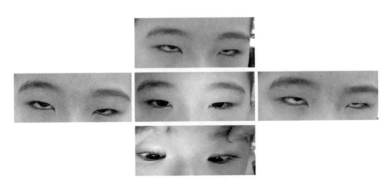

图 2-25-1　眼位及眼球运动

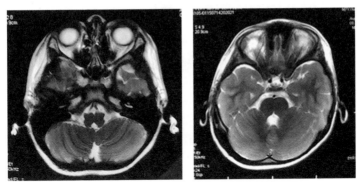

图 2-25-2　头颅 MRI

　　X 线胸片：脊柱明显侧弯（图 2-25-3）。

　　基因检测：患儿 *ROBO3* 基因存在 c.353T>G 错义突变和 c.3412C>T 无义突变，分别来自父亲和母亲（图 2-25-4）。

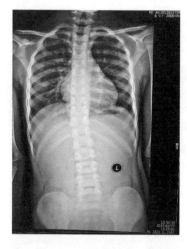

图 2-25-3 X 线胸片

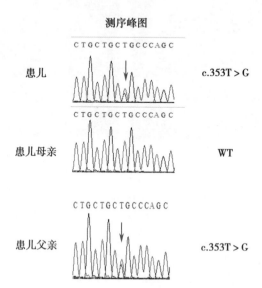

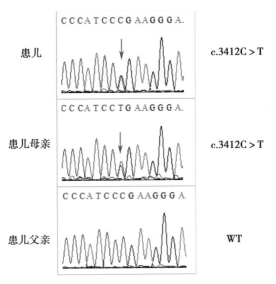

图 2-25-4　患儿及家长基因突变位点

初步诊断:

双眼眼球震颤(原因?)

查房目的

1. 明确诊断。

2. 分享一例眼球震颤合并全身体征的特殊病例及诊疗。

专家发言和讨论

王乐今: 该患者的临床典型表现为**先天性双眼水平运动麻痹、垂直注视和集合反应正常、进行性脊柱侧弯**。头颅核磁提示延髓呈现特有"蝴蝶样"变化。脑桥扁平、发育不全,展神经核无明显突出。基因检测发现患儿存在 *ROBO3* 基因突变。结合上述特征,该患者诊断为水平注视麻痹伴进行性脊柱侧弯（horizontal gaze palsy with progressive scoliosis，HGPPS）。这是一种罕见的常染色体隐性遗传性疾病，该病由 Dretakis 和 Kondoyannis 首次描述。2004 年，Jen JC 等人首次报道了 **HGPPS 由第 11 号染色体上 ROBO3 基因突变引起**。到目前为止，已报道 40 余种 *ROBO3* 基因突变与 HGPPS 相关。

ROBO3 基因位于 11 号染色体长臂 2 区 3 带至 2 区 5 带之间，该基因包含 28 对外显子，编辑的蛋白质**在轴突神经导向中发挥重要作用**，可促进轴突向大脑对侧迁移，在胚胎发育中促进皮质脊髓束和感觉神经元轴跨越中线。**故 ROBO3 基因异常后，影响上行及下行运动神经和感觉神经在中线交叉**，影响眼外肌运动通路，包括脑桥旁网状结构与对侧展神经核联系以及展神经核通过内侧纵束与对侧动眼神经核联系，造成水平同向运动障碍。核磁共振发现 HGPPS 患者脑桥底部异常扁平，脑桥被盖部发育不良，因为大部分下行锥体束未在中线交叉，延髓呈现特有"蝴蝶样"变化。神经影像学进一步提示脑桥内的展神经核和内侧纵束发育不良，导致脑桥扁平、发育不全。

有文献回顾总结了既往报道的 76 名 HGPPS 的病例特点，男女患病比例相当，大多数患者在出生后和婴儿早期出现症状，主要症状是水平眼运动障碍、脊柱侧弯，32 名患者存在眼球震颤，除典型症状外，患者还表现为斜视、双侧早发性感音神经性听力损失、同侧脑卒中、间歇性点头和摇头、发育迟缓等。

吴夕：**眼球震颤可分为眼性眼球震颤、前庭性眼球震颤、中枢性眼球震颤**。根据眼球震颤类型可分为冲动型和钟摆型。冲动型眼球震颤有快相和慢相之分；钟摆型眼球震颤为眼球自钟点向两侧摆动，无快慢相之分。眼球震颤还分显性眼球震颤和隐性眼球震颤。后者指的是双眼无遮盖时没有眼球震颤，当遮盖一眼时，未遮盖眼出现眼球震颤。因眼部疾病如早产儿视网膜病变、先天性白内障影响视觉发育也会出现眼球震颤。

该患者存在眼球震颤，无眼部其他病变，存在全身症状包括脊柱侧弯、头颅核磁的特征性改变,要综合全面评估病情。

针对该患者的眼部情况,首先要屈光矫正,尽可能提升视力,然后可以通过手术改善眼球震颤。该患者眼球震颤慢相位于正前方,可通过眼外肌本体感受器破坏术减轻眼球震颤。通过用血管钳从肌肉附着点向后无间断钳夹眼外肌肌腱及肌腹,外直肌钳夹 7mm,内直肌钳夹 5mm 以破坏眼外肌本体感受器。术中要注意进行牵拉试验,评估眼外肌有无麻痹及挛缩。

查房结果

1. 明确诊断为水平注视麻痹伴进行性脊柱侧弯(horizontal gaze palsy with progressive scoliosis,HGPPS)。

2. 患者的治疗方式包括屈光矫正、提升视力、手术改善眼球震颤。

查房后续

通过双眼眼外肌本体感受器破坏术改善患者眼球震颤幅度。术后 2 年复诊,矫正视力,右眼 0.7,左眼 0.6;双眼第一眼位正位。眼球运动:双眼水平运动受限,伴轻度眼球震颤(图 2-25-5)。

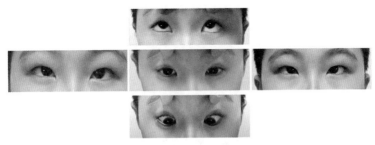

图 2-25-5 术后眼位及眼球运动

病例二十六 高AC/A内斜视

病例报告：张丽娟　病例提供：牛兰俊　查房整理：孟庆娱

病历摘要

男，8岁，主诉：发现患儿右眼内斜，眼球转动差8年。

现病史：出生后2个月时家长发现患儿眼内斜，6岁时曾就诊，给予屈光矫正（度数不详），未能坚持戴镜。

既往史：足月顺产，体健。无斜视家族史。

眼科检查：

	OD	OS
视力	1.0, Jr1	1.0, Jr1
屈光状态（阿托品散瞳）	+1.00DS/+0.50DC×60	+0.75DS
眼压（IOP）	12mmHg	14mmHg
眼前节及眼底	未见异常	未见异常
眼位	33cm 瞳孔映光 +15°～+30°，可交替注视；看远 +5°（图 2-26-1）	
眼球运动	自如	自如

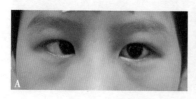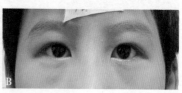

图 2-26-1　患者看近及看远的眼位

A. 看近；B. 看远。

斜视度检查：三棱镜 - 交替遮盖法三棱镜中和（调节视标）如表 2-26-1 及图 2-26-2 所示。

表 2-26-1　患者看近及看远斜视度检查

	33cm	6m
裸眼	+90$^{\triangle}$	+20$^{\triangle}$
屈光状态全矫	+80$^{\triangle}$	+20$^{\triangle}$
全矫后再各加 +3.00DS	+30$^{\triangle}$ L/R 5$^{\triangle}$	+20$^{\triangle}$

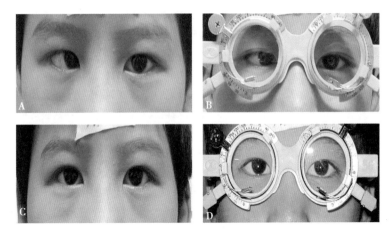

图 2-26-2　患者看近及看远斜视度检查

A、B. 33cm；C、D. 6m。

初步诊断：

共同性内斜视

查房目的

1. 讨论内斜视的鉴别诊断。

2. 内斜视治疗的配镜原则及手术原则。

专家发言和讨论

陈宜：患者自幼表现为内斜视，不规律戴镜，目前远视力和近视力都正常，但还是要用阿托品进行充分睫状肌麻痹的散瞳验光，明确有无调节因素。患者在阿托品散瞳后屈光状态表现为等效球镜：右眼 +1.25DS；左眼 +0.75DS，为低度远视，考虑调节因素非常小。在全矫后，看近内斜视：+80$^\triangle$，看远内斜视为 +20$^\triangle$，**看近内斜视明显大于看远内斜视，需要考虑高 AC/A 型内斜视。**

黎晓新：患者生后 2 个月即出现内斜视，目前远视力及近视力均正常，是否会存在异常视网膜对应？若形成异常视网膜对应，在手术矫正后是否还能建立正常视网膜对应？

牛兰俊：对于斜视的患者，双眼视功能检查非常重要。该患者，看远和看近的内斜度差别较大，形成异常视网膜对应的可能性较低。**若患者本身各个方向及看远看近均为小度数内斜视，患者出现异常视网膜对应和抑制的可能性较高，这也是该患者术后双眼视功能恢复的障碍点之一。**

再来介绍一下 AC/A：**AC/A 是指调节性集合与调节的比值，即调节的变化 A（增加或减少，单位为 D）所引起的集合的变化 AC（增加或减少，单位用棱镜度$^\triangle$），通过测量 AC/A 的比值（单位：$^\triangle$/D）用于评价调节和集合的协调关系。**AC/A 正常值为 3$^\triangle$~5$^\triangle$/D。若患者调节的变化带来过度的集合，就称为**高 AC/A，特点是看近内斜视大于看远内斜视。**可以通过看近阅读时配戴正球镜减少调节，进而减少集合以治疗。

该患者的特点主要是看近内斜视大于看远内斜视，称为集合过强型内斜视。集合过强型，包括两部分，**一部分来源于高 AC/A 引起的集合过强，可以通过看近配戴正球镜矫正，**该患者看近全矫后加 +3.00DS 后内斜视减少了 50$^\triangle$；**另一部分是由非调节性的集合过强引起的，**这名患者在全矫后加 +3.00DS 后看近内斜视仍然大于看远内斜视，存在 10$^\triangle$的远近区别。需要通过手术进行治疗，可以进行单眼内直肌后徙解决。

在检查内斜视时，要注意看远看近斜视度是否存在差别，以及差别多大。屈光矫正后是否有差别，以及在加 +3.00DS 后是否有差别。

查房结果

1. 诊断为高 AC/A 型内斜视合并非调节性内斜视。

2. 手术方案为看近戴正球镜，同时单眼内直肌后徙以解决非调节性内斜视。

查房后续

患者进行了右眼内直肌后徙 6mm 手术。

术后眼位检查如表 2-26-2 所示。

表 2-26-2 术后眼位检查（左眼注视）

	33cm	6m
裸眼	+25△ L/R 3△	正位
全矫	左眼注视 +15△	正位
全矫远视再各加 +1.00DS	正位	正位

该患者术后可给予远视全矫加 +1.00DS，左眼注视时可正位。文献报道，长期保持正位后远期摘掉眼镜也可保持正位。

病例二十七 青年男性 Helveston 综合征

病例报告：苗恒　病例提供：牛兰俊　查房整理：孟庆娱

病历摘要

患者刘某，男，23 岁，主诉自幼双眼外斜伴交替上斜视。

现病史：患者自幼双眼外斜，伴交替上斜视，看远与看近无明显差别，为改善外观就诊我院。

既往史、个人史、家族史：无特殊。

眼科检查：

	OD	OS
视力（VA）	0.8	1.0
眼压（指测）	T_n	T_n
眼前节及眼底	未见异常	未见异常
眼位	右眼注视：−15°，L/R 5°。左眼注视：−15°，R/L 5°。交替遮盖：双眼外上→中（图 2-27-1）	
遮盖去遮盖	被盖眼缓慢上漂并外转，去遮盖从外上回到注视位（图 2-27-1）	
眼球运动	上斜肌亢进（图 2-27-1）	上斜肌亢进（图 2-27-1）

斜视度检查：三棱镜＋交替遮盖

右眼注视	上转25°注视：正位； 原在位：−10$^\triangle$ L/R 9$^\triangle$； 下转25°注视：−25$^\triangle$ L/R 10$^\triangle$
左眼注视	上转25°注视：正位； 原在位：−10$^\triangle$ R/L 10$^\triangle$； 下转25°注视：−25$^\triangle$ R/L 12$^\triangle$

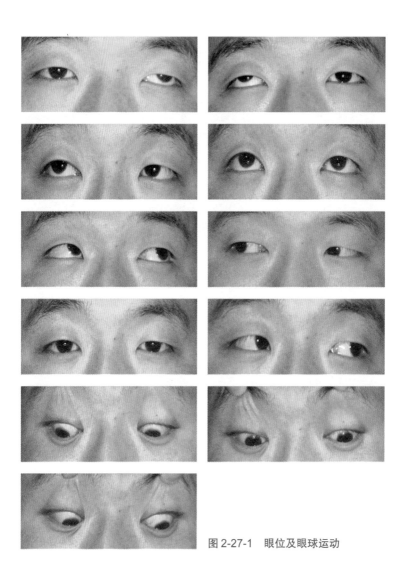

图 2-27-1 眼位及眼球运动

同视机九方位检查如表 2-27-1 所示。

表 2-27-1　同视机九方位检查

右眼注视

−9° R/L 8°	R/L 5°	−8° R/L 9°
−13° R/L 12°	−10° R/L 9°	−9° L/R 8°
−19° R/L 18°	−20° R/L 4°	−18° L/R 17°

左眼注视

−10° R/L 9°	R/L 4°	−11° R/L 8°
−12° R/L 11°	−10° R/L 10°	−8° L/R 5°
−20° R/L 20°	−25° R/L 5°	−19° L/R 25°

初步诊断：

Helveston 综合征？

查房目的

1. 明确诊断。

2. 进一步检查和治疗意见。

专家发言和讨论

陈宜：患者具备三个特殊体征。①水平斜视合并垂直斜视。②右眼注视，左眼外上斜视，左眼注视，右眼外上斜视；交替遮盖，双眼运动均为上→中，这不符合 Hering 法则。Hering 法则指的是：每次眼球运动，两眼所接收神经冲动的强度相等。③眼球运动检查提示有双眼上斜肌亢进。④斜视度检查结果提示患者向下注视外斜度增加，且向下注视与向上注视的外斜度之差>10$^\triangle$。**诊断为外斜 A 征**。患者存在垂直分离性斜视（DVD）、外斜 A 征及双眼上斜肌亢进三联征，这三联征在临床中称为 Helveston 综合征。

牛兰俊：Helveston 综合征在临床上相对比较少见，要求眼球运动的检查全面细致，对于交替性上斜视的患者，尤其要注意 9 个方位的斜视度及眼球运动，要仔细检查有无 DVD、上斜肌亢进，以及外斜 A 征的体征。手术的目的主要是解决斜视，恢复双眼视，改善眼球运动。外斜视的手术设计同常规；关于垂直斜视，可以通过上直肌的减弱术改善患者双眼上漂的现象，同时也要减弱双眼上斜肌以解决双眼上斜肌亢进的功能。DVD 患者的眼外肌功能异常，要注意和家属交代有二次手术可能。

查房结果

1. 诊断 Helveston 综合征明确。

2. 外斜视设计同常规，通过双眼上直肌减弱改善双眼上漂，双眼上斜肌减弱解决上斜肌亢进。注意同家属交代二次手术可能。

附: Helveston 综合征是 1969 年由 Helveston 首先提出的一种眼肌综合征，即为外斜 A 征、上斜肌功能亢进和垂直分离性斜视（DVD）共同组成的一组眼肌运动的三联征，临床上比较少见。上斜肌功能亢进与 A 型斜视关系密切，上斜肌有外转作用，上斜肌功能亢进可以使眼球向下运动时外转力量加大，而呈 A 征。DVD 的发病机制，目前尚不清楚。Helveston 综合征对双眼视功能影响较大，常需要手术治疗，应根据患者水平斜视度数、斜视上漂、上斜肌亢进程度，进行个性化的手术设计。对于 A 征和上斜肌功能亢进可采用上斜肌减弱术解决，包括上斜肌断腱、上斜肌延长术式。关于 DVD 的治疗，目前采用较多的是上直肌大量后徙术。

病例二十八　青年男性眼球震颤合并内斜视

病例报告:徐婷　病例提供:王乐今　查房整理:孟庆娱

病历摘要

患者男性，27 岁，主诉"自幼发现双眼颤动、内斜"。

现病史：自幼发现双眼颤动、内斜，伴视力不佳、歪头，一直未就诊，现为改善外观就诊我院。

既往史、个人史及家族史：足月顺产，母孕期平顺，生长发育与同龄人相仿。否认遗传病史。否认眼部外伤、手术史。否认斜视或眼球震颤家族史。

眼科检查（图 2-28-1）：

	OD	OS
视力	0.1	0.2
屈光状态	−5.00DS/−4.50DC×90=0.2	−4.00DS/−0.50DC×90=0.6
眼前节及眼底	未见异常	未见异常
眼位	第一眼位：右眼注视，左眼 +45°；左眼注视，右眼 +45°；内斜度不稳定	
眼球运动	双眼眼球震颤，眼球处于内转位时眼球震颤减轻，眼球处于外转位眼球震颤加重 双眼同向运动：双眼外转不到位 单眼运动：外转到位	

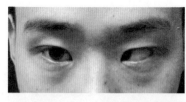
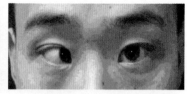
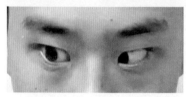
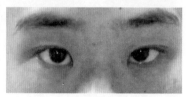

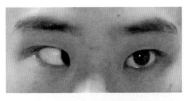
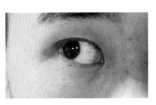
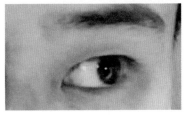

图 2-28-1　眼位及眼球运动

初步诊断：

眼球震颤合并内斜视

查房目的

1. 明确诊断。

2. 讨论手术方式。

专家发言和讨论

王乐今：该患者的主要表现为眼球震颤合并内斜视，且二者存在关联性。

内斜角度与眼球震颤呈反比，即内斜度数增加时，眼球震颤强度减轻或消失；当内斜度数减小时，则眼球震颤强度增加。眼球震颤多为先天性冲动型眼震，眼球内转位时眼震消失，遮盖注视眼，则内转眼变正位，此时出现水平眼震，当该眼向外转动时，眼震更明显。这是一种特殊类型的眼球震颤，患者为了**提高视力利用内转或通过调节集合来抑制眼球震颤所致**，称为眼球震颤阻滞综合征（**nystagmus blockage syndrome，NBS**）。常伴有代偿头位以及假性展神经麻痹。由于长期内斜视及内转眼注视,双眼可出现假性展神经麻痹,表现为双眼向左右侧同向运动时,外转不到位,但单眼运动时,外转功能正常。

郭丽莉:该患者要注意与以下疾病鉴别。 ①合并内斜视的先天性特发性眼球震颤(congenital idiopathic nystagmus, CIN):临床主要表现为眼球震颤、视功能异常和代偿头位等特点,CIN 在中间带时震颤减轻,在其他方位震颤加重;中间带不一定在内转位,因此代偿头位可表现为面转、下颌上抬或内收、头倾等。② Mobius 综合征:因双侧展神经、面神经麻痹引起面瘫和外转受限,表现为双眼大角度内斜视和"面具脸",常合并舌神经麻痹,伴有舌肌萎缩、低位耳、多指及牙齿异常,故可鉴别。③交叉注视型先天性内斜综合征(Ciancia 综合征):表现为大角度内斜,双眼都处在内斜位,伴有内直肌挛缩,此病可能是一类内直肌单独受累的先天性纤维化疾病,向外转动至外眦时,才出现终点性眼球震颤,故可鉴别。

王乐今: 临床医生要熟悉眼球震颤阻滞综合征的典型临床表现,在临床工作中对于眼球震颤合并内斜视的患者要警惕眼球震颤阻滞综合征的可能,避免误诊漏诊。NBS 手术目的是矫正眼位和 / 或头位。为改善头位,可通过手术将眼球震颤幅度最小的内转位移到第一眼位,但眼球震颤是无法完全消除的。

查房结果

1. 明确诊断为眼球震颤阻滞综合征(nystagmus blockage syndrome, NBS)。

2. 可以通过手术改善眼位、头位及眼球震颤。

查房后续

为患者进行双眼斜视矫正及中间带移位术,左眼外直肌后徙 7mm,右眼内直肌后徙 5mm,右眼外直肌缩短 7mm 术。

术后眼位:第一眼位 +5°;眼球震颤减轻;代偿头位改善(图 2-28-2)。

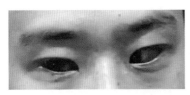
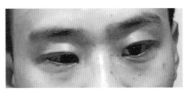
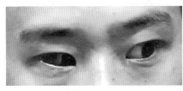

图2-28-2 术后眼位及眼球运动

病例二十九 幼儿歪头伴眼球震颤

病例报告:侯婧 病例提供:牛兰俊 查房整理:孟庆娱

病历摘要

患儿男性,2岁,家长发现患儿歪头伴眼球震颤1年余。

现病史:1年前家长发现患儿歪头,面左转,伴眼球震颤,无上睑下垂、斜视等不适,为明确诊断就诊我院。

既往史、个人史、家族史:无特殊,父母非近亲结婚。

眼科检查:

	OD	OS
视力	条栅视力≥0.53	条栅视力≥0.53
眼前节	未见异常	未见异常
眼位	正位	
眼球运动	双眼水平震颤,快相位于左侧,慢相(中间带)位于右侧,眼震值5~6mm	

代偿头位：面左转。

眼科辅助检查：

眼震图如图 2-29-1 所示。

暗视野下自发眼震不明显。

眼震电图报告单

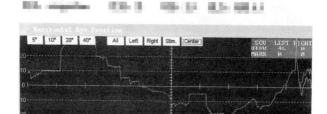

1. 暗视野下自发眼震不明显。

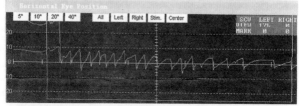

2. 左侧注视眼震增强，快相向左。

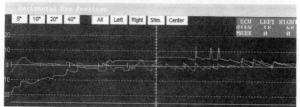

3. 右侧注视眼震较左侧注视弱，较暗视野下自发眼震略强。
4. 患儿配合欠佳，重复性稍差。

图 2-29-1　眼震图

左侧注视眼震增强，快相向左。

右侧注视眼震较左侧注视弱，较暗视野下自发眼震强。

初步诊断：

双眼眼球震颤

查房目的

1. 讨论眼球震颤的分类。

2. 讨论手术目的和手术时机。

专家发言和讨论

牛兰俊：眼球震颤（nystagmus）是一种不自主的、有节律性的往返摆动的眼球运动，常由视觉系统、眼外肌、内耳迷路及中枢神经系统的疾病引起。**根据病因分为先天性特发性眼球震颤、眼性眼球震颤、前庭性眼球震颤、中枢性眼球震颤。**

中枢性眼球震颤：为炎症、肿瘤、变性、外伤、血管性疾病引起前庭或其与小脑干的联系通路异常所致的眼球震颤，多为冲动或水平性眼球震颤，一般无眩晕症状，但有时出现震颤性复视。

前庭性眼球震颤：多为水平眼震或水平与旋转混合性眼震，无垂直性眼震。眼震幅度细小，眼震方向向健侧，多伴有眩晕，常见于内耳眩晕病（梅尼埃病）、中耳炎、迷路炎、急性前庭功能损伤等。

眼性眼球震颤：分为知觉缺陷型眼球震颤与运动缺陷型眼球震颤。

知觉缺陷型眼球震颤常因为黄斑部中心视力障碍使注视反射形成困难而形成的眼球震颤，多表现为眼球往返摆动速度相同，无快慢相，呈钟摆型。

运动缺陷型眼球震颤主要是由神经中枢或控制同向运动的神经发生了传出机制缺陷引起的，无眼部异常改变，此型为冲动型，有快慢相之别。

先天性特发性眼球震颤是一种先天性冲动型眼球震颤，其眼部与神经系统无异常，视力不佳是因物象震颤所致。发病较早，有遗传性，眼球震颤常分快相和慢相，在某一方向眼球震颤最重，称为快相；在一方向区域眼球震颤最轻甚至消失，称为慢相或中间带，在此方向视力可以显著提高，患者常喜用代偿头位使此区域经常位于视野正前方，以提高视力。中间带可以有水平、垂直和旋转方向。

治疗方法包括：

（1）三棱镜，即在双眼前放置底向头位方向的三棱镜，可以消除代偿头位并提高视力。

（2）手术：目的是①矫正其代偿头位，转变眼位；②减轻眼球震颤，提高视力；**冲动型眼球震颤手术将中间带眼位从偏心注视位转到正前方注视位**，双眼需要同时且等量进行手术。手术可采用 Parks 经典手术方式"5、6、7、8"，即减弱快相侧的眼外肌，加强慢相侧的眼外肌。对于知觉性眼球震颤，研究表明，可以通过减弱双眼四条水平眼外肌或切除水平眼外肌附着点处部分肌腱以改善眼球震颤，结果提示患者知觉症状好转。

陈宜：对于眼球震颤的患者，要注意**代偿头位的描述**。水平方向：面**向左转 / 右转**。垂直方向：下颏内收 / 下颏上抬。旋转方向：头向左肩 / 头**向右肩**。对于眼球震颤的手术时机：如果眼球震颤诊断明确，代偿头位明显，可考虑尽早手术。

查房结果

1. 眼球震颤可以分为先天性特发性、眼性、前庭性、中枢性眼球震颤。本病例为先天性眼性眼球震颤。

2. 为改善代偿头位以及减轻眼球震颤，可以行中间带移位术。

查房后续

为患儿进行中间带移位术：右眼外直肌后徙 7mm，内直肌截除 6mm，左眼内直肌后徙 5mm，外直肌截除 8mm。

术后患儿代偿头位消失。

病例三十　白内障联合房角分离术后浅前房

病例报告:梁之桥　病例提供:吴慧娟　查房整理:梁之桥

病历摘要

患者女性,59岁,主诉右眼逐渐视力下降1年。

现病史:患者1年前无明显诱因出现右眼视力逐渐下降,偶伴眼胀痛,否认视物变形。

既往史:否认全身病史;40年前于外院诊断为"闭角型青光眼"并行双眼YAG激光虹膜周边切除术,术后间断使用噻马洛尔、后马托品滴眼液(具体原因不详);13年前因左眼眼压控制不佳(25mmHg)于我院诊断为慢性闭角型青光眼,并行小梁切除术,术后持续浅前房,并于术后10天、20天分别两次行巩膜瓣加固术、前房成形术,术后1年因"左眼小梁切除术后恶性青光眼"于我院行前部玻璃体切除、白内障超声乳化摘除联合人工晶状体(IOL)植入(P+I)、后囊切开、周边虹膜切除、局部悬韧带切除术,术后眼压维持于16mmHg左右,前房中深。

眼科检查:

	OD	**OS**
视力(VA)	0.4	0.6
显然验光	+2.50DS/+0.75DC×85	−1.0DS
眼压(IOP)	14mmHg	24mmHg
结膜	结膜无充血	结膜无充血,滤过泡隆起弥散
角膜	清	清
前房	中央约1.5CT,周边裂隙状(图2-30-1)	中央约3CT,周边1CT

续表

	OD	OS
虹膜瞳孔	11：00 位周切孔通畅，虹膜新生血管（－）	12：00、6：00 位周切孔通畅，虹膜新生血管（－）
晶状体	NC2NO2	人工晶状体在位
眼底	C/D=0.8，视网膜在位	C/D=0.8，下方盘沿窄，视网膜在位

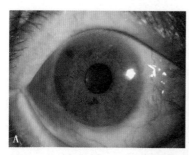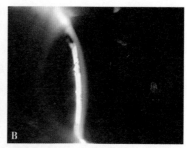

图 2-30-1 右眼前节像

A. 弥散光；B. 裂隙光。

眼科辅助检查：

超声生物显微镜（UBM，图 2-30-2）：右眼前房浅，中央前方深度 1.31mm，虹膜根部膨隆，睫状体前旋，各方向虹膜根部遮挡巩膜突。

左眼中央前房深度 3.30mm，睫状体前旋，下方可见巨大周切孔，各方向虹膜根部遮挡巩膜突。

视野：左眼上方与生理盲点相连的弓形暗点向周边突破，下方旁中心暗点；右眼未见明显异常。

海德堡 OCT 视网膜厚度检查（图 2-30-3）：右眼 RNFL 大致正常；左眼 RNFL 普遍变薄，颞下方为著。

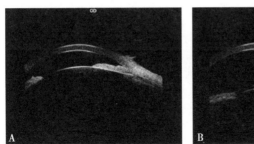
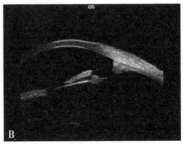

图 2-30-2 患者双眼超声生物显微镜
A. 右眼；B. 左眼。

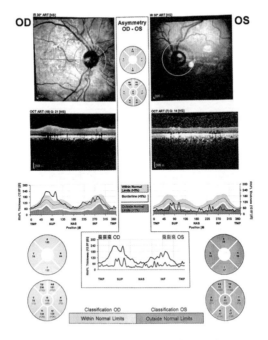

图 2-30-3 患者海德堡 OCT 视网膜厚度检查结果

初步诊断:

慢性闭角性青光眼

　　右眼 YAG 虹膜激光造孔后(PAC)

　　左眼 YAG 虹膜激光造孔后、小梁切除术后(PACG)

右眼老年性白内障

左眼人工晶状体眼

治疗经过:

局麻下行白内障超声乳化摘除联合人工晶状体植入术、房角分离术。

术后复查:

术后 1 天右眼视力 0.4,眼压 14mmHg,中央前房 2CT,周边前房 1/2CT,出院。

术后 2 周门诊复查右眼视力 0.3,近视 −3.00DS,眼压 17mmHg,中央前房 1.5CT,周边前房 1/3CT。散瞳 30 分钟后,前房深度加深 0.18mm(图 2-30-4)。

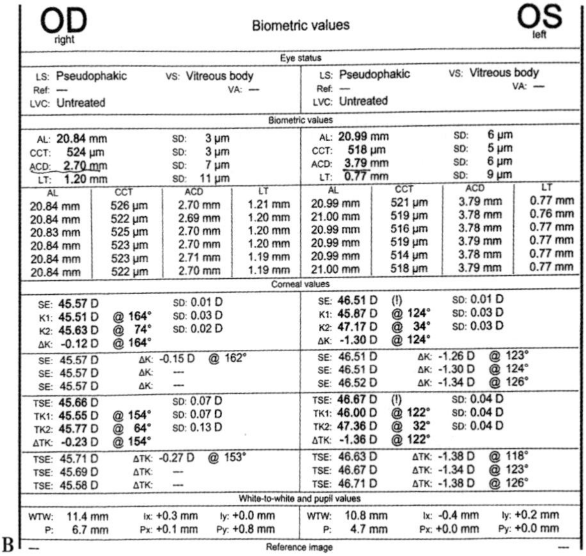

图 2-30-4 患者门诊复查散瞳前后右眼前房深度对比
A. 散瞳前前房深度 2.52mm（含角膜厚度）；B. 散瞳 30 分钟后前房深度 2.70mm（含角膜厚度）。

再次治疗：

局麻下 YAG 激光行右原周切孔（11：00 位）扩孔，对应区域悬韧带及玻璃体前界膜切除术（前后贯通），前房深度加深不明显；半月后局麻下行右眼前部玻璃体切除、原周切孔（11：00 位）对应区域悬韧带及玻璃体前界膜切除术（前后贯通），术中可见前房明显加深。

术后复查：

再次术后 1 天，视力 0.6，眼压 13mmHg，前房中深，出院。

再次术后 1 个月，视力 0.6，近视 -1.50DS，眼压 15mmHg，前房中深。

查房目的

1. 鉴于双眼先后抗青光眼术后出现睫状环阻滞,那么睫状环阻滞是闭角型青光眼发生机制之一还是手术诱发了睫状环阻滞?

2. 目前患者残余屈光度 −1.50DS,与预留度数不符,现有人工晶状体计算公式的计算结果针对于此类病人是否需要矫正?

专家发言和讨论

鲍永珍:从病史上看,这名患者左眼术后就出现了浅前房、恶性青光眼,这次右眼手术又出现浅前房,说明双眼均存在睫状体前旋,加上眼轴长度偏短加重了睫状环阻滞的风险。在慢性闭角型青光眼患者中,这种情况并不少见,尤其是眼轴较短和晶状体较厚的患者。对于这类患者,术前要进行全面检查和评估,术后需要密切观察前房深度和眼压变化,必要时通过 UBM 检查了解睫状体与虹膜根部的具体情况。至于预留屈光度与实际屈光度不符,应该是由于术后前房浅出现的近视飘移,术后 2 周验光结果是 −3.00DS,当时中央前房深度 1.5CT,之后经过局部玻璃体切除贯通前后房,前房深度加深,验光结果下降到 −1.50DS,目前仅为二次术后 2 周,需要进一步随访屈光度有可能继续减少,遇到屈光误差时不要一味地认为人工晶状体计算公式的问题。

吴慧娟:患者在抗青光眼手术后出现睫状环阻滞的问题,提示我们需要重新审视闭角型青光眼的发病机制。传统上认为闭角型青光眼主要由瞳孔阻滞引起,但这个病例提示我们,睫状环阻滞在某些情况下也起到了重要作用。我们需要更多的临床数据和研究来验证这一点。针对目前患者的情况,建议继续密切监测眼压和前房深度,必要时进行进一步的手术干预。

赵明威:从患者的情况来看,睫状环阻滞的确是导致术后浅前房和高眼压的一个重要因素。术后行 YAG 激光周切孔扩孔和前部玻璃体切除等手术未能明显改善前房深度,说明单纯的激光治疗无法彻底解决问题。

对这些患者,前房浅的问题可能在术前已经存在,只是在手术后表现得更为明显。为了改善这种情况,可以考虑在术前进行全面的 UBM 检查,了解前后段的具体情况,尤其是睫状体的前旋和虹膜根部的状态。同时,手术中可以尝试更多的前房成形和玻璃体手术,以保证前房深度的恢复。

查房结果

1. 睫状环阻滞在闭角型青光眼和抗青光眼手术后患者中是一个重要的病理机制,需要在术前、术中和术后密切监测和处理。

2. 使用 UBM 等检查手段可以更好地了解睫状体和虹膜根部的状态,为手术和术后治疗提供重要参考。

3. 白内障术后出现屈光误差要具体情况具体分析,根据不同眼部生物测量结果选择人工晶状体计算公式,必要时需进行相应调整。

第三章

肿 瘤 类

病例一　眼睑鳞状上皮细胞癌

病例报告：朴振宇　病例提供：李明武　查房整理：李方烃

病历摘要

患者女性，67岁，主诉发现右眼下睑肿物1个半月。

现病史：1个半月前患者发现右眼下睑肿物，伴局部皮肤红肿发痒。外院诊断为"睑腺炎（麦粒肿）"，未予治疗。1个月前肿物增大，表面破溃，于外院治疗（具体不详），自觉无明显好转，肿物逐渐增大，伴局部疼痛就诊我院。

既往史：2年前因"子宫内膜癌"行放疗及化疗；因"肩部皮肤癌"行手术及光动力治疗（具体不详）；高血压病史10余年；2型糖尿病史1年余；否认眼部外伤史及药物过敏史。

眼科检查：

	OD	OS
视力（VA）	0.6	0.25
眼压（IOP）	14mmHg	13mmHg
外眼	下睑近睑缘处可见局部隆起肿物，约15mm×8mm×6mm大小，局部皮肤红肿脱屑，表面可见破溃、瘘管形成（图3-1-1，图3-1-2）	未见异常

续表

	OD	OS
结膜	睑结膜充血	无充血
角膜	清	清
眼前段	晶状体 NO2NC2	晶状体 NO2NC2
眼后段	未见异常	未见异常

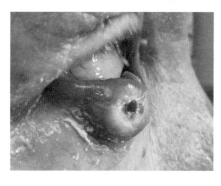

图 3-1-1　右眼外眼像
右眼下睑近睑缘处可见局部隆起肿物，约 15mm×8mm×6mm 大小，局部皮肤红肿脱屑，表面可见破溃、瘘管形成。

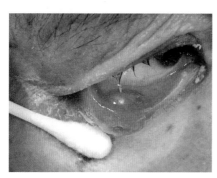

图 3-1-2　翻开下睑右眼外眼像
肿物对应处睑结膜充血。

初步诊断：

右眼下睑肿物（性质待查）

治疗经过:

局麻下行右眼眼睑肿物部分切除术,术中可见瘘管内大量刺状凸起(图3-1-3),术中取标本送病理检查以明确肿物性质。

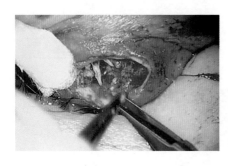

图3-1-3 手术中截图
瘘管内可见大量刺状凸起。

术后病理: 右眼睑肿物皮肤面,破碎皮肤组织,可见鳞状上皮增生伴角化亢进及角化不全;棘层增厚,基底层细胞非典型增生,可见核分裂象。右眼睑肿物结膜面,破碎皮肤组织,可见鳞状上皮乳头状增生,伴角化亢进及角化不全,部分上皮脚下延,进入间质,棘层肥厚,可见角化不良细胞,基底层细胞增大,有异型,符合鳞状上皮非典型增生,不除外癌变,建议完整切除肿物后进一步评估。免疫组化染色结果:CK5/6(+),p63(+),p40(+),Ki-67(基底+)。病理结果考虑鳞状细胞癌可能性大。

患者于外院行肿物切除联合局部眼睑重建,术后病理回示:镜下可见鳞状上皮细胞增生,增生增厚的鳞状上皮呈条索状长入表皮下(其内可见少量皮脂腺结构),达肌层组织,伴有慢性炎症;相当于睑板所在部位可见灶状慢性炎症,并见几个巨细胞团;睑结膜上皮下慢性炎症。皮肤面可见一大的皮脂腺囊肿结构,向深部生长,与结膜面顶泌腺囊肿相连。囊壁鳞状上皮细胞增生活跃,其内可见不全角化细胞及角珠样物。结缔组织内可见较多毛发结构。免疫组化:CK(+),vimentin(+),p53(-),Ki-67(+),CD20(-),CD3(-),CD69(+),CD34(血管+)。

查房目的

1. 明确诊断。

2. 一期活检明确病理后再行二期治疗还是一期行完整肿物切除联合眼睑重建？

专家发言和讨论

赵明威： 老年人无诱因的睑板腺囊肿发作不缓解或反复发作，以及不典型的麦睑腺炎需要高度怀疑肿瘤。

郭丽莉： 眼睑皮肤肿物最常见为基底细胞癌，占据眼睑恶性肿瘤90%。但基底细胞癌恶性度相对不高，进展相对缓慢，病变相对平静。**本例患者1个月内进展迅速，同时伴发炎症，需要考虑鳞状上皮来源肿物。** 此外患者有睑板腺囊肿表现，需要考虑睑板腺癌。

梁建宏： 结合患者病变形态及病史，除了需要考虑鳞状细胞癌、基底细胞癌及睑板腺癌外，**由于患者有子宫内膜癌及皮肤癌病史，需要考虑转移癌可能性，但眼睑转移癌发生极少，需要病理来鉴别。**

李明武： 患者初诊时考虑睑板腺癌可能性大，肿物外形类似睑板腺囊肿，通过破溃口可见囊内有类似睑板腺分泌物。由于患者眼睑肿瘤范围较大，考虑一期取病理确定诊断后，再行进一步治疗。病理回报鳞状上皮不典型增生，鳞状细胞癌不除外。由于肿物范围较大需要同时联合眼睑重建。**老年人一定考虑肿瘤，但患者由于同时合并了感染因素，导致疾病进展快，可能引起误诊。**

赵明威： 患者术前高度怀疑恶性肿瘤，**可以考虑一期行完整肿物切除，同时术中冰冻病理，决定是否扩大切除；像本例患者单纯取部分组织做病理，可能由于肿瘤坏死炎症等因素导致病理结果不明确。同时取病理可能有导致肿瘤扩散的风险。**

查房结果

1. 根据病理结果鳞状细胞癌诊断明确。

2. 对老年患者的皮肤肿物需要考虑恶性可能,对具有病情进展、发展迅速、形态异常等表现考虑恶性的肿物,应完整切除并行病理检查。

3. 本例术前高度怀疑恶性肿瘤,一期行完整肿物切除,同时根据术中冰冻病理结果调整手术方案更合理。

病例二 单眼虹膜血管周上皮样细胞肿瘤

病例报告:张晶晶 病例提供:梁建宏 查房整理:朱雪梅

病历摘要

患者女性,36 岁,主诉左眼突发视物不清伴颞侧视物遮挡 20 天。

现病史:患者 20 天前无明显诱因出现左眼视物不清伴颞侧视物遮挡,无视物变形、眼红眼痛,无发热等不适,曾于当地医院行 UBM 及眼眶 CT 检查,诊断为"左眼虹膜黑色素瘤?"建议转我院治疗,遂诊于我院。

既往史:10 多年前曾行乳腺纤维瘤手术,否认高血压、糖尿病病史,否认头部眼外伤史和过敏史。

个人史:无特殊。

眼科检查:

	OD	**OS**
视力(VA)	1.0	0.2
眼压(IOP)	12mmHg	11mmHg
眼前节	未见异常	前房深浅不一,3:00 至 6:00 位前房消失,可见虹膜球形隆起,表面光滑,可见新生血管,瞳孔向鼻上方移位,晶状体 C3NC1P1(图 3-2-1)
眼底	未见异常	隐约见视网膜在位(图 3-2-2)

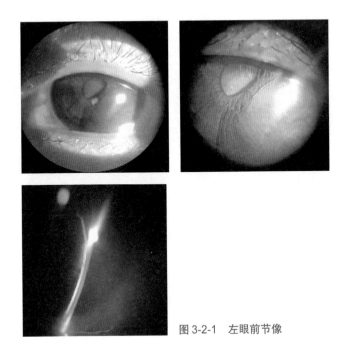

图 3-2-1 左眼前节像

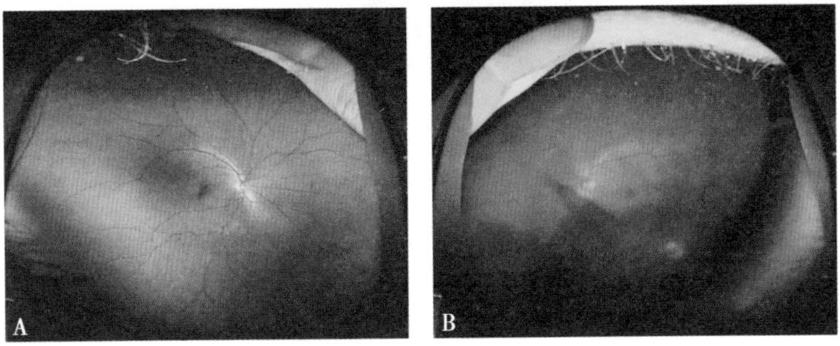

图 3-2-2 双眼广角眼底像
A. 右眼眼底未见异常；B. 左眼上方视网膜未见异常。

眼科辅助检查：

UBM： 如图 3-2-3 和图 3-2-4 所示。

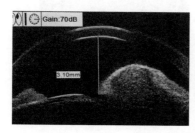 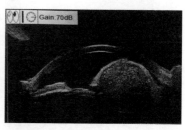

图 3-2-3　左眼 UBM（外院）

左眼 3:00 至 6:00 位虹膜回声膨隆、变薄，其后探及类椭圆形中低回声暗区，内回声欠均匀，可见无回声暗区，边界清，声衰减（+）。

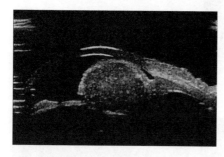

图 3-2-4　我院左眼 UBM

左眼 3:00 至 6:00 方向虹膜后占位性病变，大小约 4.96mm×6.23mm，边界较清晰，内部回声不均，可见多个无回声区，对应方向房角关闭。

眼科超声：如图 3-2-5 所示。

OCT：如图 3-2-6 所示。

其他辅助检查：

外院眼眶 CT：左眼颞下方虹膜占位，考虑黑色素瘤，建议进一步 MRI 检查。

乳腺超声：双乳多发肿物，肿物呈无回声，形状规则，边界清，有包膜，最大 0.9cm×0.7cm，囊肿？

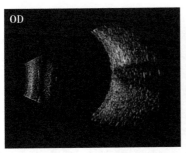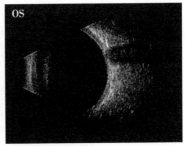

图 3-2-5　B 超示双眼玻璃体轻混

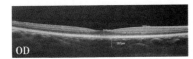

图 3-2-6　双眼 OCT

双眼黄斑未见异常。

胸部 CT：左肺上叶前段胸膜下可见一磨玻璃影，增强扫描观察不清；右肺下叶可见多发小结节影，考虑陈旧性病变可能。

初步诊断：

左眼虹膜黑色素瘤？

查房目的

1. 讨论患者初步诊断。

2. 进一步检查及处理。

专家发言和讨论

赵明威：本病例主要是梳理占位性病变的诊断思路，虽然手术取病理检查是金标准，但临床医生须形成初步的拟诊，根据倾向决定下一步检查或治疗。占位性病变首先是良、恶性的判定，行全面的全身检查，如果怀疑炎性反应,可予激素试验性治疗。本病例是否可术前先行眼内液检测?

曹晓光:本例患者青年女性,急性病程,单眼虹膜占位,胸部CT示左肺上叶磨玻璃病灶,是否考虑结核相关反应?建议行T-spot等检查。

梁建宏:本病例为年轻女性,单眼虹膜占位,超声显示肿物边界较清晰,内部中低回声,回声不均,可见多个无回声区,外院眼眶CT提示黑色素瘤,眼部未见活动性炎症表现,全身筛查有肺部陈旧性病变、乳腺囊肿,我倾向于考虑虹膜黑色素瘤可能性大,其次是炎性假瘤。占位性病变术前应行全身检查排查炎性病变及转移癌,眼内液检测可作为参考,但很难诊断,金标准仍是病理检查。

查房结果

1.手术切除肿物,术式为左眼晶状体切除、虹膜睫状体肿物切除、玻璃体切除术。

2.切除肿物送病理明确诊断。

查房后续

病理检查结果,如图3-2-7所示。

附:血管周上皮样细胞肿瘤(PEComa)是由组织学和免疫表型上具有独特特征的血管周上皮样细胞组成的间叶源性肿瘤。多发生于肾脏、肝脏和子宫,其他器官如肺、胃肠道、颅底也有病例报道。大多为良性肿瘤或具有恶性潜能的肿瘤,极少数为恶性。病理学诊断是金标准,肿瘤细胞呈束状或巢状生长,偶尔呈片状,常常围绕血管腔周围呈放射状排列;肿瘤细胞胞质透明或粉染,弱嗜酸性,与真正平滑肌细胞的深染嗜酸性胞质不同;细胞胞核小、中位、圆形或椭圆形,核仁小,可有核不典型。主要治疗方式为外科手术治疗,对恶性或具有恶性潜能的病例,可在术后补充化疗或放疗,但效果尚不明确。良性预后良好,良恶性质未定的肿瘤需密切随访。近年来发现部分PEComa发病与TSC基因突变有关,mTOR高表达,目前采用西罗莫司治疗的临床试验正在开展。

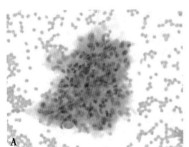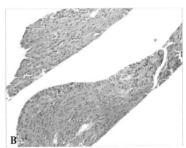

图 3-2-7　组织标本病理免疫组化

A. 左眼玻璃体液病理回报：血性背景中可见多量淋巴细胞、中性粒细胞，其间见少量呈巢片状排列的细胞团，细胞胞浆丰富，部分细胞核浅染，细胞界限尚清，可见小核仁，细胞巢片间可见小血管成分，符合肿瘤细胞，考虑血管周上皮样细胞肿瘤（PEComa）。免疫组化染色结果：S-100（+），SOX10（-），GFAP（-），HMB45（-），Melan A（+），CD68（-），CK（-），vimentin（+），Ki-67（1%～2%）。B. 左眼肿物组织标本病理回报：送检破碎组织，其内可见梭形及多角形细胞成分，细胞核轻度异型性，胞浆淡染，部分区域间质可见少量色素沉积，结合免疫组化染色及沉淀细胞学检查结果，比较符合血管周上皮样肿瘤（PEComa）；免疫组化染色结果：S-100（+），CK（-），HMB45（-），Melan A（弱+），Kp-1（-），CD68（-），Ki-67（5%+）；特殊染色结果：六胺银（-），PAS（局灶+）。

病例三　幼儿白瞳症鉴别诊断

病例报告：陈娟　病例提供：梁建宏　查房整理：朱雪梅

病历摘要

患儿女性，3岁，家长主诉发现右眼红5个月。

现病史： 5个月前家长发现患儿右眼红，于当地诊断为"右眼视网膜脱离、晶状体混浊"建议转上级医院；3个月前患儿于我院门诊诊断为"右眼牵拉性视网膜脱离、白内障、虹膜萎缩"拟行右眼晶玻切＋眼底探查手术，因术前患儿感冒推迟手术，现患儿全身情况稳定，为行手术治疗来我院门诊。

既往史: 足月顺产，母孕期平顺。既往体健，**否认家族遗传病史及猫狗接触史。**

眼科检查:

眼别	OD	OS
视力、眼压	不配合	不配合
前节	结膜混合充血，角膜清，前房浅，下方虹膜隆起与角膜接触，虹膜萎缩后粘连，瞳孔不圆，晶状体全混(3-3-1A)	未见异常
眼底	窥不入(3-3-1B)	未见异常

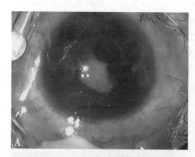
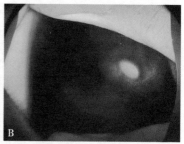
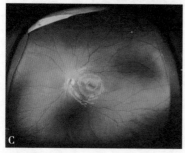

图 3-3-1 双眼像
A. 右眼前节像示结膜混合出血，虹膜粘连及晶状体混浊；B. 右眼眼底窥不入；C. 左眼眼底像未见异常。

眼科辅助检查：

眼科超声：如图 3-3-2 所示。

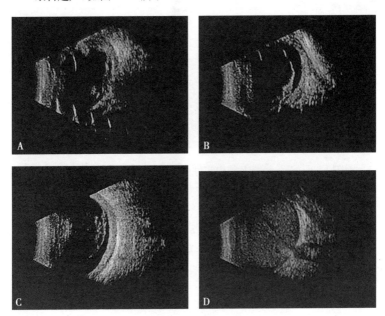

图 3-3-2　眼科 B 超

A～C.（2017-10-26，我院）：右眼玻璃体明显混浊，可见不规则光带回声与视盘相连，上方周边可见团状回声，内部有视网膜上腔积液；D.（2018-01-24）右眼玻璃体腔充满密集点状回声，隐见透明光带回声与视盘相连。

诊疗经过：

诊断为右眼视网膜脱离、并发性白内障、虹膜后粘连、虹膜萎缩。

于 2018-01-30 行右眼眼内探查术。术中行右眼前房成形、晶状体切除、玻璃体切除、外放液术，术中清除玻璃体积血后见视网膜形态如图 3-3-3 所示，全视网膜脱离，视网膜弥漫、灰白、增厚病灶，高度怀疑肿瘤，术中取玻璃体液、视网膜下液标本送病理检查。

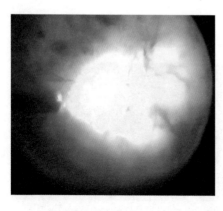

图 3-3-3　术中所见

病理回报：①脉络膜上腔内实性肿物涂片，数个淋巴细胞、中性粒细胞；②视网膜下血性液体、玻璃体腔灌洗液涂片，退变红细胞背景中散在少量深染、裸核样细胞，有异型性，核染色质细腻，较成熟淋巴细胞略大；③包埋切片，可见数灶深染、异型、裸核细胞，染色质细腻，可见菊形团结构，细胞成分较少，无法进行免疫化学染色。综合涂片及包埋组织中肿瘤细胞形态，结合临床，比较符合视网膜母细胞瘤。

查房目的

白瞳症的诊断及鉴别诊断。

专家发言和讨论

曲进锋：患儿虹膜的前粘连、后粘连提示炎症反应，须考虑眼弓首蛔虫感染或其他葡萄膜炎引起的视网膜脱离。当然，小儿不能遗漏眼内肿瘤的可能性，但其超声影像不典型。

黎晓新：患儿 3 岁，慢性病程，结膜充血、虹膜前粘连、虹膜后粘连、并发性白内障提示炎症反应，但患儿此次 B 超玻璃体腔充满密集点状回声，可能是眼内出血引起，感染性病变很少引起这么密集的出血。尽管患者对侧眼眼底未见明显异常，不能排除家族性渗出性玻璃体视网膜病变引起的牵拉性视网膜脱离、玻璃体积血。眼内液检测可能有更多提示信息，以帮助诊断。

　　梁建宏：本病例的诊断思路其实是**白瞳症的鉴别诊断**，从病史及检查合并眼底的异常，不考虑单纯先天性白内障引起，高度怀疑炎症性病变如眼弓首蛔虫感染、眼内炎或其他葡萄膜炎，虽然 B 超未提示肿瘤，但弥漫型视网膜母细胞瘤也可有此表现。此外，白瞳症的病因还有 Coats 病、永存原始玻璃体增生症（PHPV）等。本例患儿未进行眼内液检测，直接进行了眼内探查手术，术中从视网膜形态高度怀疑视网膜母细胞瘤，故仅送检病理，未行其他病原学检查。本例患儿因感冒回当地，3 个月后才来做手术，但肿瘤变化不大，只是多了玻璃体积血，这种不典型的视网膜母细胞瘤，呈弥漫性浸润，发展可以比较缓慢。

查房结果

明确诊断：

右眼视网膜母细胞瘤弥漫型

治疗：右眼眼球摘除术

　　2018-02-06 行右眼眼球摘除术，术后病理回报：眼球内弥漫幼稚肿瘤细胞，可见菊形团样结构，**考虑视网膜母细胞瘤**，大小 1.3cm×0.6cm，可见个别可疑脉管内瘤栓，视神经断端未见侵犯。免疫组化：Syn（+），CD56（+），NSE（+），Ki-67（80%+），CK（−），CD99（−），CgA（−），S-100（−）。

病例四　副肿瘤综合征之脉络膜病变

病例报告：王熙娟　病例提供：梁建宏　查房整理：朱雪梅

病历摘要

患者女性，77 岁，主诉左眼视力下降 1 个月。

现病史：近 1 个月患者无明显诱因自觉左眼视力下降，否认眼红、眼痛、眼胀，遂就诊于我院。

既往史：患者曾于 4 年前诊断为直肠癌，行直肠癌根治术，术后未行化疗。目前患者因免疫力低下注射胸腺肽治疗。4 年间患者定期复查，未发现肿瘤复发和转移。否认屈光不正及眼科手术史。

个人史：无特殊。

眼科检查：

	OD	OS
视力（VA）	0.4	0.06
眼压（IOP）	16mmHg	16mmHg
前节	晶状体轻混	晶状体轻混
眼底	未见异常	可见颞侧脉络膜病变，伴颞侧视网膜浅脱离（图 3-4-1）

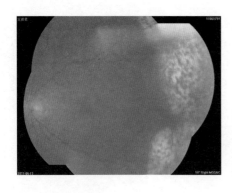

图 3-4-1 左眼眼底像
左眼颞侧脉络膜分叶状病变，病变部位呈黄白色，其上分布有棕黑色斑点。

眼科辅助检查：

FFA：如图 3-4-2 所示。

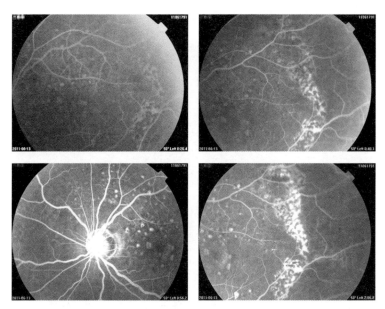

图 3-4-2　左眼 FFA

左眼后极部视网膜及肿物后缘斑点状强荧光,强荧光中夹杂弱荧光,周边病灶
处未见明显异常强荧光。

眼科 B 超:如图 3-4-3 所示。

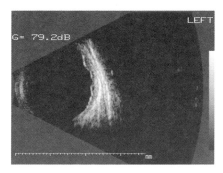

图 3-4-3　左眼 B 超
左眼颞侧周边病变部位高低不
平,隆起高度 1.98mm,包括巩膜
厚度 2.90mm,视网膜与后壁间
为中低回声,伴视网膜浅脱离。

OCT：如图 3-4-4 所示。

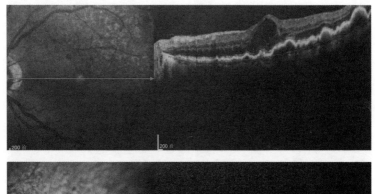

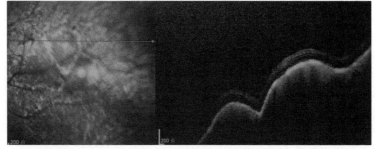

图 3-4-4 左眼 OCT RPE 呈波浪状隆起，颞侧病变处波浪状隆起高。

其他辅助检查：

眼眶 MRI（外院，2011-05-30）示左侧眼球眼环后外侧壁局限性不规则稍厚，呈波浪状，为 T_2、T_1 中等信号，边界尚清晰。晶状体、视神经、眼肌及球后均未见明显信号异常。右侧眼球、球后及视神经未见明显信号异常。

初步诊断：

左眼脉络膜转移癌

诊治经过：

行 PET/CT 检查，发现肝转移癌，遂于外科行肝部分切除术，未行全身化疗。4个月后患者于我科复查,视力提高至 0.2,颞侧原病灶消失。半年后复查视力恢复至 0.4,未见病灶(图 3-4-5)。

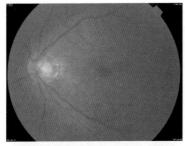
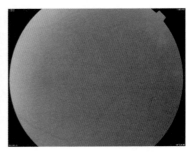
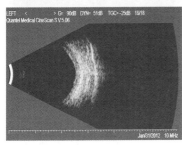

图 3-4-5　治疗后左眼眼底像及 B 超
左眼原颞侧病灶消失。

查房目的

讨论诊断。

专家发言和讨论

梁建宏:临床中,我们发现眼部转移癌的患者约有 36% 可出现全身其他脏器一处或多处转移病灶。**本例病例十分特殊,在发现肝转移癌后进行肝部分切除术,术后眼部脉络膜占位消失,且视力明显恢复。本病例脉络膜的病变是否是一种反应性改变?能否诊断为肿瘤相关性脉络膜病变?**

黎晓新：因肿瘤表达异常抗原，产生自身抗体与视网膜自身抗原发生交叉免疫反应，引起的病变称为副肿瘤性视网膜病变（paraneoplastic retinopathy，PR）。主要包括癌相关视网膜病变（cancer-associated retinopathy，CAR）、黑色素瘤相关视网膜病变（melanoma-associated retinopathy，MAR）和双侧弥漫性葡萄膜黑素细胞增生症（BDUMP）。CAR 的主要临床表现为无痛性、进行性视力下降，闪光感、视野环形暗点和瞳孔对光反射迟钝。眼底可正常或仅有视网膜动脉变细等轻度异常。CAR 一般预后差。对原发肿瘤进行的外科手术、放化疗不能改善 CAR 患者的视功能。CAR 与本病例明显不一致，该患者脉络膜的病灶在肝转移癌手术后就消失，且随访维持稳定，视力恢复与对侧眼一致。本病例与 BDUMP 的表现也不符，考虑反应性病变可能性大。建议进一步随访，补充 OCT 检查结果。

查房结果

诊断：副肿瘤综合征，肿瘤相关性脉络膜病变。嘱患者定期随访。

附：副肿瘤综合征（paraneoplastic syndromes，PNS）是指由于肿瘤产物（包括异位激素的产生）异常的免疫反应（包括交叉免疫、自身免疫和免疫复合物沉着等）或其他不明原因，引起内分泌、神经、消化、造血、骨关节、肾脏及皮肤等系统发生病变，出现相应的临床表现。这些表现不是由原发肿瘤或转移灶所在部位直接引起的，而是通过上述途径间接引起，故称为副肿瘤综合征。

目前缺乏副肿瘤综合征的分类标准，多根据症状类型、累及部位而进行分类。比如累及中枢神经系统、周围神经系统、神经 - 肌肉接头及肌肉等。累及中枢神经系统的多采用 Beuklaar 分类，归纳为副肿瘤性边缘叶性脑炎、副肿瘤性脑干炎、副肿瘤性脊髓炎等。

副肿瘤性视网膜病变（PR），是副肿瘤综合征的一种，是非眼部原发肿瘤表达异常抗原，产生的循环自身抗体与视网膜自身抗原发生交叉免疫反应，引起的一组视网膜功能障碍性疾病。在人们对疾病的认识进程中，有着多种命名，包括癌相关视网膜病变（CAR）、黑色素瘤相关视网膜病变（MAR）、双侧弥漫性葡萄膜黑素细胞增生症（BDUMP）、副肿瘤性视神经病变（PON）等。

目前发现多种导致 CAR 的自身抗体，如抗恢复蛋白（recoverin）抗体、抗 a 烯醇化酶抗体及抗转导蛋白 -a（transducin-a）抗体等，可以与视网膜相应的自身抗原结合；导致 MAR 的自身抗体最主要为抗 TRPMl 抗体，可以与视网膜双极细胞离子通道的 TRPM1 结合；导致 BDUMP 的抗体目前只发现抗 recoverin 抗体和抗热休克蛋白 70（HSP70）抗体。

PR 的临床表现主要为短期内双眼视力下降及夜盲等，眼底表现可正常或轻度异常，视网膜电图（electroretinogram，ERG）表现为不同类型的异常，其中 BDUMP 有双眼多发橘红色斑块等特殊表现。临床表现往往因自身抗体类型的不同而存在差异，主要原因在于针对自身抗原的不同生理作用，表现为发病时间、进展速度、严重程度及 ERG 表现等。

目前无特效或标准的治疗方案。主要为原发肿瘤的治疗、免疫治疗、糖皮质激素治疗等。

病例五　双眼副肿瘤综合征之癌相关视网膜病变

病例报告：王宗沂　病例提供：曲进锋　查房整理：苗恒

病历摘要

患者女性，65 岁，主因双眼视力进行性下降 10 年，自觉双眼周边视野缺损 1 年来诊。

现病史：患者 10 年前无明显诱因自觉双眼视力下降，不伴眼红眼痛，不伴畏光流泪，不伴视物遮挡和视物变形，未诊治。近 1 年来患者自觉视力下降加重伴双眼周边部视野缺损，现为改善症状来诊。

既往史：30 年前因口干、眼干诊断为"干燥综合征"，间断使用中药和人工泪液滴眼治疗；17 年前体检发现甲状腺多发结节，考虑良性病变；3 年前体检时发现"双眼黄斑异常"，未治疗；1 年前于外院行甲状腺结节穿刺活检确诊甲状腺乳头状癌，行甲状腺全切除术，术后口服甲状腺素片至今；双眼近视 −2.0DS；否认高血压、糖尿病、头眼外伤和过敏史。

个人史和家族史：无特殊。

眼科检查：

	OD	OS
最佳矫正视力（VA）	0.4	0.3
眼压（IOP）	12mmHg	12mmHg
眼前节	未见异常	未见异常
眼底	双眼视盘边清色正，黄斑中心凹光反射不清，视网膜血管走行自然，双眼视网膜在位，未见出血、渗出灶及色素改变（图 3-5-1）	

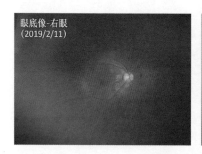
眼底像-右眼
(2019/2/11)

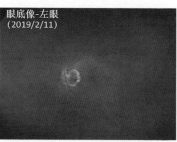
眼底像-左眼
(2019/2/11)

图 3-5-1 双眼眼底像
双眼视盘边清色正，黄斑中心凹光反射不清，视网膜血管走行自然，双眼视网膜在位，未见出血、渗出灶及色素改变。

眼科辅助检查：

眼底自发荧光：如图 3-5-2 所示。

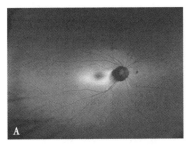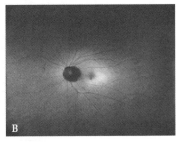

图 3-5-2 双眼底自发荧光

后极部以中心凹为中心的强荧光环（A. 右眼；B. 左眼）。

FFA： 如图 3-5-3 所示。

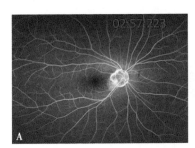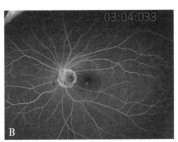

图 3-5-3 双眼 FFA

A. 右眼未见异常；B. 左眼黄斑部局部窗样缺损，余未见异常。

OCT： 如图 3-5-4 所示。

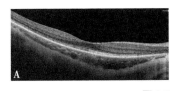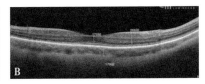

图 3-5-4 双眼 OCT

双眼视网膜外层结构欠清晰，卵圆体带连续性差（A. 右眼；B. 左眼）。

视野：如图 3-5-5 所示。

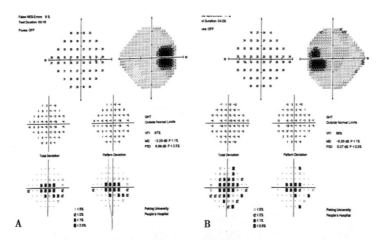

图 3-5-5 双眼视野

双眼中心暗点与生理盲点相连，伴生理盲点扩大（中心盲点暗点）（A. 右眼；B. 左眼）。

mf-ERG：如图 3-5-6 所示。

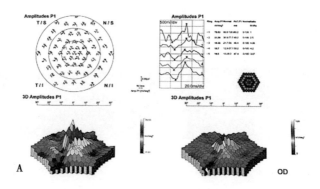

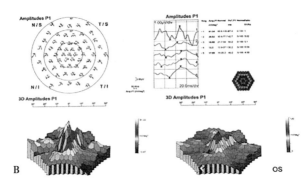

图 3-5-6　双眼 mf-ERG

双眼中心凹振幅对称均匀低平（A. 右眼；B. 左眼）。

全视网膜 fERG：仅 30Hz 振幅下降，余未见异常。

其他辅助检查：

抗视网膜抗体：抗 recoverin 抗体（+），抗 α- 烯醇化酶（enolase）抗体（+），抗 TRPM1 抗体弱阳性，抗 CAⅡ抗体（−）。

自身免疫抗体：抗 ENA 抗体（++），抗 SSA 抗体（++）。

甲状腺过氧化物酶抗体：162.3IU/mL（未见异常值<60IU/mL）。

血常规、血液生化、尿液常规：均未见异常。

查房目的

明确该患者的诊断。

专家发言和讨论

赵明威：结合病史、眼科查体和各项辅助检查，高度怀疑患者双眼为癌相关视网膜病变（CAR），但此诊断需要排除多种具有类似表现的情况后方可诊断，特别是该患者的视网膜外层损害仅累及黄斑部，且全视网膜

fERG 未见异常，与 CAR 的经典表现有冲突。此外，该患者未查矫正视力，也未测量眼轴，但眼底具备高度近视的特征，如视盘斜入和视盘旁萎缩弧扩大等表现，其黄斑部各种结构和功能改变可能因高度近视引起，需要排除此种可能。

黎晓新：30Hz 反应异常常见于视网膜锥体细胞损害类疾病，如视锥细胞营养不良等。虽然该患者全视网膜 fERG 未见异常，但 30Hz 振幅下降其实提示全视网膜的锥体细胞存在弥漫性损害。患者的视网膜结构和功能检查发现视网膜外层损害主要集中在视盘周围，**首先考虑陈旧的急性区域性隐匿性外层视网膜病变（AZOOR）可能**，但结合病史和患者其余表现，特别是合并自身免疫性疾病，还是自身免疫性视网膜病变（AIR）可能性大。因 AIR 包括肿瘤相关性 AIR（pAIR）和非肿瘤相关性 AIR（npAIR），而该患者眼部表现发生于甲状腺癌确诊之前，难以确定此种眼部表现是否一定与肿瘤相关，因此患者诊断为 AIR 和 CAR 仅为用词上的差异，发病机制相同。

查房结果

综合病史、眼部表现和多模式影像，患者癌相关视网膜病变（cancer-associated retinopathy，CAR）/自身免疫性视网膜病变诊断明确，但需要补充最佳矫正视力和眼轴，以排除高度近视伴随的黄斑结构功能改变。

病例六 双眼副肿瘤综合征之黑色素瘤相关视网膜病变

病例报告：许梦尧 病例提供：黎晓新 查房整理：朱雪梅

病历摘要

患者女性，43 岁，主诉双眼视物黑影遮挡伴畏光 2 个月。

现病史：2 个月前患者无明显诱因出现双眼视物黑影遮挡伴畏光，否认眼红、眼痛、视物变形，就诊于我院门诊。

既往史：双眼屈光不正 −4.00DS。5 年前因脑膜瘤行手术治疗；1 年余前诊断为纵膈恶性黑色素瘤，行靶向药治疗；否认高血压、糖尿病病史；否认眼部外伤史及眼部手术史。

眼科检查：

	右眼	左眼
视力	0.25，Jr1	0.1，Jr1
眼前节	未见异常	虹膜后粘连，晶状体前表面色素沉着
眼底	玻璃体轻混，视网膜在位，未见异常（图 3-6-1）	玻璃体轻混，视网膜在位，未见异常（图 3-6-1）

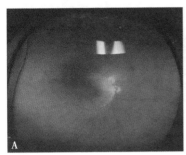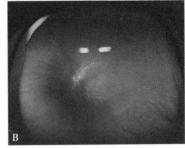

图 3-6-1 双眼眼底像双眼未见异常

A. 右眼；B. 左眼。

眼科辅助检查:

自发荧光及 OCT: 未见异常(图 3-6-2)。

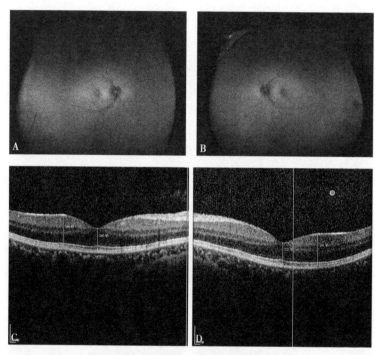

图 3-6-2 自发荧光、OCT 均未见明显异常

A、C. 右眼; B、D. 左眼。

fERG: 如图 3-6-3 所示。

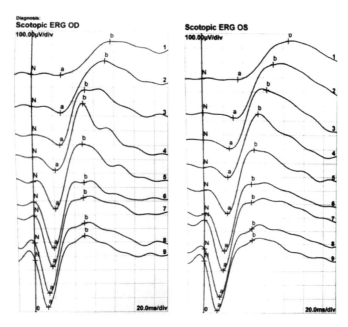

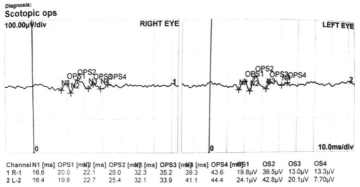

Channel	N1 [ms]	OPS1 [ms]	N2 [ms]	OPS2 [ms]	N3 [ms]	OPS3 [ms]	N4 [ms]	OPS4 [ms]	OS1	OS2	OS3	OS4
1 R-1	16.6	20.0	22.1	26.0	32.3	35.2	39.3	43.6	19.8μV	39.5μV	13.0μV	13.3μV
2 L-2	16.4	19.8	22.7	25.4	32.1	33.9	41.1	44.4	24.1μV	42.8μV	20.1μV	7.70μV

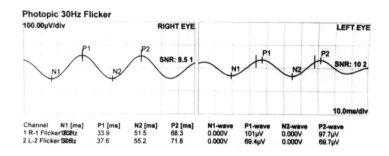

图 3-6-3　全视网膜 fERG 30Hz 闪烁光反应
左眼 P 波振幅下降。

其他辅助检查:

血清抗视网膜抗体检测报告: **抗 α-enolase 抗体(+), 抗 carbonic anhydrase Ⅱ(CAⅡ)抗体(+), 抗 TRPM1 抗体(+), 抗 recoverin 抗体(-)。**

初步诊断:

副肿瘤性视网膜病变? CAR? MAR?

查房目的

1. 明确诊断。

2. 副肿瘤性视网膜病变的表现、诊断思路。

专家发言和讨论

于文贞: 此患者畏光, 提示**病变以视锥细胞**为靶点, 且患者有黑色素瘤的病史, 很可能是 CAR、MAR 类疾病。

黎晓新: 副肿瘤性视网膜病变(PR)是一种少见的副肿瘤综合征, 因肿瘤表达异常抗原, 产生自身抗体与视网膜自身抗原发生交叉免疫反应, 导致病变。包括癌相关视网膜病变(CAR)、黑色素瘤相关视网膜病变(melanoma-associated retinopathy, MAR)、双侧弥漫性葡萄膜黑素细胞增生症（BDUMP）。副肿瘤综合征一般眼底及 OCT 可无异常，电生理可有早期改变。该患者抗恢复蛋白（recoverin）抗体阴性，抗 **TRPM1 抗体阳性**，后者为目前发现的唯一与双极细胞功能有关的自身抗原，**目前是 MAR 最重要的自身抗体**。在抗视网膜抗体检测中，尚未发现 MAR 患者具有抗恢复蛋白抗体。本病治疗以全身治疗为主，眼科无特殊治疗。

赵明威：对于全身有肿瘤、有视网膜病变找不到原因且各种血清抗视网膜抗体阴性的患者，副肿瘤综合征可作为排他性诊断。

查房结果

结合患者病史，副肿瘤性视网膜病变 MAR 诊断明确。

附

➤ 副肿瘤性视网膜病变平均发病年龄为 55～65 岁，男女比例约为 1:2，多数 CAR 于原发肿瘤诊断后 1 年以上发病，部分病例可发生于肿瘤诊断之前。

➤ CAR 多为双眼不对称性发病。临床表现多样，主要表现为急性或亚急性的无痛性、进行性视力下降，可双眼先后发病，伴闪光感，色觉异常及夜盲。

➤ 眼底多无明显异常，或在疾病进展期出现视网膜动脉变细、视盘苍白、脉络膜或 RPE 萎缩等。玻璃体多无明显异常或出现少许玻璃体细胞。

➤ 视野可表现为环形或弓形暗点。OCT 以外层视网膜病变为主，表现为光感受器内/外节层消失或不连续，可伴黄斑区变薄。

CAR 的临床表现可因自身抗体类型的不同而有差异，如表 3-6-1 总结。

表 3-6-1　CAR 自身抗体特点

抗恢复蛋白（recoverin）抗体阳性	可先于原发肿瘤出现，视力下降更为迅速，广泛累及视杆细胞和视锥细胞，ERG 表现为明适应和暗适应下 a 波和 b 波峰值均明显下降
抗 α- 烯醇化酶（enolase）抗体阳性	多于原发肿瘤诊断后出现，病程为亚急性，视力损害相对较轻，且主要累及视锥细胞，以局灶性病变为主
抗转导蛋白 -α（transducin-α）抗体阳性	以累及视杆细胞为主

病例七　表现为视网膜脱离的葡萄膜淋巴瘤

病例报告：全其哲　病例提供：梁建宏、王毅　查房整理：苗恒

病历摘要

患者男性，54 岁，主因右眼视物不清 2 个月，左眼视物模糊 10 天入院。

现病史：2 个月前患者无明显诱因自觉右眼视物不清，于外院诊断为"视网膜脱离"，行右眼白内障超声乳化摘除 + 人工晶状体植入 + 玻璃体切除联合硅油填充术。术后右眼视力无明显改善，且 10 天前自觉左眼也出现视物模糊来诊，以"双眼渗出性视网膜脱离原因待查、葡萄膜渗漏综合征可能性大"为诊断入院治疗。

既往史、个人史和家族史：均无特殊。

眼科检查：

	OD	**OS**
最佳矫正视力（VA）	光感	手动／眼前
眼压（IOP）	34mmHg	18mmHg
眼前节	右眼结膜混合充血且水肿明显，角膜上皮粗糙点状剥脱，全周虹膜膨隆伴新生血管形成，周边部前房近消失，中央前房可见硅油滴，瞳孔全周后粘连，人工晶状体在位（图3-7-1）	左眼结膜弥漫轻充血，角膜清亮，前房极浅，晶状体 NC2NO1C2P3（图3-7-1）
眼底	右眼玻璃体腔硅油填充，后极部视网膜球形光滑隆起，未见明确裂孔（图3-7-2）	左眼玻璃体清亮，后极部视网膜球形光滑隆起，未见明确裂孔（图3-7-2）

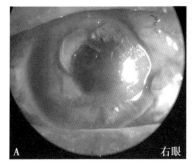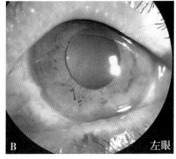

图 3-7-1　双眼前节像
A. 右眼；B. 左眼。

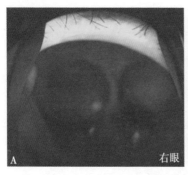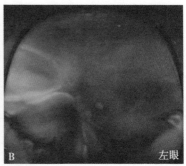

图 3-7-2　眼底像

A. 右眼；B. 左眼。

眼科辅助检查：

眼科超声： 如图 3-7-3 所示。

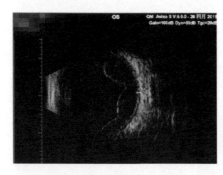

图 3-7-3　左眼 B 超

左眼视网膜脱离，巩膜厚度 0.8mm，眼轴 21mm。

UBM： 如图 3-7-4 所示。

其他辅助检查：

眼部增强 MRI： 如图 3-7-5 所示。

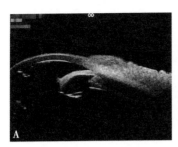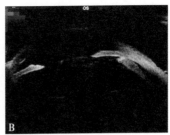

图 3-7-4　双眼 UBM

A. 右眼虹膜膨隆,睫状体回声增宽;B. 左眼鼻侧房角裂隙状开放,上方和颞侧睫状体上腔无回声区。

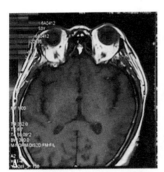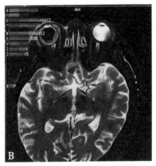

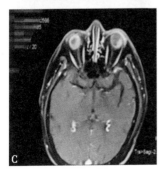

图 3-7-5　眼部增强 MRI

双眼球壁增厚及视网膜脱离,增强后可见双眼后部球壁均存在占位性均匀强化;A. T_1 加权相;B. T_2 加权相;C. T_1 增强。

乙型肝炎病毒表面抗原：阳性。

T-spot：阳性。

梅毒螺旋体抗体、丙型肝炎抗体、人免疫缺陷病毒抗体：均阴性。

抗核抗体（ANA）：1∶160 阳性。

ESR：22mm/h（0～15mm/h）。

HLA-B27：阴性。

诊治经过：

行右眼 YAG 虹膜周边造孔、左眼球侧曲安奈德 40mg 球旁注射治疗。取左眼前房水送检细胞因子，回报白细胞介素（IL）-10 为 6.7pg/mL，IL-6 为 66.1pg/mL，IL-10/IL-6<1，暂排除眼内淋巴瘤可能，结合患眼眼轴偏短，仍考虑葡萄膜渗漏综合征可能性大，遂行左眼巩膜开窗（鼻下和颞下象限）、巩膜外放液、玻璃体切除联合 20% SF_6 填充术，取巩膜组织及视网膜下液送病理，病理回报巩膜标本为小块纤维组织伴玻璃样变，视网膜下液标本为血性背景中少量淋巴细胞和个别中性粒细胞。

住院期间，患者出现右眼鼻侧结膜下实性肿物于 3 日内渐进性增大，质地偏硬，无触痛，与巩膜组织相连（图 3-7-6），取结膜下肿物活检回报弥漫增生的淋巴样细胞，中等大小，核仁不清楚，可见"星天"现象。免疫组织化学染色 CK（−）、CD20（＋）、PAX-5（＋）、CD3（−）、CD5（−）、CD23（−）、cyclin D1（＋）、Bcl-2（部分阳性）、CD10（部分阳性）、Bcl-6（−）、MUM1（灶状阳性）、C-myc（60%＋）、Ki-67（90%＋）、TdT（−）、SOX11（−）、CD34（−）、CD43（−），考虑侵袭性 B 细胞淋巴瘤（图 3-7-7）。

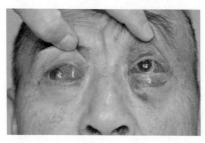

图 3-7-6　右眼结膜下结节于 3 日内渐进性增大，质地偏硬，无触痛，与巩膜组织相连

图 3-7-7 右眼结膜下结节病理,考虑侵袭性 B 细胞淋巴瘤

查房目的

1. 明确诊断。

2. 指导进一步诊治方案。

专家发言和讨论

梁建宏:患者双眼先后发病,眼轴偏短且表现为双眼渗出性视网膜脱离,考虑双眼葡萄膜渗漏综合征可能性大。但右眼进行性增大的结膜下肿物病理支持淋巴瘤诊断,而左眼房水 IL-10/IL-6 却不支持相应诊断,视网膜下液病理也未见肿瘤细胞,眼超声未见球壁占位且左眼玻璃体术中也未见球壁占位,因此,可能为**原发性葡萄膜渗漏综合征合并右眼眼附属器淋巴瘤**。

王毅:患者入院时眼部增强 MRI 可见双眼后部球壁增厚伴均匀强化,且位于脱离的视网膜之下,**考虑球壁肿物实际上自入院时即双眼均存在,只是右眼肿物更大且发生了球外转移**。

黎晓新:因患者同时存在葡萄膜渗漏综合征和眼部淋巴瘤的支持证据,不排除患者共患此两种疾病可能。因 UBM 可见右眼睫状体弥漫低回声增厚,结合眼部增强 MRI 表现,**考虑原发性葡萄膜淋巴瘤继发渗出性视网膜脱离可能性大**,眼科目前已无相应治疗方案,应尽快将患者转诊于相应科室开始放化疗。

查房结果

1. 患者诊断为双眼原发性葡萄膜淋巴瘤伴球外转移、渗出性视网膜脱离、玻璃体切除术后、右眼人工晶状体眼。

2. 应尽快将患者转诊于相应科室开始系统治疗。

病例八 以眼部症状首诊的急性淋巴细胞 白血病复发

病例报告:秦佳音 病例提供:梁建宏 查房整理:苗恒

病历摘要

患者男性,19 岁,主因右眼视力下降 2 个月来诊。

现病史:患者 2 个月前无明显诱因自觉右眼视力下降,不伴眼红眼痛,不伴视物变形和视物遮挡,不伴畏光流泪,现为诊治来诊我院。

既往史、个人史和家族史:2 年前因急性淋巴细胞白血病先后行化疗和姐供弟 HLA 全相合异基因造血干细胞移植术,术后完全缓解至今。否认肿瘤性疾病家族史。

眼科检查:

	OD	**OS**
最佳矫正视力	0.05	0.6
眼压(IOP)	18mmHg	15mmHg
眼前节	未见异常	未见异常
眼底	颞上分支血管迂曲扩张伴走行区内视网膜深层和浅层出血,近赤道处可见视网膜内黄白色病灶压迫(图 3-8-1)	未见异常

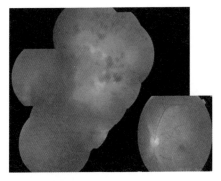

图 3-8-1　双眼眼底像

右眼视盘边清色正,视网膜在位,颞上分支血管迂曲扩张伴走行区内视网膜深层和浅层出血,近赤道处可见视网膜内黄白色病灶压迫;左眼未见异常。

眼科辅助检查:

眼科超声:如图 3-8-2 所示。

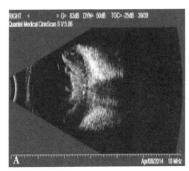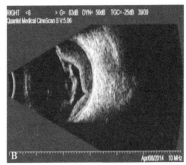

图 3-8-2　右眼 B 超

视盘附近球壁不规则隆起,最高 7.4mm,呈中低回声伴视网膜脱离(A. 后极部;B. 颞侧)。

其他辅助检查:

眼眶、头部 MRI:未见异常。

眼眶、头部 CT:未见异常。

患者在骨髓移植术后定期于血液科复诊并定时完成骨髓穿刺等检

查，随访过程中未见白血病复发迹象。

初步诊断：

右眼内占位（肿瘤性质？）

查房目的

1. 明确诊断。
2. 进一步诊治方案。

专家发言和讨论

黎晓新： 此患者骨髓移植术后状态且病情稳定，眼底病变最常见的仍是巨细胞病毒性视网膜炎。但此类疾病沿血管分布并表现为"奶酪番茄酱"样外观，与此患者眼底表现明显不符。此患者虽然头颅 CT 和 MRI 未见异常，但眼底表现为视网膜内病灶伴相应走行区血管闭塞和出血，眼 B 超也可见后极部视网膜脱离、球壁增厚和视网膜下实性病灶，**高度警惕血液肿瘤眼内复发可能**。请血液科会诊进一步评估原发病情况。

梁建宏： 患者眼部表现支持淋巴细胞白血病眼内复发，首先**联系血液科给予系统化疗或其他处置，眼局部巩膜外放射敷贴无法覆盖全部病损而造成遗漏，可试行全眼外放疗**。

查房结果

1. 患者诊断为右眼急性淋巴细胞白血病眼内复发、右眼渗出性视网膜脱离。
2. 请血液科会诊进一步评估原发病情况。
3. 试行全眼外放疗。

查房后续

患者再次复诊于血液科行骨髓穿刺检查但结果仍未见异常，白血病微小残留阴性，未见白血病系统性复发迹象。因患者眼部表现高度提示白血病孤立性眼内复发可能,经与患者及家属讨论商议,患者决定尝试眼部放疗。

患者此后接受眼部外放疗 15 次共 45Gy,眼内病灶逐渐缩小并完全瘢痕化,视网膜出血完全吸收,渗出性视网膜脱离减轻(图 3-8-3),但视力仅为光感,眼压 8mmHg。

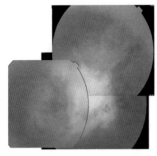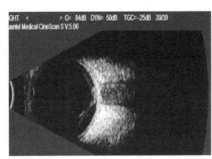

图 3-8-3　右眼外放疗 15 次后

眼内病灶逐渐缩小并完全瘢痕化,视网膜出血完全吸收,渗出性视网膜脱离减轻。

病例九　老年女性眼内淋巴瘤

病例报告:侯婧　病例提供:侯婧　查房整理:朱雪梅

病历摘要

患者女性,80 岁,主诉左眼前黑影飘动 2 周。

现病史: 2 周前患者无明显诱因出现左眼前黑影飘动伴视力下降,不伴眼红、眼胀痛,就诊于我院。

既往史: 双眼屈光不正 −2.00DS,3 个月前于我院行双眼白内障超声乳化摘除联合人工晶状体植入术。否认头眼部外伤史。否认高血压、糖尿病及免疫病史。

眼科检查：

	OD	OS
视力（VA）	0.6，Jr5	0.05，Jr7不见
眼压（IOP）	17mmHg	18mmHg
眼前节	人工晶状体在位，余前节（−）	人工晶状体在位，余前节（−）
眼底	未见异常	左眼玻璃体混浊，黄斑区水肿、局部视网膜脱离、点片状出血、颞上动脉血管鞘

眼科辅助检查：

患者白内障术前双眼视力 0.16，Jr5，白内障术前多模影像检查如图 3-9-1 所示。

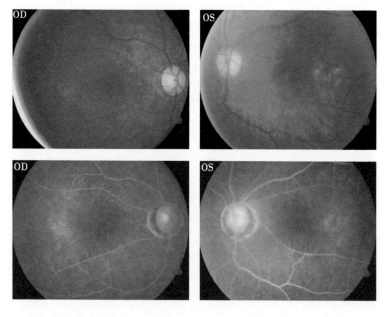

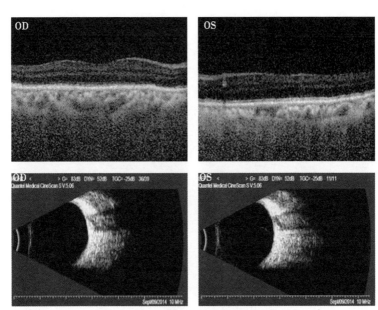

图 3-9-1　白内障手术前多模影像检查

后极部少量玻璃膜疣（drusen）、色素异常；OCT 示左眼黄斑中心凹形态略异常；眼科 B 超示双眼玻璃体轻混。

本次眼部多模影像结果如图 3-9-2 所示。

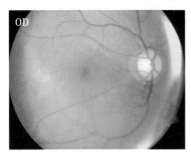
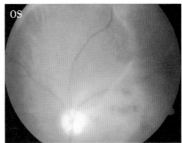

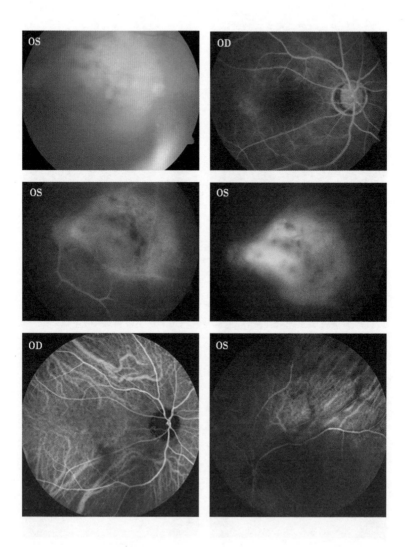

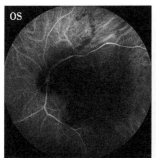
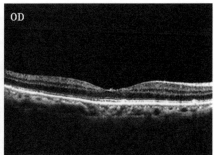
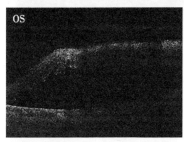
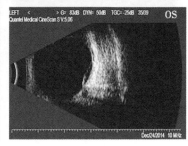
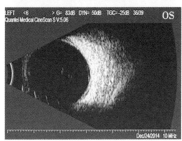

图 3-9-2　本次眼部多模影像检查
右眼眼底未见异常，OCT 示少许 drusen；左眼眼底显示黄斑区水肿、局部视网膜脱离、点片状出血；FFA 示点片状荧光遮蔽，晚期后极部荧光积聚；ICGA 示荧光遮蔽；OCT 示神经上皮层脱离；B 超示玻璃体轻混，视网膜浅脱离。

其他辅助检查：

血常规、血沉、免疫八项、自身抗体谱（-）。

TORCH：IgG CMV、HSV、RV（+）。

头颅核磁如图 3-9-3 所示。

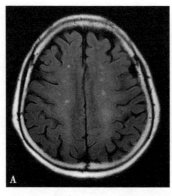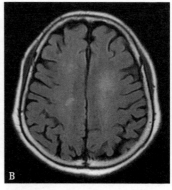

图 3-9-3 头颅核磁
腔隙性脑梗死，暂不支持颅内淋巴瘤（A. 1 年半前；B. 本次）。

初步诊断：
左眼黄斑病变（性质？）

查房目的

1. 明确诊断。
2. 指导进一步检查和治疗方案。

专家发言和讨论

曲进锋：患者老年女性，单眼视力下降，急性病程，玻璃体混浊明显，造影上有血管炎的表现，但局限在黄斑区，须考虑炎症性病变。

赵明威：患者单眼玻璃体混浊，黄斑区水肿、出血伴动脉血管鞘，考虑左眼病毒性视网膜炎可能性大，建议进一步行房水检测；此外，葡萄膜炎一定不能遗漏伪装综合征。

黎晓新：本病例为葡萄膜炎的鉴别诊断，除了感染性和非感染性病因，不能漏诊淋巴瘤等引起的伪装综合征。须完善全身检查如血常规、血沉、C-反应蛋白等检查及眼内液检查排除感染性疾病。眼内液检测时除了病原学检测以外，不要遗漏对 IL-10/IL-6 的检测。

查房结果

患者左眼房水检测结果示：HSV、EB、CMV、VZV DNA（－）；IL-10，11 476pg/mL；IL-6，253.7pg/mL；IL-10/IL-6>1，高度提示左眼眼内淋巴瘤。

查房后续

本例患者因经济原因拒绝进一步检查和治疗，随后失访。

附：原发性眼内淋巴瘤（PIOL）多为弥漫大 B 细胞淋巴瘤，好发于中老年人，且女性较男性更多见。其典型表现类似葡萄膜炎，常被延误诊断。根据不同眼后节表现可将 PIOL 分为玻璃体型及玻璃体视网膜型。玻璃体病理检查是确立 PIOL 诊断的金标准，免疫组织化学、流式细胞技术、细胞因子检测及聚合酶链反应技术在一定程度上有助于提高 PIOL 的诊断率。PIOL 主要采用甲氨蝶呤及阿糖胞苷等药物进行全身化学治疗，同时可辅以放射治疗及玻璃体腔注药等局部化学药物治疗。PIOL 预后不佳，初次确诊后的平均生存期为 1～3 年。大多数患者在确诊后 2 年内能发现中枢神经系统受累。中枢神经系统受累是导致患者死亡的最重要原因。

病例十　青年女性脉络膜肌周细胞瘤

病例报告：朴振宇　病例提供：梁建宏　查房整理：朱雪梅

病历摘要

患者女性，30 岁，主诉左眼视力下降 1 个月。

现病史：1 个月前患者无明显诱因出现左眼视力下降，不伴眼红、眼胀、眼痛，否认视物变形，就诊于当地医院，诊为"左眼脉络膜黑色素瘤?",转诊于我院。

既往史:体健,双眼屈光不正史,右眼约 −3.00DS,左眼约 −2.50DS。

个人史:无特殊。

眼科检查:

	OD	**OS**
裸眼视力(VA)	0.06	0.05
验光	−3.00DS=1.0	−2.50DS/−0.50DC×15=0.15
眼压(IOP)	11mmHg	15mmHg
眼前节	未见异常	颞上方前房消失
眼底	未见异常	颞上方可见棕褐色实性肿物（图 3-10-1）

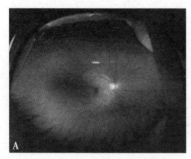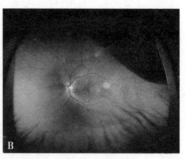

图 3-10-1　双眼眼底像

A. 右眼大致正常；B. 左眼颞上方棕褐色实性肿物。

眼科辅助检查:

眼科超声:如图 3-10-2 所示。

UBM:如图 3-10-3 所示。

OCT:如图 3-10-4 所示。

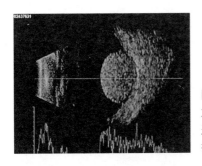

图 3-10-2　左眼 B 超

左眼玻璃体内可见弱点状回声,颞上周边脉络膜肿物局限隆起约 8.51mm,包括巩膜 9.58mm,基底横扫 12.80mm。

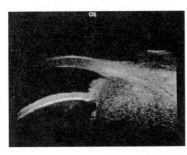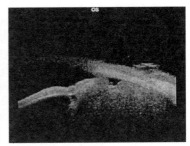

图 3-10-3　左眼 UBM

左眼房角开放,12:00 至 3:00 方向可见睫状体占位性病变,病变内部回声不均,睫状体与巩膜间呈无回声区,对应方向无悬韧带回声,晶状体被推向对侧。

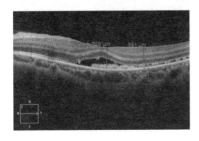

图 3-10-4　左眼 OCT

左眼视网膜下液,神经视网膜与色素上皮层间可见高反射物质。

其他辅助检查:

头颅 MRI 示左侧眼球内结节,边缘清晰,T_1WI 及压脂呈稍高信号,

T_2WI 及压脂呈稍高信号,增强扫描明显强化。考虑黑色素含量少的脉络膜黑色素瘤可能性大。

腹部 B 超:肝右叶囊肿。

胸部 CT:双肺下叶后基底段少许肺膨胀不全。

初步诊断:

左眼脉络膜睫状体占位性病变

左眼渗出性视网膜脱离

双眼屈光不正

治疗经过:

行左眼脉络膜睫状体占位外切除术,术中可见肿物呈粉红色,质软,凝胶状。术后病理结果如图 3-10-5 所示。

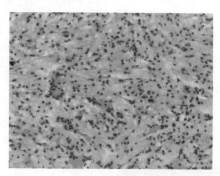

图 3-10-5 左眼脉络膜肿物组织标本病理

回报:送检为肿瘤组织,肿瘤细胞核圆形及卵圆形,无明显异型,胞浆丰富略嗜酸性,其间可见丰富血窦,肿瘤周围似可见薄纤维膜;免疫组化染色结果:CK(−)、S-100(−)、SOX-10(−)、Ki-67(2%+)、Desmin(−)、SMA(+)、EMA(−)、vimentin(+)、GFAP(−)、OligⅡ(−)、PR(+)、CgA(−)、Syn(−)、CD56(+)、CD68(−)、HMB45(−)、Melan A(−)、caldesmon(+)、calponin(−)、CD31 & CD34(间质血管 +)、KP-1(−),考虑为**肌周细胞瘤**,大小 1cm×1cm×0.4cm;诊断说明:肌周细胞瘤属于血管周细胞肿瘤,具有血管周细胞特征,绝大多数为良性,常见部位为皮下,此例发生于眼脉络膜,较罕见。

查房目的

脉络膜占位病变的鉴别诊断与病理特征。

专家发言和讨论

赵明威：此病例单看 OCT 表现与中心性浆液性脉络膜视网膜病变（简称中浆）类似，如果小瞳孔看眼底很容易误诊，临床诊疗过程中医生应仔细散瞳检查。

李明武：此病例没有大体标本和手术录像，此肿瘤是否有包膜？没有包膜，可能有复发的可能性。

梁建宏：①此病例肿瘤位于周边部，最初于外院检查时确实误诊为黄斑病变；②此病例从临床表现上比较符合脉络膜黑色素瘤，但术中肿瘤呈果冻样的质地，比较软，与黑色素瘤不符，肿瘤没有包膜。强调规范的病理结果要放大体标本图像。对于罕见肿瘤，一般会送另外三家医院病理科复核。

邓洵：脉络膜占位性病变根据发病率常见的是色素来源性肿瘤，其次是血管来源性肿瘤，更少见为神经纤维瘤、神经鞘瘤、转移癌等。本病例病理 SMA（+）提示平滑肌来源，CD31 & CD34（间质血管 +）提示间质来源，目前眼部病变报道仅数例。对于本病的良恶性分型尚无明确指标，治疗方式主要是手术切除，术后还须密切随访。

赵明威：此病形成与中浆类似的视网膜下、RPE 上高反射样物质的机理可能是什么？是否有更多文献报道？该 OCT 表现有无可能是其特异的反应？脉络膜黑色素瘤是否有类似的表现？如果能找到一些蛛丝马迹鉴别，将是非常有意义的发现。

查房结果

患者左眼脉络膜肌周细胞瘤诊断明确，后续基因检测未见与基因表型相关的明确基因突变。

查房后续

术后患者规律随访,现随访 3 年,未见肿瘤复发,黄斑区视网膜下液吸收,视力较术前提高。

病例十一 视网膜血管瘤放射治疗后突发眼压急剧升高

病例报告:王玲玲 病例提供:梁建宏、吴慧娟 查房整理:朱雪梅

病历摘要

患者女性,50 岁,主诉左眼视物不见伴胀痛 3 天。

现病史:50 天前因左眼视物不清就诊,诊断为"视网膜血管瘤",并行左眼玻璃体腔注射抗 VEGF 治疗(Avastin),16 天前左眼放射敷贴器(CCA)植入,11 天前左眼放射敷贴器 CCA 取出,术后视力 0.12,眼压 20mmHg。3 天前出现左眼视物不见伴明显胀痛就诊于我院急诊。

既往史:5 年前因右眼视网膜血管瘤于外院行冷冻术,术后视网膜脱离,放弃治疗。20 年前因脑血管瘤于当地手术治疗,具体不详。

眼科检查:

	OD	OS
视力(VA)	无光感	数指 /10cm
眼压(IOP)	53mmHg	55mmHg
角膜	角膜水肿	角膜水肿,色素性 KP
虹膜瞳孔	虹膜纹理清,对光反射消失(图 3-11-1)	虹膜膨隆,瞳孔散大固定(图 3-11-1)

续表

	OD	OS
晶状体	全混	NC3NO3
眼底	窥不入	窥不入

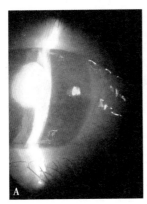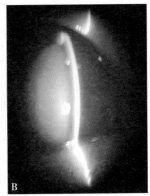

图 3-11-1　双眼前节像

A. 右眼；B. 左眼。

初步诊断：

左眼继发性青光眼

左眼视网膜血管瘤（局部放疗术后）

左眼玻璃体腔注药术后

双眼 von Hippel Lindau 综合征

右眼黑矇

治疗经过：

时间	视力/眼压	前房	处理
07-05 2:00am	数指/10cm 55mmHg	虹膜膨隆 瞳孔散大固定	毛果云香碱滴眼液5分钟一次点6次 YAG激光虹膜造孔 前房穿刺
3:00am	数指/10cm T_{+1}	虹膜平伏 CAC=2.5CT，PAC=1/3CT	甘露醇250ml静脉滴注 醋甲唑胺25mg口服
7:00am	数指/10cm 40mmHg	角膜大泡，虹膜平伏 CAC=2.5CT，PAC=1/3CT	酒石酸溴莫尼定滴眼液、盐酸左布诺洛尔滴眼液、布林佐胺滴眼液 醋甲唑胺25mg
5:00pm	数指/10cm 43mmHg	角膜水肿， CAC=1CT，PAC裂隙状	复方托吡卡胺滴眼液5min×6次 醋酸泼尼松龙滴眼液5min×6次
7:00pm	数指/10cm 18mmHg	角膜轻水肿，虹膜平伏，周切口通畅，CAC=2.5CT，PAC=1/3CT	醋酸泼尼松龙滴眼液每天6次 硫酸阿托品眼用凝胶每晚1次 降眼压药继续使用
07-06	0.01 18mmHg	CAC=2.5CT，PAC=1/3CT	醋酸泼尼松龙滴眼液每天6次 硫酸阿托品眼用凝胶每晚1次 停用降眼压药
07-07	0.1 18mmHg	同前	同前
07-08	0.1 16mmHg	同前	同前，稳定，出院

　　CAC=central anterior chamber，中央前房；PAC=peripheral anterior chamber，周边前房。

查房目的

1. 视网膜血管瘤放射敷贴治疗后继发性青光眼的原因？
2. 明确 YAG 虹膜周边切除术前、后用药规范。
3. 该例患者前房穿刺时机是否合适？

专家发言和讨论

梁建宏：该患者患有视网膜血管瘤，右眼因此黑矇，左眼在放射敷贴器治疗后出现眼压升高，原发还是继发？

赵明威：虹膜膨隆一定存在瞳孔阻滞，如果是**瞳孔阻滞**，我们考虑的问题就不是只考虑眼压高和低，我倾向于术后炎症反应造成严重的瞳孔阻滞。而该患者在急性眼压升高、**前房很浅时进行前房穿刺，**我认为**不妥当**，不能有效降眼压，反而可能加重疾病发展。急性闭角型青光眼急诊处理，**甘露醇快速静脉滴注**更为有效。

李明武：该患者行 YAG 激光虹膜周边切除术后眼压没有明显下降，但使用完散瞳药后眼压就降下来，这个过程高度怀疑是**恶性青光眼**，恶性青光眼发生过程可能推测如下：手术后的**炎症反应**、**前房穿刺**，该例患者结合原发眼底疾病可能会存在**血管通透性增加**，另外使用**毛果芸香碱**这个因素也可以**加重睫状体的水肿和前旋**，从而继发睫状环阻滞。

吴慧娟：这个患者在处理上存在以下几个问题。首先是 **YAG 激光之前毛果芸香碱的次数**常规只用 3 次，也是考虑到刚才李明武教授提到的毛果芸香碱可以加重睫状体水肿的问题；另外就是 YAG 激光之后激素应该怎么使用？常规是 YAG **激光当天激素频点（5 分钟一次点 6 次）减轻睫状体水肿**，第 2 天开始一天点 4 次，该患者术后没用激素也是恶性青光眼发作的原因之一。

查房结果

1. 该患者眼压高的原因考虑是恶性青光眼，手术后的**炎症反应**、**前**

房穿刺导致血管通透性增加,以及**毛果芸香碱**的使用**加重睫状体的水肿和前旋**,从而继发睫状环阻滞。

2. YAG 激光之前毛果芸香碱的次数一般是 5 分钟一次点 6 次,激光后不常规使用毛果芸香碱,须点激素类眼药以减轻炎症和睫状体水肿。

3. 前房很浅时不宜进行前房穿刺,除了出现并发症的风险高之外,降眼压的效果也不佳。

病例十二　主诉眼外伤的儿童单眼视网膜母细胞瘤

病例报告:郑晓雪　病例提供:梁建宏　查房整理:朱雪梅

病历摘要

患儿,男性,6 岁,家长主诉"右眼树枝划伤 20 天,头晕眼胀 2 天"。

现病史:20 天前患儿右眼被树枝划伤,未予诊治,2 天前自诉头晕、眼胀遂就诊。

既往史:体健,足月顺产,否认吸氧史、屈光不正史、遗传性眼病家族史。

眼科检查:

	OD	**OS**
视力	眼前手动	0.8
Goldmann 压平眼压	45mmHg	20mmHg
眼前节	结膜睫状充血,角膜上皮轻水肿,KP(-),Tyn(-),前房不浅,虹膜全周 NV(+),瞳孔固定 5mm,晶状体清	未见异常

续表

	OD	OS
眼底	玻璃体重度混浊，眼底窥不清 （图 3-12-1）	未见异常

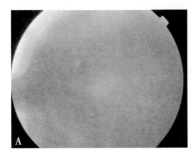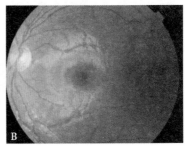

图 3-12-1　双眼眼底像

A. 右眼，窥不清；B. 左眼，未见异常。

眼科辅助检查：

眼科超声：如图 3-12-2 所示。

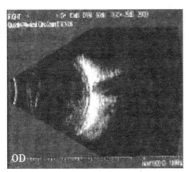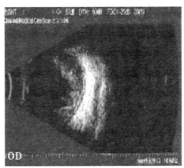

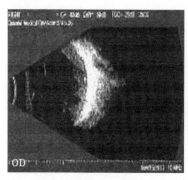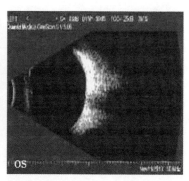

图 3-12-2　眼科 B 超

右眼玻璃体明显混浊，颞侧可疑视网膜浅脱离。

其他辅助检查：

眼部 CT： 如图 3-12-3 所示。

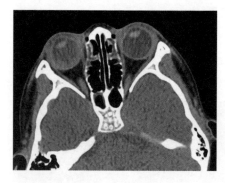

图 3-12-3　CT 右眼眼球内密度异常伴点状钙化

初步诊断：

右眼眼内炎

右眼视网膜脱离

右眼眼内肿瘤？

治疗经过：

收入院行右眼玻璃体切除＋探查术，术中见玻璃体混浊严重，有弥散的灰白色病灶，疑似视网膜母细胞瘤，取玻璃体液送病理检查。

病理结果：（玻璃体液）涂片及离心沉淀包埋切片，血性背景中见大量退变的深染、裸核细胞，细胞圆形，中等大小，部分呈小巢状排列，免疫组化染色，Syn(+)，CgA(−)，CD56(+)，NSE(+)，S-100(−)，CK(−)，CD99(−)，HMB45(−)，LCA(−)，Ki-67(+, 40%)，**符合视网膜母细胞瘤**。

进一步完善胸部 X 线片、全腹 B 超、骨扫描，均未见明显异常。明确诊断"右眼视网膜母细胞瘤 E 期"，遂于全麻下行右眼眼球摘除术。

查房目的

1. 外伤后眼内炎和眼内肿瘤的鉴别诊断。

2. 该患者治疗方案的选择。

专家发言和讨论

赵明威：此例患儿的外伤病史是个"**障眼法**"，临床中有很多类似的病例，患儿不会主诉，家长可能在外伤后或有明显症状后才与某次外伤相联系，医生需要反复询问病史，明确外伤到底是真诱因还是"**伪外衣**"。

姜燕荣：对于怀疑眼内炎的患儿，临床医生需要考虑到视网膜母细胞瘤的可能。**首先病史上，明确外伤的具体情况**，受伤的类型、受伤后的诊治，是否有外源性眼内炎的可能，本例患儿无穿通伤，发生外源性眼内炎的风险小，考虑钝挫伤可引起眼球破裂导致外源性感染原进入眼内的可能，但破裂伤应是低眼压，与本例患儿的高眼压不符。**其次，肿瘤容易引起虹膜新生血管**，但眼内炎往往在最后眼球萎缩时才发生虹膜新生血管，急性期很少见。另外，眼内炎患者的前房反应主要是炎性细胞，而肿瘤患者的前房反应以坏死组织为主。**最后，本例患儿的 B 超表现不是典型的眼内炎表现**。眼内炎的超声表现玻璃体混浊相对弥漫，常合并脉络膜水肿，而本例患儿的玻璃体混浊更多局限在后部、视网膜附近，没有脉络膜水肿。尽管本例患儿超声未报钙化表现,但在面对这样特殊的病例时,临床医生应亲自去完成超声或者请有经验的超声医师反复检查、调整增益,以免遗漏征象。

梁建宏: 本例患儿是一类特殊的**视网膜母细胞瘤类型——弥散型**,虽然超声、CT 均未报占位,但许多蛛丝马迹提示眼内肿瘤。临床分期上属于 E 期,治疗上建议眼球摘除。尽管术前我们 95% 倾向于视网膜母细胞瘤 E 期,但行眼球摘除术需要慎重,须与患儿家长充分沟通。本例患儿我们先行探查术,病理确诊后进行眼球摘除。**对于怀疑眼内肿瘤患者的探查术,注意在低灌注下手术,术后在巩膜口用冷冻头快速冻融,降低播散风险。视网膜母细胞瘤的病理主要看细胞形态和 Ki-67**。Ki-67 判断分化程度,Ki-67>20%~30% 分化差,分化越差恶性度越高。

查房结果

1.儿童外伤后玻璃体混浊,不要被外源性眼内炎一叶障目,一定要考虑到视网膜母细胞瘤可能。

2.弥漫型视网膜母细胞瘤常见于发病年龄较大的患儿,在玻璃体腔和前房出现白色雪球样混浊,形成假性前房积脓,而眼底见不到明确的肿瘤,容易误诊为眼内炎。

3.仔细询问病史,结合查体体征、B 超及眼部 CT 等辅助检查来鉴别诊断。对于可疑眼内肿瘤患者的探查术,注意在低灌注下手术,术后在巩膜口用冷冻,降低播散风险。

病例十三 因眼部症状发现的全身肿瘤

病例报告:朱雪梅 病例提供:梁建宏 查房整理:朱雪梅

病历摘要

患者女性,51 岁,主诉左眼渐进性无痛性视力下降 3 个月。

现病史：患者 3 个月前无明显诱因出现左眼视力下降，逐渐加重，不伴眼红、眼痛等不适，未诊治；1 个月前就诊于我院，诊为"左眼脉络膜占位性病变"，予以全身检查，发现肺浸润性腺癌，遂行右肺上叶切除术，现为行眼部肿瘤放射治疗，门诊以"左眼脉络膜转移癌"收入院。

既往史：否认眼外伤及屈光不正史。体健，否认高血压、糖尿病等全身病史。

个人史：无特殊，否认吸烟史。

眼科检查：

	OD	OS
视力（VA）	0.8	光感，光定位准确
眼压（IOP）	15mmHg	17mmHg
眼前节	未见异常	未见异常
眼底	未见异常	玻璃体轻混，视网膜大片灰白色隆起，颞侧可见黄白色实性肿物隆起较高（图 3-13-1）

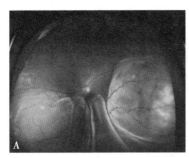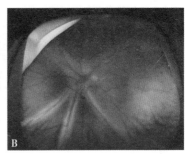

图 3-13-1　左眼眼底像

A. 1 个月前首诊时；B. 本次入院时；可见左眼渗出性视网膜脱离加重，颞侧黄白色实性肿物隆起较高。

眼科辅助检查：

眼科超声：如图 3-13-2 所示。

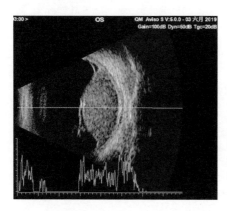

图 3-13-2　左眼 B 超
左眼玻璃体腔内可见弱点状回声，颞侧脉络膜肿物局限隆起约 9.8mm，包括巩膜 10.58mm，基底横扫 18.48mm，伴条状回声与视盘相连；A 超显示肿物为中高回声。

初步诊断：

左眼脉络膜转移癌

左眼渗出性视网膜脱离

肺癌（浸润性腺癌，切除术后）

治疗经过：

患者于局麻下行左眼放射敷贴治疗，术后定期复查，肿瘤高度逐渐减小，视网膜脱离复位（图 3-13-3，图 3-13-4）。

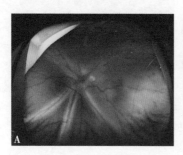
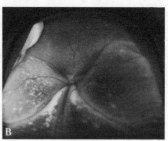

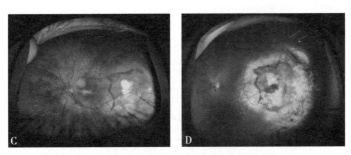

图 3-13-3　左眼眼底像变化

A. 术前；B. 术后 1 周；C. 术后 2 个月；D. 术后 13 个月。

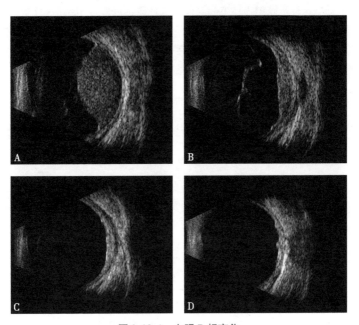

图 3-13-4　左眼 B 超变化

A. 术前；B. 术后 1 周；C. 术后 2 个月；D. 术后 13 个月，可见肿瘤高度逐渐减小，视网膜下液吸收。

查房目的

梳理眼内占位性病变的诊疗思路。

专家发言和讨论

梁建宏：当发现眼内占位时，**首先进行定位**，是脉络膜、睫状体或是视网膜占位；**然后定性**，每个部位都有良、恶性肿瘤。本例患者初诊时为单眼脉络膜占位，隆起程度高，考虑恶性可能性大，**成人脉络膜最常见的恶性肿瘤是脉络膜黑色素瘤和脉络膜转移癌**。两者之间的区别详见表3-13-1。对于眼内占位的患者除了关注眼部以外，一定要进行全身检查，以明确是否有全身转移灶或帮助判定眼部肿瘤性质是否为转移癌。本例患者全身检查时发现肺浸润性腺癌，处理完原发病灶后行眼部手术，眼部肿瘤的A超表现及对放射敷贴治疗敏感支持脉络膜转移癌的诊断。

表3-13-1　脉络膜黑色素瘤与脉络膜转移癌的鉴别点

	脉络膜黑色素瘤	脉络膜转移癌
数目	单眼，单个	可双眼，多个
颜色	棕灰色，橘红色色斑	色淡，无色素
生长速度	相对较慢	较快
部位	全脉络膜	后极部常见
眼超声波	中低回声	中高回声
对放疗敏感度	低	高

赵明威：本病例初诊时的眼底像并不是典型的脉络膜转移癌表现，反而是更要鉴别脉络膜黑色素瘤。由于临床表现的复杂性，即使初诊时没有押对诊断，良好的诊疗思维也能帮助我们减少漏诊、误诊。所以，对于眼内占位性病变一定不要"一叶障目不见泰山"——只关注眼部而忽略全身。

查房结果

1. 本例患者诊断为左眼脉络膜转移癌，放射敷贴治疗效果较好。

2. 脉络膜转移癌生长相对较快，一旦确诊应尽快治疗。眼球摘除不作为首选治疗。在明确诊断后，如果患者近期有针对原发肿瘤的全身治疗计划，眼部肿瘤治疗要安排在全身治疗之后，在全身治疗期间眼部肿瘤有可能消退。如患者无针对原发肿瘤的全身治疗或全身治疗后眼部肿瘤仍继续生长，则要对转移癌行眼局部治疗：高度小于 3mm 的肿瘤可行激光光凝、经瞳孔温热疗法、冷冻等治疗；较大的肿瘤利用放射敷贴器行近距离局部放疗；弥漫生长的肿瘤或合并有严重渗出性视网膜脱离的肿瘤可行眼部远程放射治疗。该肿瘤对放射治疗非常敏感，常在治疗后 2～3 周可观察到肿瘤明显缩小甚至完全消失。

3. 已出现脉络膜转移的肿瘤患者，其生存期为 1.5～72 个月之间，中位数为 13 个月。眼局部治疗特别是放射治疗对脉络膜转移癌疗效良好，绝大多数患者可在有生之年保留眼球和视力。

病例十四　中年男性脉络膜血管瘤

病例报告：孙国盛　病例提供：梁建宏　查房整理：朱雪梅

病历摘要

患者男性，46 岁，主诉左眼视物变形 2 年，自觉视物不见 1 个月余。

现病史：患者 2 年前无明显诱因发现左眼视物变形，不伴眼红、眼胀痛，未诊治，近 1 个月余症状加重至视物不见，就诊于当地医院，诊为"左眼视网膜脱离、眼内占位"，遂转诊于我院。

既往史：否认双眼屈光不正、眼科手术史。5 年前化学物品入眼，具体不详。

个人史：无特殊。

眼科检查：

	OD	**OS**
视力（VA）	1.2，Jr2	LP，Jr7 不见
眼压（IOP）	11mmHg	8mmHg
眼前节	未见异常	未见异常
眼底	未见异常	视网膜球形隆起较高（图 3-14-1）

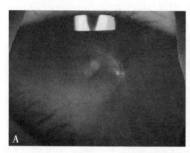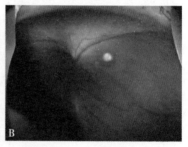

图 3-14-1　双眼眼底像

A. 右眼未见异常；B. 左眼下方视网膜球形样隆起较高。

眼科辅助检查：

眼科超声：如图 3-14-2 所示。

其他辅助检查：

眼眶 MRI：如图 3-14-3 所示。

初步诊断：

左眼脉络膜占位性病变

左眼渗出性视网膜脱离

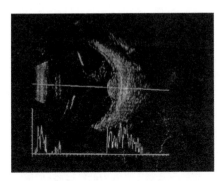

图 3-14-2　眼部 B 超
左眼下方可见病变限局隆起约
3.01mm，包括巩膜 3.25mm，基
底横扫 8.22mm，病变呈中等回
声反射，条形光带回声与视盘相
连，视网膜脱离。

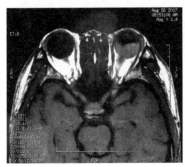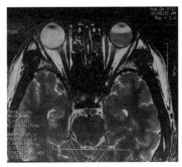

图 3-14-3　眼眶 MRI
左眼球后部异常信号，考虑视网膜脱离，不除外合并占位性病变。

治疗经过：

行左眼玻璃体切除、剥膜、重水、激光、硅油填充术，术中见左眼下方脉络膜橘红色隆起病变。术后完善 FFA 及 ICGA 检查，修正诊断左眼脉络膜血管瘤。

查房目的

讨论诊疗思路。

专家发言和讨论

黎晓新：患者中年男性，左眼脉络膜占位性病变合并渗出性视网膜脱离，诊断上必须要排查脉络膜黑色素瘤。A超显示中等偏高回声，MRI显示球壁扁平线状占位呈偏长 T_1 长 T_2，不支持典型的脉络膜黑色素瘤表现；且在临床表现上，肿瘤体积不算大，但渗出性视网膜脱离较重，须考虑脉络膜血管瘤，不排除淋巴瘤等。可以先行房水检测再做探查手术。

梁建宏：脉络膜血管瘤的A型超声检查瘤体表现为高反射波，而脉络膜黑色素瘤多为中低回声；脉络膜血管瘤在 MRI T_2WI 上呈明显高信号，而其他眼内病变如脉络膜转移瘤、黑色素瘤信号多低于玻璃体信号；在 T_1WI 上呈等或稍高信号（与玻璃体信号相比），增强扫描明显均匀强化。本例患者不典型可能与其视网膜脱离较高影响有关。眼内探查术中所见肿瘤为橘红色，高度怀疑脉络膜血管瘤。下一步拟行放射敷贴治疗。

赵明威：患者肿瘤高度仅3mm，位置比较靠后极部，可以考虑行光动力激光治疗，其无创，相对放射敷贴治疗损伤小，采用大光斑、融合光斑治疗，可多次进行，依据既往的临床经验，效果较好。

尹虹：患者术中是否进行肿瘤的激光治疗？探查术台上既已考虑脉络膜血管瘤，是否同时进行放射敷贴治疗？患者术后视力为何仍为光感？

梁建宏：术中未进行肿瘤激光治疗，810nm激光治疗对视网膜损伤大。术中未同时联合放射敷贴治疗，不是技术上无法做到，是因为考虑到与患者及家属充分沟通病情，进一步完善造影等检查确证后再安排手术。放射敷贴治疗并非损伤就很大，针对脉络膜血管瘤的放射剂量较小，多年来这样的病例治疗效果很好。患者目前还未复查，是否有查视力的疏忽等原因，接诊时再亲自给患者复查。同时也提醒年轻医生在诊疗过程中须严谨，从查好视力开始。考虑到患者视物变形2年，病程比较长可能是影响视力预后的因素。

查房结果

左眼脉络膜血管瘤诊断明确。

查房后续

局麻下行左眼放射敷贴治疗，术后病灶缩小（图3-14-4）。

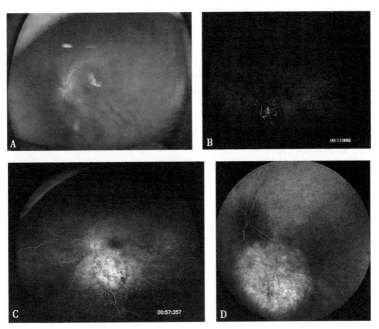

图3-14-4 术后眼部多模影像

A. 眼底像示左眼下方橘红色隆起病变；B. 荧光素眼底血管造影（FFA）在动脉前期和动脉期瘤体出现弥散的强荧光；C、D. 吲哚菁绿血管造影（ICGA）示早期、中期瘤体强荧光，符合脉络膜血管瘤特征。

病例十五 成人外直肌肿瘤

病例报告:李田园 病例提供:王毅 查房整理:孟庆娱

病历摘要

男性,38 岁,主诉右眼球突出 2 年。

现病史:2 年前出现**右眼球突出,伴眼红,无眼痛**,就诊于外院,诊断为眼眶非特异性炎症,予激素甲泼尼龙 24mg,每日晨起口服 2 个月,效果不佳。**右眼球突出较前缓慢加重**,外院诊断为炎性假瘤,曾行球旁曲安奈德 40mg 注射 2 次,一直滴用氟米龙滴眼液,现为进一步诊治就诊于我院。

既往史、个人史、家族史:无特殊。

眼科检查:

	OD	OS
视力(VA)	1.0, Jr1	1.0, Jr1
眼压(IOP)	12mmHg	10mmHg
眼球突出度	25mm	18mm
眶压	(+)	(−)
眼前节	颞侧球结膜轻度水肿,余前节未见异常	未见异常
眼底	未见异常	未见异常
眼位	正位	
眼球运动	外转轻度受限,余方向到位(图 3-15-1)	自如

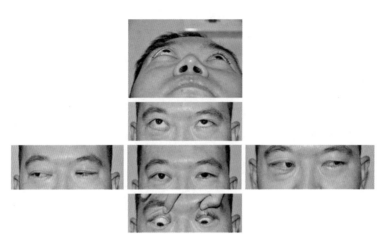

图 3-15-1　眼位及眼球运动检查，可见右眼眼球突出，右眼外转轻度受限

其他辅助检查：

头颅 MRI：如图 3-15-2、图 3-15-3 所示。

彩色多普勒超声检查示：右眼外直肌增粗，外直肌中段肌腹明显增粗，呈肿块样，回声不均，累及肌腱，与外直肌分界不清，缺乏血供，质软实性肿块。

初步诊断：

右眼外直肌肿物（性质？）

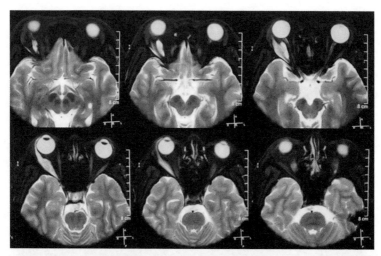

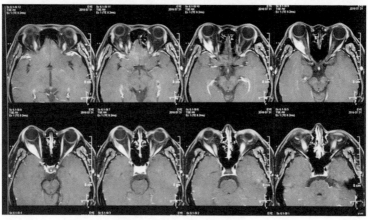

图 3-15-2　MRI（2018 年）

T_1 低信号，T_2 高信号，增强有明显强化。

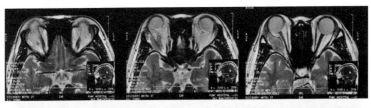

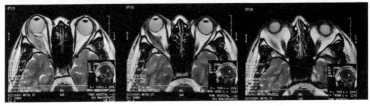

图 3-15-3　MRI（2020 年）

外直肌增粗，分叶状占位较前体积略增大；T_1 低信号，T_2 高信号，较明显强化。

查房目的

1. 明确诊断，讨论外直肌占位性病变的鉴别诊断。

2. 后续治疗方案的选择。

专家发言和讨论

王毅：患者起病初期**有眼红症状伴外直肌增粗**，要注意排除**眼外肌炎症性疾病**，如甲状腺相关眼病（TAO）、炎性假瘤、IgG4 相关眼病，但患者目前**眼部外观平静，无眼红眼痛等炎症表现**，眼球运动存在轻度外转受限，影像学检查提示眼外肌存在分叶状的占位性病变。患者既往全身及局部激素治疗无效，提示该病为外直肌肿瘤而非炎症性病变。

常见外直肌肿瘤包括：①肌间血管瘤，常发生于骨骼肌，表现为肌肉增粗，眼球运动障碍，瘤体内血供丰富；②横纹肌肉瘤，常发生在 10 岁以下儿童，起病急，表现为眼球移位，运动受限，多发生于眼眶上部；③淋巴瘤,多见于 40～60 岁人群,可表现为结膜鱼肉样肿物,或球后生长与眼球呈铸造形,可全身受累;④其他少见肿瘤,如颗粒细胞瘤、转移癌等。

梁建宏:从影像学检查看,患者的**外直肌肿瘤生长缓慢,恶性肿瘤可能性不大,可肿瘤切除后明确性质**,根据病理决定进一步治疗。

查房结果

1. 该患者诊断 右眼外直肌肿瘤。
2. 治疗方案 行右眼外直肌肿瘤切除术,根据病理诊断决定下一步治疗。

查房后续

手术切除肿物并送病理:外侧开眶行肿瘤切除术;术中情况见外直肌明显膨大,肿瘤位于外直肌内,累及肌肉全长,肿瘤呈半透明胶冻状,表面覆盖部分肌束,内有黏液,完整切除肿瘤送病理;残留的外直肌肌束折叠后吻合于肌止端。

病理检查:

北京大学人民医院:肌肉组织间见肿瘤细胞呈卵圆形,细胞轻度异型,具有黏液背景,CK(-),CD34(-),CD31(-),Desmin(+),S100(+),GFAP(-),Ki-67(5%+),符合神经鞘黏液瘤。

中国医学科学院北京协和医院:间叶源性肿瘤,倾向于肉瘤,病变形态不典型,免疫组化染色结果证据不足,类型难以确定,建议基因检测除外脂肪肉瘤。基因检测:不支持,未检出具有临床意义的体细胞变异或胚系变异。

中国医学科学院肿瘤医院:间叶源性肿瘤,免疫组化提示为横纹肌源性肿瘤,细胞异型性小,偶见异型细胞,间质富于黏液和血管,肿瘤穿插于横纹肌组织内,首先考虑低度恶性的胚胎性横纹肌肉瘤。加做免疫组化:EMA(-),MyoD1(+),F8(-),Fli1(-),CD117(-),B-Catenin(浆 +),SMA(-),Myogenin(-),CK8(-),Ki-67(5%)。

术后 1 个月患者第一眼位无复视，右眼可轻度外转（图 3-15-4）。

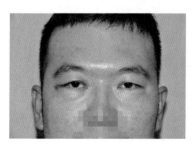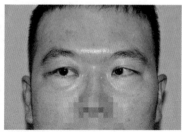

图 3-15-4　术后眼位及眼球运动

目前定期复查中。

病例十六　老年男性黏膜相关淋巴组织边缘区 B 细胞淋巴瘤

病例报告：李田园　病例提供：黎晓新、王毅　查房整理：孟庆娱

病历摘要

患者男性，63 岁，主诉右眼视力下降半年。

现病史： 半年前无明显诱因出现右眼视力下降，伴右眼球轴性突出，外院检查发现右眼眶占位、右眼视网膜脱离，为行进一步诊治就诊我院。

既往史： 否认糖尿病、高血压等全身病史。

眼科检查：

	OD	OS
视力（VA）	0.03	0.3
眼压（IOP）	8mmHg	10mmHg

续表

	OD	OS
眼球突出度	21mm（图3-16-1）	18mm
眶压	+	正常
眼前节	晶状体 NC2NO2 混浊，余未见异常	晶状体 NC2NO2 混浊，余未见异常
眼底	视网膜上方、鼻侧及颞下方隆起，未见裂孔（图3-16-2）	未见异常
眼球运动	自如	自如

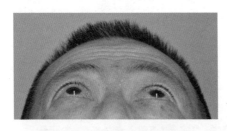

图 3-16-1 右眼眼球轻度突出

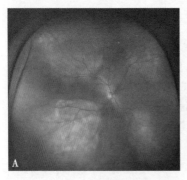 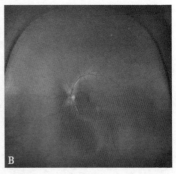

图 3-16-2 眼底像

A. 右眼颞上、颞下、鼻上、鼻下可见黄白色病灶伴隆起，未见视网膜裂孔；
B. 左眼未见明显异常。

眼科辅助检查：

自发荧光：如图 3-16-3 所示。

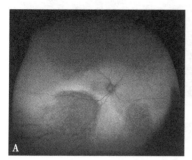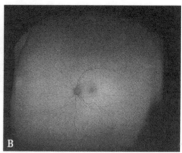

图 3-16-3 自发荧光

A. 右眼黄白色病灶处可见弱荧光；B. 左眼未见异常。

OCT：如图 3-16-4 所示。

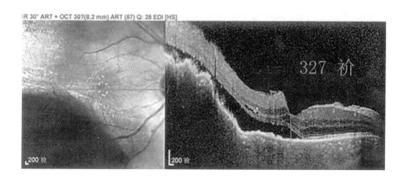

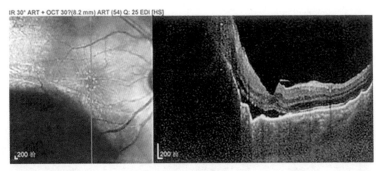

图 3-16-4 右眼 OCT

右眼黄斑区浅脱离,病灶区可见球壁高度隆起,视网膜脱离。

FFA:如图 3-16-5 所示。

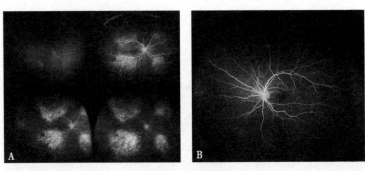

图 3-16-5 双眼 FFA

A. 右眼四个象限病灶处早期斑驳样强荧光,晚期渗漏不明显;B. 左眼未见明显异常。

眼科 B 超:如图 3-16-6 所示。

头颅 MRI:如图 3-16-7 所示。

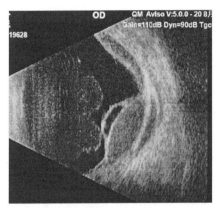

图 3-16-6　右眼 B 超
右眼颞下方球壁类圆形病变，回声均匀，边界清晰，大小 13.25mm×5.06mm，其上见带状回声附着；鼻下方丘状隆起病变，内回声均匀，边界清晰，大小 7.17mm×2.04mm，球后视盘可探及不规则低回声病变，边界清晰。

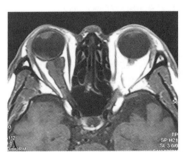

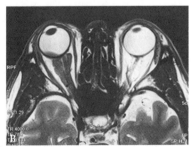

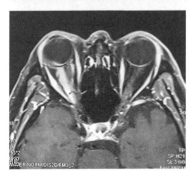

图 3-16-7　MRI
T_1 右眼球后壁及视神经周围可见等信号 T_2 低信号病灶，病灶可强化（A. T_1 相；B. T_2 相；C. T_1 增强相）。

房水炎症因子检测：血管细胞黏附因子（vascular cell adhesion molecule，VCAM）、碱性成纤维细胞生长因子（basic fibroblast growth factor，BFGF）升高，IL-10/IL-6<1，余未见异常。

初步诊断：

右眼眶占位（性质？）

右眼球内占位（性质？）

右眼渗出性视网膜脱离

双眼老年性白内障

诊疗经过：

为明确诊断，行右眼眶肿物切除活检。

病理结果：（右眼眶内肿物）活检标本；诊断，非霍奇金淋巴瘤，B细胞源性，黏膜相关淋巴组织边缘区B细胞淋巴瘤（MALT淋巴瘤）。

查房目的

1. 病例分享。

2. 讨论眼内及眼眶肿瘤。

专家发言和讨论

赵明威：常见的眼内淋巴瘤多为弥漫大B细胞淋巴瘤，眼内液检查特点表现为IL-10/IL-6>1。眼眶淋巴瘤以MALT淋巴瘤多见，属于小B细胞淋巴瘤，可发生在结膜、泪腺、眼眶、眼睑和泪囊等多个部位。MALT淋巴瘤也可以转变为弥漫大B细胞淋巴瘤。眼附属器淋巴瘤总体生存率位于75%～95%之间，其中大B细胞淋巴瘤生存率最低，MALT淋巴瘤生存率最高。

黎晓新：原发性眼内淋巴瘤表现为眼前黑影飘动和无痛性视力下降。原发性眼眶淋巴瘤可表现为突眼、上睑下垂、眼肌麻痹等眼眶占位性病变的特征。原发性眼内淋巴瘤需要评估是否累及中枢神经系统，而原发性眼眶淋巴瘤通常与自身免疫性疾病有关。同时发生于眼内和眶内的淋巴瘤在免疫功能正常人群中较少见，文献报道只有个位数；有文献报道，脉络膜淋巴瘤可通过视神经播散到巩膜外组织和眼眶。

梁建宏：患者后续治疗可以加用全身激素，必要时联合低剂量放疗。

王毅：对于**低度恶性淋巴瘤的治疗，放疗和化疗是主要方法。手术切除可用于活检。**该患者建议请血液科会诊，评估有无全身其他部位的淋巴瘤，评估放疗和化疗的必要性。

李明武：临床中发现**淋巴瘤与胃肠幽门螺旋杆菌**关系密切，既往病例中也发现眼眶淋巴瘤患者在进行胃肠镜检查时发现了胃部也存在淋巴瘤表现。建议该患者完善幽门螺旋杆菌以及胃肠镜检查。该患者还要注意有无颅内侵袭倾向。

查房结果

1. 诊断为 MALT 淋巴瘤（眼眶和眼内同时累及）。

2. 进一步完善胃肠幽门螺旋杆菌、胃肠镜检查，请血液科会诊，制订进一步治疗计划。

病例十七　成人单眼眶内海绵状血管瘤

病例报告：梁舒婷　病例提供：黎晓新　查房整理：朱雪梅

病历摘要

患者女性，46 岁，主诉左眼视力下降 3 个月。

现病史：患者 3 个月前无明显诱因出现左眼视力下降，否认眼红、眼痛、闪光感等，就诊于我院。

既往史：否认全身疾病史，否认眼部外伤、屈光不正史。

个人史：无特殊。

眼科检查:

	右眼	左眼
视力(VA)	1.0, Jr2	0.4, Jr6
显然验光	−0.75DC×100=1.0	+1.50DS/+0.50DC×180=1.0
	ADD: +1.50DS	
眼压(IOP)	13mmHg	11mmHg
眼前节	(−)	(−)
眼底	(−)	黄斑区视网膜条形纹路样改变(图3-17-1)

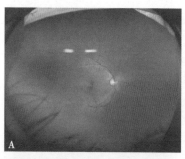
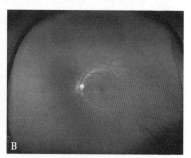
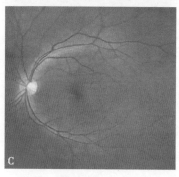

图 3-17-1 眼底像

A. 右眼未见异常;B、C. 左眼黄斑区
视网膜条形纹路样改变。

眼科辅助检查:

FFA:如图 3-17-2 所示。

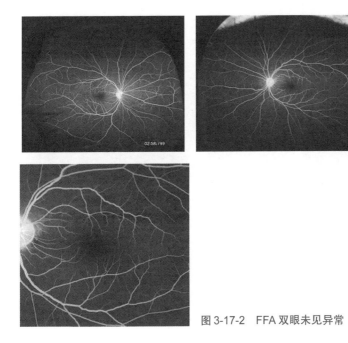

图 3-17-2　FFA 双眼未见异常

ICGA：如图 3-17-3 所示。

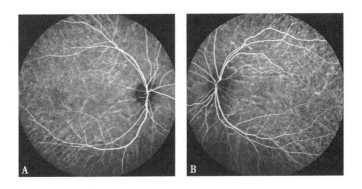

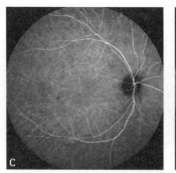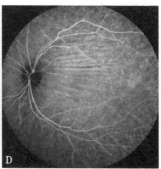

图 3-17-3　ICGA

A、C. 右眼未见异常；B、D. 左眼脉络膜皱褶。

OCT：如图 3-17-4 所示。

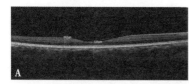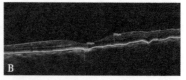

图 3-17-4　OCT

A. 右眼未见异常；B. 左眼 RPE 波浪样隆起。

眼科超声：如图 3-17-5 所示。

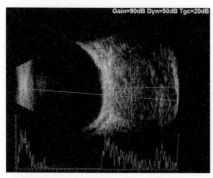

图 3-17-5　左眼 B 超

左眼上方眶脂肪强回声中显示圆形低回声腔，大小为 14.94mm×16.45mm。

　　低头试验：右眼正常，左眼眼球突出度由 20mm 变为 23mm，低头试验阳性。

　　其他辅助检查：

　　眼眶 MRI：如图 3-17-6 所示。

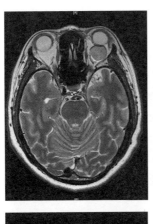
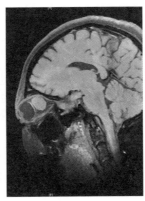
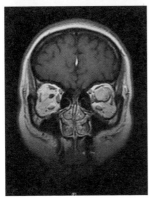

图 3-17-6　眼眶 MRI
左侧眼球后上方占位，考虑海绵状血管瘤可能，须鉴别神经来源肿瘤、脑膜瘤等。

初步诊断：

左眼眶海绵状血管瘤？

查房目的

明确诊断、进一步检查和治疗意见。

专家发言和讨论

黎晓新：本病例中年女性，慢性病程，眼底表现为条纹状改变，这个纹路是眼球壁不平引起的，通常是挤压形成，因此需要考虑球后占位。**成人最常见的眼眶肿瘤是血管瘤。当考虑静脉性血管瘤或颈动脉海绵窦瘘时，可进行低头试验，让患者低头一段时间后，若眼球突出度加重或肿物增大则为阳性。**患者超声表现支持海绵状血管瘤的诊断，进一步行 MRI 检查确定。如果肿瘤较小尚未引起临床症状，可临床密切观察。当出现明显的临床症状，根据肿瘤的位置可行不同入路的眼眶手术切除。

赵明威：可以引起类似脉络膜皱襞表现的有 Vogt- 小柳原田（VKH）病、巩膜炎和肿瘤。脉络膜占位性病变通常是球形隆起。本病例患者矫正视力可达 1.0，临床中注意不要误诊为远视。患者明确有视力下降的症状，既往双眼正视，现患眼远视，球后占位可以解释。

查房结果

海绵状血管瘤诊断明确。尽快行肿瘤摘除术以免造成视功能的进一步损害。

附：海绵状血管瘤（cavernous hemangioma）因肿瘤内为海绵样血管窦腔而得名，是成年人最常见的原发于眶内的良性肿瘤。几乎均在青年以后发病，无明显性别差异。该肿瘤在病理上为一种错构瘤，并非真正的肿瘤。临床表现为无痛性缓慢性眼球突出，偶有眶区轻度疼痛。根据肿瘤原发部位的不同,产生不同的首发症状。因肿瘤多发于球后肌肉圆锥内,故多表现为轴性眼球突出;肿瘤压迫眼球后极部引起眼底改变,也可致屈光改变、视力下降;位于眶尖压迫视神经可引起视力下降、视神经萎缩;肿瘤较大时可致眼球运动障碍。B 型超声检查具有典型的回声像,具有定性诊断意义。低头试验(体位移动试验)阳性对本病具有诊断价值。当头低位时,病损区充血膨大;恢复正常位置后,肿胀随之缩小,恢复原状,即为低头试验阳性。

病例十八　青年女性垂体瘤致双眼视物模糊

病例报告:朴振宇　病例提供:曲进锋　查房整理:朱雪梅

病历摘要

患者女性,27 岁,主诉双眼视物模糊 2 个月。

现病史:患者 2 个月前无明显诱因出现双眼视物模糊,否认眼红、眼痛、视物变形、闪光感、黑影遮挡等不适,就诊于我院。

既往史:双眼高度近视约 −7.0DS,余无特殊。

眼科检查:

	OD	**OS**
视力	0.8(矫正)	0.5(矫正)
主觉验光	−6.75DS/−2.00DC×175=1.0	−8.25DS/−2.25DC×170=0.4^{+2}
眼压	15mmHg	15mmHg
前节	未见异常	未见异常
眼底	C/D=0.7^{+},余正常(图 3-18-1)	C/D=0.6^{+},余正常(图 3-18-1)

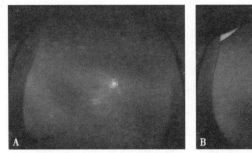
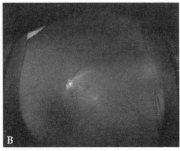

图 3-18-1 双眼眼底像

A. 右眼；B. 左眼。

眼科辅助检查：

中央角膜厚度：右眼 554μm，左眼 557μm。

眼压日曲线测定：右眼 15-18-14-16mmHg；左眼 19-18-16-15mmHg。

神经纤维层厚度（HRA-OCT）：如图 3-18-2 所示。

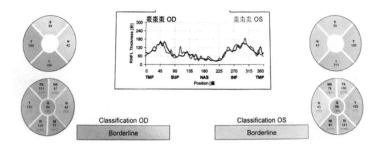

图 3-18-2 HRA-OCT

双眼上方及鼻侧部分视网膜神经纤维层变薄。

视野检查：如图 3-18-3 所示。

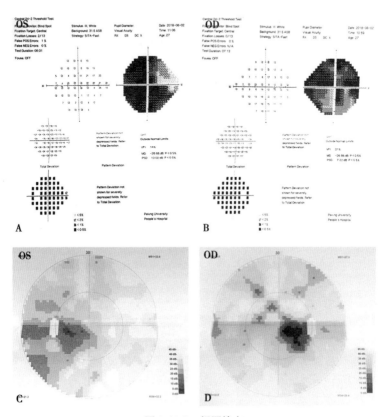

图 3-18-3 视野检查

A、B. Humphery 视野 24-2 模式检查，患者反映看不清视标；C、D. 复查 Octopus 视野示双眼生理盲点扩大。

自发荧光、荧光素眼底血管造影、OCT：均未见异常（图 3-18-4）。

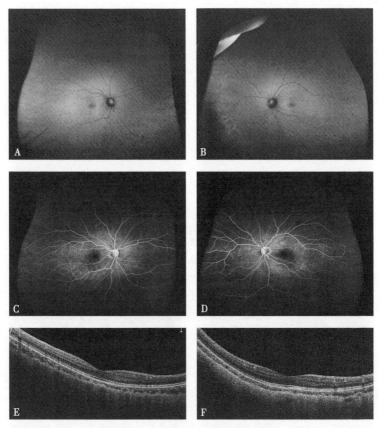

图 3-18-4　双眼自发荧光（A、B）、荧光素眼底血管造影（C、D）及 OCT（E、F）未见明显异常

再次复查视野：如图 3-18-5 所示。

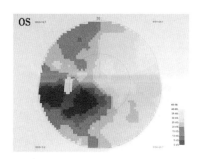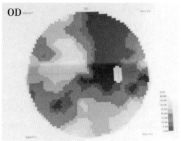

图 3-18-5　再次复查视野（Octopus 大视标）：不典型颞侧偏盲

其他辅助检查：
头颅 MRI：如图 3-18-6 所示。

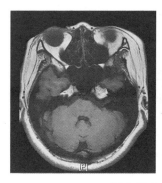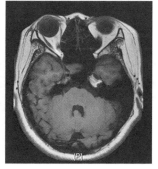

图 3-18-6　头颅 MRI

鞍部占位，垂体瘤合并出血可能性大，视交叉及垂体柄受压移位
显示不清；双侧海绵窦受累不除外。

确定诊断：

垂体瘤

双眼高度近视

治疗方案：

转神经外科治疗。

查房目的

视物模糊是门诊患者最常见的主诉，讨论、分享本病例的诊断过程，避免漏诊、误诊。

专家发言和讨论

侯宪如：该患者初诊于普通门诊，以可疑青光眼转诊于我门诊，该患者杯盘比约 0.6～0.7，鼻侧及上方神经纤维层厚度轻度变薄，与视野检查结果不符，不能用青光眼解释其视野缺损，须考虑是否有视神经病变的可能。

鲍永珍：轴性高度近视是青光眼的高危因素，但因其视盘倾斜，会导致判断杯盘比不准确。患者病史有高度近视，应该进行眼生物测量以明确轴性近视还是曲率性近视，另外，接诊无论开角型、闭角型青光眼患者也一定要测量眼轴长度。

曲进锋：患者从青光眼专家门诊转诊于我门诊，视网膜检查未见异常，但 Humphery 视野非常差，虽然患者矫正视力为 1.0/0.4，但患者反映做 Humphery 视野时无法看见小视标，于是采用 Octopus 视野计复查患者视野，结果提示双眼生理盲点扩大。但患者 OCT、自发荧光、荧光素眼底血管造影等检查大致正常，可排除视网膜疾病，患者外院双眼 VEP 异常，定位考虑为视神经疾病。患者前后共做 3 次视野检查，第 3 次采用大视标查视野提示一个不典型颞侧偏盲，但鉴于患者每次视野变化较大，所以按照视神经疾病的常规诊疗规范进行了头颅 MRI 检查，考虑占位性病变。

李明武：垂体瘤的视野可有多种表现，不一定齐平中线，该患者的体型偏胖，其实也可能与垂体瘤相关，可能是提示垂体瘤的一个蛛丝马迹。

赵明威：梳理本病的诊治过程，有几点值得医生在日常临床工作中注意。①门诊中务必进行裸眼视力、近视力等基本眼科检查，检查不规范容易遗漏重要信息；②视野检查的重复性与准确性；③临床思维培养的重要性。本病例的诊断过程即是一个视力下降的诊疗思路，避免漏诊、误诊。

查房结果

此病例以视物模糊为主诉，因合并轴性高度近视，杯盘比大，在排除青光眼的基础上进行视神经病变的检查，最终确诊垂体瘤导致的视野损害、视物模糊。

查房后续

电话随访患者，自述于外院行垂体瘤手术治疗后视力有提高。

附：垂体瘤患者早期常因局部视物遮挡、视野缺损而就诊于眼科；但由于部分患者视力无明显下降、眼底正常或改变轻微、视野轻微改变或表现不典型而被漏诊或误诊为其他眼科疾病。

视交叉与垂体的相对位置关系：

视交叉位置正常时：双颞侧偏盲、双颞上 1/4～1/2 盲、双颞下 1/4～1/2 盲、单眼颞侧偏盲、视野正常等。

视交叉位置为前置型或后置型：单眼鼻侧缺损、双眼同向偏盲、中心暗点、视敏度下降或视野正常等。

病例十九 误诊为青光眼的脑膜瘤

病例报告：姚昱欧 病例提供：吴慧娟 查房整理：朱雪梅

病历摘要

患者女性，58 岁，主诉左眼视力下降 3 年余，右眼视力下降 1 年余。

现病史：患者无明显诱因出现左眼视力下降 3 年余,右眼视力下降 1
年余,否认眼红、眼胀眼痛、视物变形、闪光感等伴随症状,1 年前于当地
医院诊断为"双眼青光眼、双眼视神经萎缩",予以口服"递法明片、甲钴胺
片、胞磷胆碱钠片";4 个月前于当地医院行"双眼小梁切除术",现为进一
步诊治来我院门诊。

既往史：2 型糖尿病 2 年余,目前口服二甲双胍、格列吡嗪;高脂血症
1 年,现口服辛伐他汀。

眼科检查：

	OD	OS
视力(VA)	0.1,Jr7 不见	0.01,Jr7 不见
眼压(IOP)	9mmHg	14mmHg
眼前节	右眼上方滤过泡轻隆起,12:00 位虹膜周切口通畅,中央前房 3CT,周边前房 1CT,瞳孔约 3.5mm,对光反射存在,RAPD(+)(图 3-19-1)	左眼上方滤过泡隆起不明显,11:00 位虹膜周切口通畅,中央前房 3CT,周边前房 1CT,瞳孔圆直径约 3mm,对光反射存在(图 3-19-1)
眼底	视盘色淡,C/D=0.5(图 3-19-2)	视盘色淡,C/D=0.5(图 3-19-2)

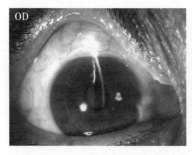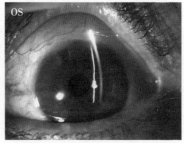

图 3-19-1 双眼前节像

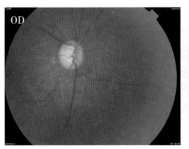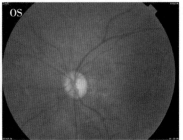

图 3-19-2　双眼眼底像

眼科辅助检查

视野检查：接近全盲（图 3-19-3）。

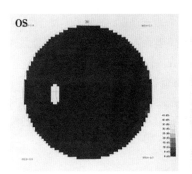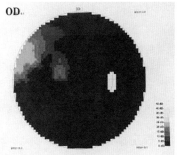

图 3-19-3　双眼视野

初步诊断：

双眼视神经萎缩

小梁切除术后

查房目的

1. 反复询问病史，患者诉术前双眼眼压最高22～23mmHg，平时无眼胀、头痛等不适，该患者青光眼的诊断是否成立？

2. 患者还须做哪些进一步检查以明确诊断？

专家发言和讨论

黎晓新：有角膜厚度检查吗？需要矫正患者的角膜厚度评估目前的眼压是否正常。

鲍永珍：虽然患者在外院诊断为青光眼并行抗青光眼手术，但没有当时诊断青光眼的充分证据，所以首先应怀疑外院的青光眼诊断是否成立。我院门诊除了视野检查，还应该完善青光眼的其他检查，包括房角镜、UBM、视盘分析等，**排除诊断更需要足够的证据支持**。

任泽钦：该患者杯盘比为0.5，与其双眼近全盲的视野是不符合的，从眼底像看视盘颜色稍淡，需要在检眼镜下看是否真的视神经苍白，但其视盘视杯形态不像青光眼性视盘改变，首先应怀疑青光眼的诊断。

赵明威：有电生理检查吗？（开具检查后患者未做。）

黎晓新：这是一个很好的病例，考验临床中对视盘、视野的分析，该患者的症状、体征与视野无法用青光眼解释，建议进一步完善头颅MRI检查。

查房结果及后续

完善头颅MRI，提示鞍上区占位（图3-19-4），考虑脑膜瘤，转神经外科行手术治疗。

附：临床中遇到不明原因视神经萎缩或可疑青光眼的患者，须鉴别诊断头颅占位性病变、视神经病变。注意观察视盘的特点，与压迫性视神经损害不同，青光眼视神经损害的视盘有其特征性，包括视杯竖椭圆形增大、盘沿变窄（图3-19-5），且视神经损害与视野缺损相对应。当青光眼无法解释视野损害时，须鉴别视网膜疾病、视神经疾病、头颅占位性病变。

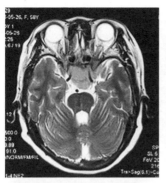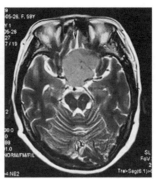

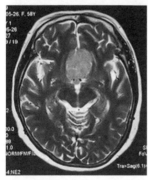

图 3-19-4　头颅 MRI

鞍区一类圆形等 T_1 略长 T_2 异常信号，大小约 3.3cm×3.5cm×4.2cm，病灶均匀强化，见"脑膜尾征"，符合脑膜瘤表现。

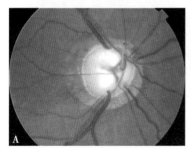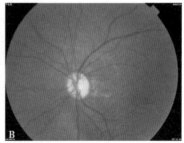

图 3-19-5　不同疾病所致视神经萎缩特点对比图

A. 典型青光眼视神经损害；B. 肿瘤压迫所致视神经萎缩。

病例二十　以眶蜂窝织炎首诊的非霍奇金淋巴瘤

病例报告:徐琼　病例提供:李明武　查房整理:孟庆娱

病历摘要

患者女性,18岁,主诉右眼红肿2周,伴发热1周。

现病史: 2周前出现右眼红肿,伴脓性分泌物,近1周发热,最高40℃,于外院给予抗生素滴眼液和激素类滴眼液点眼治疗,全身头孢唑啉钠、头孢美唑钠、头孢喹诺、头孢哌酮钠舒巴坦钠治疗10天,为进一步诊治就诊于我院。

既往史: 4年前因鼻窦炎行激光手术;4个月前因鼻窦炎行鼻窦开放手术;轻度贫血;否认其他全身病。

眼科检查:

	OD	**OS**
视力	无法检查	1.0
眶压	+	正常
眼睑	眼睑水肿,内眦部上睑破溃渗出,伴黄色分泌物(图3-20-1)	轻度水肿(图3-20-1)
眼前节及眼底	结膜充血水肿,角膜清亮,余眼部结构无法窥入	未见异常

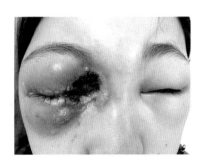

图 3-20-1　外眼像

其他辅助检查：

眼眶 CT：如图 3-20-2 所示。

右侧颌面部、眼眶等广泛软组织增厚肿胀，右眼球前方及泪囊区软组织增厚，内直肌增粗，周围境界模糊，球后未见明显异常密度影，考虑炎症表现可能大。

右上颌窦筛窦鼻道炎症，可见稍低于软组织密度及稍高于水的异常密度影充填，右侧鼻咽及咽旁间隙部分结构模糊，右侧腮腺肿胀。

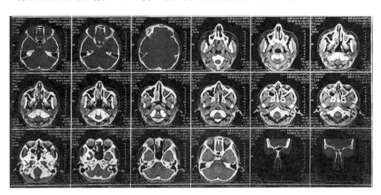

图 3-20-2　眼眶 CT

血常规：白细胞 $2.73×10^9/L$，红细胞 $5.17×10^9/L$，血红蛋白 126g/L，血小板 $129×10^9/L$。

细菌涂片可见假单胞菌；药敏试验提示该菌对头孢类及喹诺酮类药不敏感，对妥布霉素、庆大霉素、美罗培南敏感。

结核 PPD 阴性。

耳鼻咽喉科会诊：患者近半年来，鼻塞，伴黄色分泌物，外院诊断为"鼻窦炎"，于 3 个月前行鼻窦开放手术，2 周前鼻部分泌物复发；目前查体双侧颈部可触及淋巴结，鼻腔伴淡黄色渗出，上腭可见 1cm 溃疡穿孔；建议行鼻窦组织病理检查。

半个月后患者于肿瘤专科医院进行鼻窦组织病理检查：提示非霍奇金淋巴瘤 NK/T 细胞型。

骨髓涂片提示：嗜血综合征。

PET-CT：右眼睑、眼眶内、前额、右颊皮下、右鼻腔、鼻根及右鼻翼、右筛窦、右上颌窦内、上腭及上唇多发高代谢灶，双侧腮腺内、双上颈部及颌下多发高代谢淋巴结，符合淋巴瘤广泛累及表现，右眼球不除外受侵。

初步诊断：

右眼眶蜂窝织炎

非霍奇金淋巴瘤

治疗经过：

转肿瘤专科医院进行化疗。

查房目的

分享一例以眶蜂窝织炎为首诊、最终确诊为淋巴瘤的少见病例。

专家发言和讨论

李明武：该患者**青年女性，以严重的眶蜂窝织炎为临床表现，要注意寻找全身相关的因素，多学科会诊明确病因。**患者的血常规表现为白细胞降低，在革兰氏阴性杆菌引起的脓血症中也可出现。原发于鼻及鼻腔以外的非霍奇金淋巴瘤，发病率低，好发于面部中线，临床表现缺乏特异性，易误诊为鼻窦炎或鼻息肉。我国主要以 T/NK 细胞和 T 细胞来源较多见，与 EB 病毒感染有关。临床症状：进行性鼻塞，鼻出血，流涕，反复感染，面部肿胀，感染后脓性分泌物。非霍奇金淋巴瘤预后较差，病程短，进展快，侵袭性强，易侵犯鼻窦、鼻咽、口咽、眼眶、硬腭以及颅底。

赵明威：恶性淋巴瘤的临床表现多样，常表现为"伪装综合征"，当遇见与临床上常规表现不符的表现时，要注意想到淋巴瘤的可能性。

黎晓新：眶隔前蜂窝织炎的表现相对温和，眶蜂窝织炎表现较重，可伴有上睑下垂、眼球运动异常、视力下降等，引起眶蜂窝织炎的病因要注意排除海绵窦血栓、真菌感染、结节病、肿瘤并发感染。不典型症状要联合多学科会诊明确诊断及治疗方案。

病例一　青年女性视网膜中央静脉阻塞

病例报告：朱雪梅　病例提供：曲进锋　查房整理：苗恒

病历摘要

患者女性，21 岁，主因左眼间歇性一过性视物不清 1 个月来诊。

现病史： 患者近 1 个月来无明显诱因出现左眼间歇性一过性视物不清，不伴头晕头痛，每次持续 5～10 分钟，晨起及午睡后多发，近日发作频率增加。

既往史、个人史和家族史： 既往体健，否认屈光不正、头眼外伤和过敏史；否认心脑血管病史，否认家族遗传病史；近几个月来正在节食减肥。个人史和家族史无特殊。

眼科检查：

	OD	OS
最佳矫正视力（VA）	0.8	0.8
眼压（IOP）	15mmHg	17mmHg
眼前节	未见异常	未见异常
眼底	未见异常	视盘边清色正，视网膜静脉迂曲扩张，视网膜散在点片状出血（图 4-1-1）

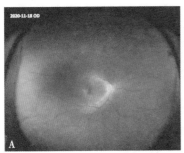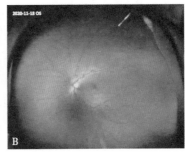

图 4-1-1 双眼眼底像

A. 右眼未见异常;B. 左眼玻璃体清亮,视网膜在位,视盘边清色正,视网膜静脉迂曲扩张,视网膜散在点片状出血。

眼科辅助检查:

FFA: 如图 4-1-2 所示。

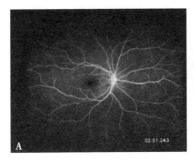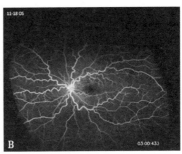

图 4-1-2 双眼 FFA

A. 右眼未见异常;B. 左眼臂 - 视网膜循环时间未见异常,视网膜静脉迂曲扩张,但充盈完全,造影晚期视盘和静脉轻微染色。

OCT: 如图 4-1-3 所示。

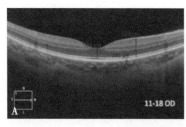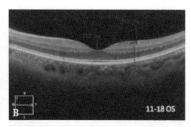

图 4-1-3 双眼 OCT

双眼黄斑结构未见异常（A. 右眼；B. 左眼）。

ICGA：如图 4-1-4 所示。

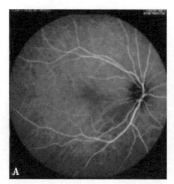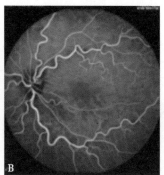

图 4-1-4 双眼 ICGA

A. 右眼未见异常；B. 左眼视网膜静脉迂曲扩张。

全视网膜 fERG：未见异常。

其他辅助检查：

血常规：血红蛋白含量 110g/L（未见异常值 115～150g/L）。

生化、尿常规：未见异常。

四项传染源均阴性。

自身抗体谱（ANA、Sm、RNP、SSA/B、Jo-1、M2、ANCA、AECA）：均阴性。

免疫全项（IgA/M/G、C3/4、ASO、RF）：均未见异常。

抗磷脂抗体：阴性。

血清蛋白电泳：均未见异常。

ESR 和 CRP：未见异常。

颈动脉超声：双侧颈动脉未见明显异常。

经颅彩色多普勒眼动脉超声：未见异常。

头颅 MRA：未见异常。

眼眶 MRI：未见异常。

诊治经过：

首诊时患者视力尚好，眼底表现不重，也并未查到潜在病因，嘱观察随诊，未治疗。4 周后患者复诊时诉左眼视力下降，眼底检查见视网膜静脉迂曲扩张加重伴出血增多（图 4-1-5A），给予山莨菪碱 5mg+ 地塞米松 0.5mg 球后注射，并请血液科会诊，患者症状无改善。血液科建议完善血小板聚集功能检测，结果回报血小板聚集功能 92% 升高（未见异常值 71%～88%）。此时（5 周后）眼底检查见静脉迂曲扩张更为显著，伴视网膜深浅层出血明显增多（图 4-1-5B）。

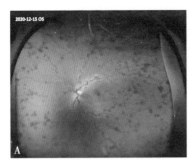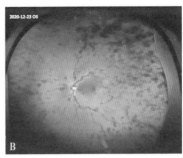

图 4-1-5　随访 4 周和 5 周后患者左眼眼底像

A. 4 周后视网膜静脉迂曲扩张加重伴出血增多；B. 5 周后静脉迂曲扩张更为显著伴视网膜深浅层出血进一步增多。

初步诊断：

左眼视网膜中央静脉阻塞？

查房目的

1. 患者的诊断和发病机制。
2. 下一步诊治方案。

专家发言和讨论

赵明威：患者左眼表现为进行性加重的视网膜中央静脉阻塞，但除血小板聚集功能轻微升高外并无其他任何阳性发现。患者为青年女性，虽然各种免疫指标阴性，但**仍应警惕 Takayasu 大动脉炎可能**，通过触摸脉搏和测量双侧上肢血压有助于排除。

黎晓新：此患者眼底出血更多分布于中周部，与经典视网膜中央静脉阻塞出血主要集中于后极部存在差异，**须考虑低灌注性视网膜病变可能**。虽然目前辅助检查已很充分，基本可排除炎性因素导致的**血管狭窄，但仍应完善数字减影血管造影（DSA）进一步明确血管状态和缺血性因素**。部分低灌注性视网膜病变的患者可因颈内动脉的眼动脉分支起始处狭窄导致，此种情况除 DSA 外并无其他任何检查能够发现或诊断。

查房结果

1. 临床诊断　左眼视网膜中央静脉阻塞、低灌注性视网膜病变不除外。
2. 行 DSA 检查进一步寻找血管异常以及缺血性因素。

病例二　新生血管性青光眼合并角膜上皮剥脱

病例报告：姚昱欧　病例提供：程湧、张钦　查房整理：李方烃

病历摘要

患者男性，65 岁，主因双眼眼胀、视物不清 3 年，右眼眼磨、眼痛 1 周来诊。

现病史：患者 3 年前双眼眼胀、视物不清就诊于外院，诊断为"双眼新生血管性青光眼、糖尿病视网膜病变"，行双眼 PRP 治疗，并多次行抗 VEGF 治疗。此后右眼长期使用降眼压药物（酒石酸溴莫尼定、盐酸卡替洛尔、曲伏前列素、布林佐胺滴眼液）控制眼压。8 个月前因右眼眼胀就诊于我院，发现眼压 40mmHg，角膜水肿，虹膜新生血管，再次行抗 VEGF 治疗，复诊眼压控制可。1 周前患者因眼磨、眼痛，伴流泪就诊于我院。

既往史：2 年前外院行双眼白内障超声乳化摘除联合人工晶状体植入术；18 年前脑梗死，半年前再次发生脑梗死；高血压病 20 余年；糖尿病 20 余年，现用胰岛素控制血糖，血糖控制不佳。否认眼部外伤史；否认药物过敏史。

眼科检查：

	OD	**OS**
视力（VA）	0.05	0.05
眼压（IOP）	指测 T_n	17mmHg
结膜	结膜充血	无充血
角膜	中央大片上皮缺损，基质轻水肿，角膜后弹力层皱褶（图 4-2-1）	清
眼前段	隐见虹膜，余结构窥视不清	人工晶状体在位
眼后段	窥不清	视网膜在位，眼底密集激光斑

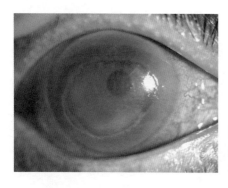

图 4-2-1　右眼前节像
角膜中央大片上皮缺损，基质轻水肿，后弹力层皱褶。

后续治疗：

收入院行右眼羊膜覆盖，予左氧氟沙星滴眼液、氟米龙滴眼液、玻璃酸钠滴眼液点眼治疗，羊膜融解后，右眼绷带镜治疗，角膜上皮基本愈合（图 4-2-2）。此后患者不规律复诊，多次出现角膜上皮缺损，3 个月内行 4 次羊膜覆盖术。最后一次羊膜覆盖术后，角膜上皮愈合，查体发现：右眼虹膜新生血管，眼底视盘新生血管（图 4-2-3）。

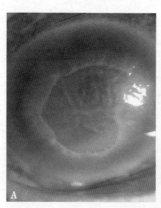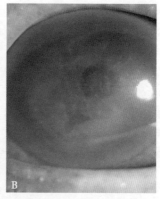

图 4-2-2　右眼前节像

A. 羊膜融解后角膜上皮缺损变小；B. 绷带镜使用后角膜上皮大部分愈合。

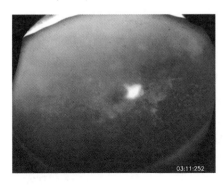

图 4-2-3　右眼荧光素眼底血管
造影
视盘荧光渗漏。

查房目的

患者下一步治疗方案？角膜情况差，是否可行抗 VEGF 治疗？瞳孔不能散大，周边补激光治疗困难？患者半年内脑梗死，抗 VEGF 治疗是否要慎重？

专家发言和讨论

赵明威：患者目前情况，眼底更为关键，眼底问题是病因。**患者目前可以先行抗 VEGF 治疗，在抗 VEGF 支持下，可以暂缓补激光**，同时治疗角膜病变。心脑血管并发症是临床研究中发现的不良事件，在真实世界的临床研究中未见明显因果联系。对于脑梗患者，抗 VEGF 应慎重，但不是禁忌证。需要和患者充分沟通。

黎晓新：该患者有近期脑梗病史，双眼虹膜新生血管，**提示患者可能存在颈动脉斑块狭窄问题，慢性供血不足**。我们可以给患者进行颈内动脉检查。若患者存在颈动脉明显狭窄问题，PRP 和抗 VEGF 治疗可能无法缓解新生血管性青光眼（NVG），若有颈动脉支架等治疗适应证，需要行手术治疗动脉狭窄，术后可改善虹膜新生血管，若无手术适应证，可使用他汀类药物治疗，稳定颈动脉斑块。患者的角膜问题可能与 NVG 眼压控制不佳相关，临床上指测眼压不准确，需要使用眼压计相对精准地测量。建议患者准确测量眼压，行 UBM 检查，若存在眼压控制不佳，可行青光眼阀植入等抗青光眼手术控制眼压。

吴慧娟：患者未对 NVG 进行全面评估。**患者需要进行 UBM 和房角检查，评估 NVG 分期**。若患者为开角期，抗 VEGF 后可缓解眼压。若患者进入闭角期，则药物治疗不佳。此外，患者目前使用多种抗青光眼药物，多项研究都证实了青光眼药物对角膜上皮的损伤。因此，**在确定患者眼压情况和房角情况后，可更积极地行抗青光眼手术治疗，术后眼压控制更好，同时减少青光眼药物的使用**。

张钦：**患者角膜问题的处理与眼底的处理，尤其是抗 VEGF 不矛盾**。患者目前在多次羊膜覆盖术后角膜上皮已经愈合。目前应该积极地去处理青光眼和眼底问题。

查房结果

1. 患者患有虹膜新生血管性青光眼及糖尿病视网膜病变，并出现反复角膜上皮大片剥脱，在反复羊膜覆盖及绷带镜治疗后，能够缓解。

2. 患者角膜上皮问题与糖尿病及青光眼相关，在治疗角膜问题同时要积极监测眼压，处理青光眼问题，同时治疗眼底病变。

3. 患者目前可以先行抗 VEGF 治疗，在抗 VEGF 支持下，可以暂缓补激光，同时治疗角膜病变。对于脑梗患者，抗 VEGF 应慎重，但不是禁忌证。

4. 对糖尿病视网膜病变、新生血管性青光眼行 PRP 和抗 VEGF 治疗后仍不好转，需要考虑颈动脉血供问题导致的眼部缺血。

病例三　低灌注性视网膜病变

病例报告：李斯言　病例提供：苗恒　查房整理：苗恒

病历摘要

患者男性，63 岁，农民，主诉右眼渐进性视物模糊伴偶发一过性黑矇

2 年余,自觉视物变形 1 个月。

现病史:患者 2 年前无明显诱因出现右眼视物模糊伴偶发一过性黑蒙,曾于当地医院诊断为"右眼底出血",行视网膜光凝治疗,但症状无明显改善。此后患者并未继续就诊和治疗,且视物模糊进行性加重。1 个月前患者自觉视物变形,遂诊于我院。

既往史:2 年前曾发生"脑血栓",2 型糖尿病 2 年,否认高血压、头眼外伤和过敏史。

个人史:平时存在行走后一过性头晕症状。

眼科查体:

	OD	OS
最佳矫正视力	0.06	0.5
眼压(IOP)	16mmHg	17mmHg
眼前节	未见异常	未见异常
眼底	视盘表面可见新生血管,C/D=0.3,中心凹光反射不清,全视网膜静脉扩张,A:V=1:3,视网膜在位,颞侧周边部视网膜可见点片状出血和微血管瘤,视盘和上下血管弓周围可见陈旧激光斑(图 4-3-1)	未见异常

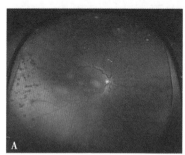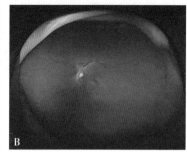

图 4-3-1　眼底像
A. 右眼;B. 左眼。

眼科辅助检查:

OCT: 如图 4-3-2 所示。

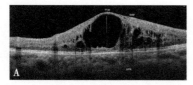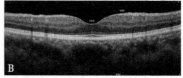

图 4-3-2　OCT

A. 右眼黄斑囊样水肿；B. 左眼黄斑大致正常。

FFA: 如图 4-3-3 所示。

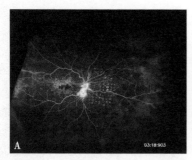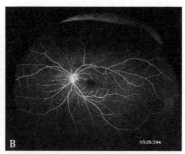

图 4-3-3　FFA

A. 右眼臂 - 视网膜循环时间延长（19 秒），晚期视盘表面血管荧光渗漏，黄斑部囊样改变和荧光渗漏，颞侧周边部存在片状无灌注区；B. 左眼大致正常。

其他辅助检查:

血常规、ESR、CRP 未见异常。

颈动脉超声见双侧颈动脉硬化伴斑块形成，左侧颈总动脉分叉处及颈内、颈外动脉起始处管腔中度狭窄。

经颅彩色多普勒超声（TCD）显示右侧颈内动脉虹吸段中度狭窄样频

谱,左侧颈内动脉和双侧眼动脉大致正常。

头颅 CT 见脑桥、双侧基底节区及半卵圆中心多发缺血灶及软化灶。

初步诊断:

右眼缺血性视网膜病变(原因?)

查房目的

1. 明确诊断。

2. 进一步检查和治疗意见。

专家发言和讨论

黎晓新:该患者为老年患者单眼发病,眼底表现突出特点为静脉扩张伴颞侧周边部视网膜内点片状出血,FFA 提示臂 - 视网膜循环时间延长,高度提示眼缺血综合征或低灌注性视网膜病变可能,首先**需要补充虹膜和房角镜检查**,判断是否存在新生血管。若同时存在眼前段缺血表现,则应诊断为"眼缺血综合征",否则应使用"低灌注性视网膜病变"一词作为诊断。

赵明威:综合患者病史和眼部表现,可初步拟诊患者右眼眼缺血综合征 / 低灌注性视网膜病变。虽然患者颈动脉超声并未显示右侧颈动脉存在狭窄,但因颈动脉超声仅可观察到颈部血管,不代表造成右眼缺血的部位一定存在于颈部,因此,患者**还须进一步完善头颅 CT 血管造影(CTA)**以进一步寻找血管狭窄和导致缺血的位置。

黎晓新:因经颅彩色多普勒超声(TCD)可显示颅内血管,扩大了颈动脉超声所能探及的范围。虽然该患者右侧颈内动脉仅中度狭窄,但仍可造成眼部缺血性改变。现血管外科介入指征已从 90% 降至 70%,因此,**患者目前仍需要血管外科会诊和介入干预。**

梁建宏:目前患者眼部存在周边部无灌注区和黄斑水肿,需要尽快完善周边部视网膜光凝并联合抗血管内皮生长因子(VEGF)药物玻璃体腔注射以减轻水肿并改善视力。颈动脉超声和 TCD 检查存在局限性,数字减影血管造影（DSA）对寻找和显示导致眼部缺血更为确切，且较 CTA 可更自如地显示血管的狭窄部位，建议补充。

查房结果

1. 详细检查虹膜并补充房角镜检查，判断是否存在新生血管，以确定诊断为"眼缺血综合征"还是"低灌注性视网膜病变"。

2. 进一步完善 DSA 或头部 CTA 以寻找导致眼部缺血的原因和部位。

3. 给予抗 VEGF 联合周边视网膜无灌注区光凝治疗以改善视力。

查房后续

患者虹膜和房角均未见新生血管。确定诊断为右眼低灌注性视网膜病变、黄斑囊样水肿、视网膜光凝术后、短暂性脑卒中发作、陈旧性脑梗死、2 型糖尿病。

给予患者右眼抗 VEGF 药物玻璃体腔注射，右眼颞侧无灌注区激光光凝。2 周后患眼裸眼视力提高至 0.25。请血管外科会诊，建议完善 DSA 检查，但患者因经济原因拒绝。眼局部治疗完成后患者出院，随后失访。

病例四 视网膜中央动脉阻塞继发新生血管性青光眼

病例报告：李孝纯　病例提供：黎晓新　查房后续：苗恒

病历摘要

患者女性，51 岁，主诉左眼突发视物模糊 2 个月，查体发现左眼眼压升高 6 天就诊。

现病史：患者 2 个月前无明显诱因突发左眼视物模糊，于外院诊断为左眼视网膜中央动脉阻塞，给予扩张血管、改善微循环、降眼压等治疗，但视力改善不佳。1 个月前曾就诊于我院，经再次扩张血管及改善微循环治疗后视力轻微改善，此时双眼眼压均处于正常范围，虹膜及房角均未见新生血管。6 天前患者来诊于我院门诊，查体发现左眼眼压升高，虹膜及房角均未见新生血管，给予左眼前房穿刺、降眼压药联合醋酸泼尼松龙滴眼液点眼。3 天前患者眼压下降至正常范围，但房角检查发现左眼全周房角新生血管，瞳孔缘也可见细小新生血管，现为进一步诊治收入院。

既往史、个人史及家族史：高血压病 5 年余。其哥哥患"青光眼"。

眼科查体：

	OD	OS
最佳矫正视力	1.0	0.1
眼压（IOP）	15mmHg	49mmHg
眼前节	未见异常	角膜基质弥漫雾状轻水肿，前房深，虹膜可见细小新生血管（图 4-4-1），瞳孔直径 5mm（右眼为 3.5mm）且直接对光反射迟钝，RAPD（+）
眼底	未见异常	左眼视盘色淡，动脉显著变细，黄斑部视网膜呈轻微灰白色，视网膜在位（图 4-4-2）
房角	各象限开放	左眼上方静态 N4，动态 N3；鼻侧静态 N3，动态 N2；小梁网色素 I 级。上方及鼻侧可见虹膜周边前粘连（PAS），未见新生血管

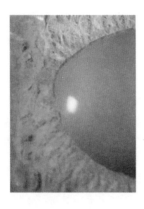

图 4-4-1 左眼前节像

可见虹膜新生血管。

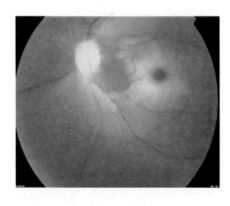

图 4-4-2 左眼眼底像

黄斑樱桃红点

眼科辅助检查：

FFA：左眼臂 - 视网膜循环时间显著延长（图 4-4-3），至 1 分钟时才刚见静脉层流，周边部视网膜大片无灌注区。

左眼视野无法探测。

OCT：如图 4-4-4 所示。

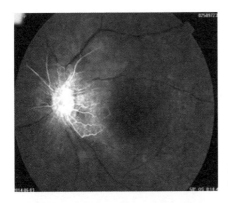

图 4-4-3　左眼 FFA
臂 - 视网膜循环时间为 32 秒。

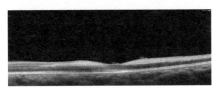

图 4-4-4　左眼 OCT 显示内层
视网膜高反光,不均匀变薄

其他辅助检查:

颈动脉超声:左侧颈动脉膨大处内中膜增厚。

初步诊断:

左眼新生血管性青光眼

视网膜动脉阻塞?

查房目的

1. 患者眼压升高的原因和机制。

2. 进一步诊治意见。

专家发言和讨论

赵明威: 结合病史和眼科检查,患者左眼新生血管性青光眼诊断明确。新生血管性青光眼分为四期,在**最初阶段**新生血管可隐藏于房角小梁网内，房角检查可以不可见，直至病程进展方可观察到其存在。视网膜中央动脉阻塞发生后，血管存在侧支循环代偿或阻塞的血管机化再通的过程，此时可使部分视网膜恢复功能，因而导致眼内氧供需不平衡，进而继发新生血管形成。

鲍永珍：继发于视网膜中央动脉阻塞的新生血管性青光眼非常少见，因动脉阻塞后视网膜整体均因突发缺血而处于休克状态，因而整体对氧需求量显著下降，基本不存在相对缺氧的情况。此患者经前期治疗后视力仍能保持在 0.1 左右，**表明此患者视网膜仍存在部分功能，有相当的氧需求**，因而眼内存在氧供需失衡的现象，这也是此患者继发新生血管性青光眼的原因。

任泽钦：视网膜中央动脉阻塞继发新生血管性青光眼的发生率很低，文献中报告仅约 5%，其主要机制与继发于视网膜静脉阻塞的新生血管性青光眼相同，**是眼内氧供需相对失衡的结果。房角部的新生血管若尚未因收缩而导致房角前粘连或关闭则往往很难发现**，这也可能是此患者房角检查早期未见新生血管的原因之一。

吴慧娟：有文献报告称，通过统计分析发现，新生血管性青光眼与视网膜动脉阻塞并无相关性。**此患者眼压升高的可能机制为小梁网水肿导致房水排出受阻—眼压升高—继发小梁网水肿、房角粘连和新生血管形成**，也即房角新生血管是眼压升高的继发结果而非原因。

黎晓新：通过仔细观察此患者的 UBM 图像可发现其房角周围存在浮游细胞造成的点状回声，表示当时因角膜水肿和前房水透明度下降可能导致房角检查时看不清实际已经存在的新生血管。**此患者仍须完善数字减影血管造影（DSA）寻找导致眼部缺血的其他潜在原因，尽快给予抗血管内皮生长因子（抗 VEGF）玻璃体腔注射治疗，并对周边无灌注区进行激光光凝。**

查房结果

1. 患者左眼视网膜中央动脉阻塞继发新生血管性青光眼诊断明确。

虽然罕见，但视网膜动脉阻塞后残留视网膜若仍存在相当的氧需求，眼内存在氧供需失衡的现象时仍可发生。但仍要积极寻找其他同时合并存在的可进一步导致眼球血流灌注减少和缺血的其他原因。

2.尽快给予抗 VEGF 玻璃体腔注射治疗，并对周边无灌注区进行激光光凝治疗。

病例五　光动力疗法治疗黄斑毛细血管扩张症

病例报告：王辉杭　病例提供：赵明威　查房整理：苗恒

病历摘要

患者男性，65岁，主诉左眼视物变形、视力下降2周。

现病史：患者2周前无明显诱因自觉左眼视物变形伴视力下降，不伴眼红眼痛，不伴视物遮挡和颜色改变，现为改善症状来诊。

既往史、个人史和家族史：既往体健。个人史和家族史无特殊。

眼科检查：

	OD	OS
最佳矫正视力（VA）	0.6	0.16
眼压（IOP）	13mmHg	12mmHg
眼前节	未见异常	未见异常
眼底	未见异常	视盘边清色正，黄斑中心凹颞侧少许黄白色渗出，视网膜在位（图4-5-1）

眼科辅助检查：

FFA：如图 4-5-2 所示。

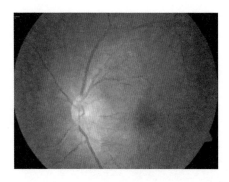

图 4-5-1 左眼眼底像

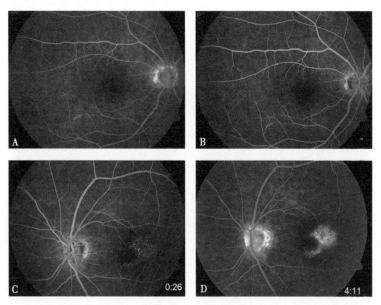

图 4-5-2 双眼 FFA

A、B. 右眼未见异常；C、D. 左眼黄斑中心凹颞侧局部血管渔网状扩张，随时间延长荧光素渗漏呈新月形，至晚期渗漏面积轻微扩大。

初步诊断

左眼黄斑病变（性质？）

查房目的

1. 明确诊断。

2. 进一步诊治意见。

专家发言和讨论

石璇：依据患者左眼眼底表现和典型的 FFA 所见，患者左眼黄斑毛细血管扩张症 I 型诊断明确，**其实也就是发生于成人的 Coats 病**。此病的治疗方法众多，以抗血管内皮生长因子（VEGF）治疗和光凝治疗为主，但易复发。

黎晓新：虽然目前尚无报告，但个人经验曾使用半剂量光动力疗法治疗过一例该病患者。因随后患者失访，具体疗效不详。

赵明威：光动力疗法对视网膜和脉络膜血管异常类疾病均有很好的效果，且疗效与维替泊芬的用量呈正相关关系。激活后的维替泊芬可作用于血管内皮细胞降低扩张血管的通透性进而减轻渗漏和水肿。因此病对现有治疗方法均反应欠佳且易复发，**可试行左眼全剂量光动力疗法**。

黎晓新：光动力疗法可使血管收缩，因此，**治疗后短期内可明显观察到血管扩张程度的改善**。因目前鲜有文献报告光动力疗法治疗该病的结果，因此，一方面需要进一步收集更多的病例以证实该方法有效，另一方面还需要长期随访，以观察长期效果。

查房结果

1. 此患者左眼黄斑毛细血管扩张症 I 型诊断明确。

2. 可试行左眼全剂量光动力疗法，并长期随访以确证其疗效。

查房后续

患者接受全剂量光动力疗法治疗,4周后复诊时左眼裸眼视力提高至0.25。随访至8周时,左眼裸眼视力稳定于0.25,黄斑旁血管扩张程度已显著改善(图4-5-3)。

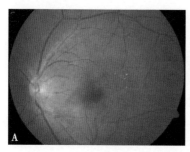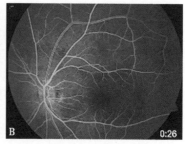

图4-5-3 光动力疗法治疗8周后左眼眼底像(A)和FFA(B)
见黄斑颞侧异常扩张血管和荧光渗漏消失。

病例六 动脉炎性前部缺血性视神经病变合并睫状视网膜动脉阻塞

病例报告:曲进锋 病例提供:黎晓新 查房整理:苗恒

病历摘要

患者女性,83岁,主因左眼突发视物不清10天来诊。

现病史:患者10天无明显诱因突发左眼视物不清,不伴眼红眼痛,不伴畏光流泪,不伴视物变形和遮挡感,未诊治。今日患者自觉症状明显加重,现为改善症状来诊。

既往史、个人史和家族史：高血压病 2 年，肺源性心脏病 20 年；4 年前因白内障行双眼白内障超声乳化摘除联合人工晶状体植入术；否认糖尿病、头眼外伤和过敏史。个人史和家族史无特殊。

眼科检查：

	OD	OS
最佳矫正视力（VA）	0.5	0.05
眼压（IOP）	13mmHg	12mmHg
眼前节	人工晶状体在位	人工晶状体在位
眼底	右眼视盘边清色正，血管走行自然，视网膜在位（图 4-6-1）	左眼视网膜在位，后极部视网膜轻微灰白色改变（图 4-6-1）

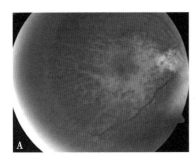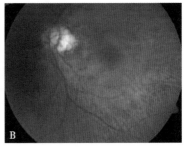

图 4-6-1　双眼眼底像
A. 右眼；B. 左眼。

眼科辅助检查：

OCT：如图 4-6-2 所示。

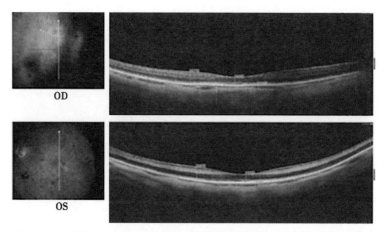

图 4-6-2 双眼 OCT 见左眼内层高反光增厚伴外层低反光遮蔽，提示视网膜缺血

FFA：如图 4-6-3 所示。

其他辅助检查：

ESR：10mm/h。

初步诊断：

左眼前部缺血性视神经病变（原因？）

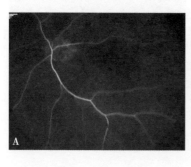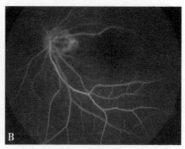

15秒

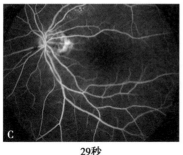

图 4-6-3　左眼 FFA

臂 - 视网膜循环时间未见异常,但左眼 12 秒时仍未见脉络膜循环充盈和背景荧光,15 秒时脉络膜循环方充盈基本完全,此时睫状动脉显影;造影晚期未见视盘或视网膜血管染色和 / 或渗漏(A. 早期;B. 中期;C. 晚期)。

查房目的

1. 明确诊断。

2. 讨论进一步诊治方案。

专家发言和讨论

赵明威:未见异常情况下,脉络膜循环应早于视网膜循环,当视网膜动脉充盈之后脉络膜背景荧光应基本充盈完全。**患者左眼脉络膜循环充盈时间明显延长,表明存在睫状动脉系统灌注不良和缺血因素存在**。对此高龄患者而言,须进一步寻找导致缺血的病因,可进一步完善颈动脉超声、眼动脉血流等辅助检查,寻找血管狭窄部位并确定程度。

黎晓新:此患者视觉症状仅发生 10 余天,表明缺血过程是突然发生而非慢性进行性加重。**颈动脉系统缺血继发的突发眼部缺血多表现为黑矇,且视网膜和脉络膜受累程度相同**。左眼 OCT 的内层高反光伴外层低反光遮蔽效应的改变表明存在视网膜缺血缺氧。从 FFA 结果分析,**此患者视网膜动脉系统充盈未见异常,仅脉络膜和睫状视网膜动脉充盈迟缓,结合患者为高龄女性,其最常见的病因为动脉炎性缺血性视神经病变(颞动脉炎 / 巨细胞动脉炎)。虽然其 ESR 仍处于未见异常范围,但不能作为排除此诊断的依据。应积极给予抗炎治疗,如球旁曲安奈德注射和口服**

糖皮质激素等；扩张血管药物常无效果。

查房结果

1. 此患者的诊断为左眼动脉炎性前部缺血性视神经病变合并睫状视网膜动脉阻塞、双眼人工晶状体眼、高血压病、肺源性心脏病。

2. 积极抗炎处理，曲安奈德80mg球旁注射，必要时给予口服糖皮质激素。

查房后续

患者在曲安奈德80mg球旁注射1周后左眼最佳矫正视力从0.05提高至0.25。复查OCT如图4-6-4所示。

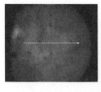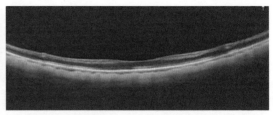

图4-6-4 曲安奈德球旁注射1周后左眼OCT

视网膜内层高反光增厚和外层的遮蔽效应均较前减轻。

病例七 幼儿眼肌型重症肌无力合并固定性内斜视

病例报告：孟庆娱 病例提供：王乐今 查房整理：孟庆娱

病历摘要

患儿，男，15个月，右眼上睑抬起困难10个月，内斜9个月。

现病史：10个月前家长发现患儿右眼上眼皮抬起困难，具有晨轻暮重特征，当地医院查体右眼睑裂5mm、左眼睑裂7mm，新斯的明试验（+），胸腺CT（-），眼眶及视神经MRI（-），诊断为"重症肌无力（眼肌型）"，予以口服溴吡斯的明治疗，家长诉患儿上睑下垂症状好转；9个月前患儿出现右眼向内斜，逐渐加重，直至角膜不可见；6个月前（2018.01）当地医院神经内科就诊，神经查体未见异常，加用激素治疗（甲泼尼龙激素冲击2次），内斜症状无好转；2个月前就诊于外院，诊断为"右眼内斜视"，行右眼内直肌探查术，术中内直肌内陷固定，牵拉极度受限，无法进一步探查，终止手术。现为进一步诊疗就诊于我院。

既往史、个人史、家族史：无特殊。

眼科检查：

	OD	**OS**
视力	不可查	可追物
眼压（指测）	T_n	T_n
眼前节及眼底	前节不可见	未见异常
眼位及眼球运动	固定于内下位，各方向无法转动（图4-7-1）	各向到位

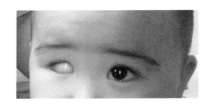

图4-7-1 患儿眼位图

患儿生后6个月到我院就诊时的眼位变化如图4-7-2所示。

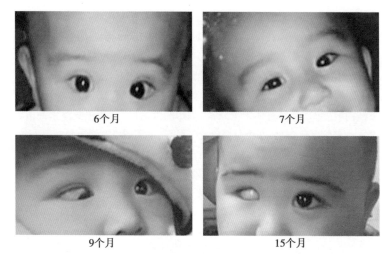

6个月 7个月

9个月 15个月

图4-7-2 患儿眼位变化

初步诊断：

右眼固定性内斜视

重症肌无力？

查房目的

1. 明确诊断。

2. 进一步检查和治疗意见。

专家发言和讨论

赵明威：患儿初始表现为上睑下垂，伴有晨轻暮重，新斯的明试验阳性，重症肌无力诊断较明确。2个月后患儿出现进行性加重的内斜视，二者是否有因果关系？

王乐今：重症肌无力（myasthenia gravis，MG）是一种由神经-肌肉接头处传递功能障碍所引起的自身免疫性疾病，累及乙酰胆碱受体（acetylcholine receptor，AChR），肌肉特异性酪氨酸激酶（Muscle-specific kinase，MuSK）受体等。临床主要表现为部分或全身骨骼肌无力和易疲劳，活动后症状加重，经休息后症状减轻。**根据改良 Osserman 分型，MG 可分为眼肌型、全身型、重度激进型、迟发重度型及肌萎缩型**。如果肌无力表现只局限于眼外肌、提上睑肌、眼轮匝肌，**不伴全身骨骼肌无力，则称为眼肌型重症肌无力**，表现为眼睑下垂、眼肌麻痹、眼睑闭合不全。眼肌麻痹可造成眼球运动障碍，儿童最常见的症状是斜视，其中有 4% 左右表现为固定性斜视，文献报道有 50% 左右的眼肌麻痹患者表现为单条眼外肌受累。眼肌型重症肌无力常为双眼起病，但也可见单眼发病。任何年龄均可起病，相对发病高峰是<10 岁的儿童和>40 岁的男性。大多数患者可能在起病 2 年内发展为全身型重症肌无力。

结合患儿的病史和临床表现，考虑该患儿诊断为右眼固定性内斜视、眼肌型重症肌无力。患儿的固定性内斜视是由于外直肌麻痹后继发内直肌挛缩引起，**在疾病早期可以行患眼内直肌肉毒素注射以缓解肌肉挛缩**。该患儿目前处于固定性内下斜视，为让患儿避免发生弱视，需要尽快手术。患儿在外院因术中牵拉受限，无法进行手术。该次术前需要充分进行设计。常规的鼻下 Parks 结膜切口并不适合，可以尝试下方穹窿结膜切口，先行下直肌手术后，再行内直肌手术。

赵明威：该患儿是眼肌型重症肌无力，既往文献报道有大部分比例可以发展为全身型重症肌无力，联合儿科及神经内科评估患儿的全身情况及指导下一步全身用药。

查房结果

1. 诊断明确为右眼固定性内斜视、眼肌型重症肌无力。

2. 手术方式可尝试下方穹窿结膜切口，先行下直肌手术后，再行内直肌手术。

查房后续

全麻下行牵拉试验,阳性。眼球固定于内下转位,各向均无法牵拉。

术中先自下方穹窿结膜切口,分离下直肌,见下直肌粗大僵硬,行下直肌断腱术。患儿眼球转为内上位,遂行上直肌断腱术。全麻下见眼球处于正位。为减轻内直肌挛缩,行内直肌肉毒素 5U 注射(图 4-7-3)。术后第一天患儿眼位基本正位,外转可到位(图 4-7-4)。

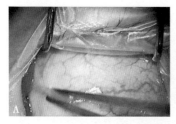 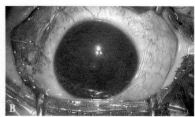

图 4-7-3 术前及术毕眼位(全麻下)
A. 术前眼位,眼球极度内转; B. 术毕眼位,基本正位。

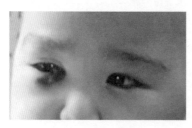 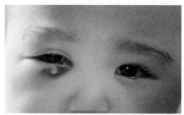

图 4-7-4 患儿术后第一天眼位

第五章
创伤及药物类

病例一　晶状体全脱位至玻璃体腔伴高眼压

病例报告：苗恒　病例提供：尹虹　查房整理：梁之桥

病历摘要

患者男性，71岁，农民，主因右眼胀痛1天，头痛伴呕吐半天来诊。

现病史：患者1天前无明显诱因出现右眼胀痛，伴头痛、呕吐半天，急诊就诊于我院。

既往史：40年前患者右眼被石子击伤，外院诊断为“右眼晶状体半脱位”，治疗过程不详；高血压（－），糖尿病（－）。

眼科检查：

	OD	OS
视力（VA）	光感（10cm）	0.5
眼压（IOP）	42mmHg	16mmHg
角膜	上皮弥漫性水肿	清
前房	深，可见细小白色颗粒物	深，前房反应（－）
虹膜瞳孔	虹膜新生血管（－），瞳孔不圆，向颞侧偏位，颞侧虹膜根部离断，可见玻璃体脱出（图5-1-1）	未见异常

续表

	OD	OS
晶状体	缺如	NC2NO2
眼底	窥不清	视网膜在位
眼球运动	眼球向颞下方移位,向下方和鼻侧运动受限	自如

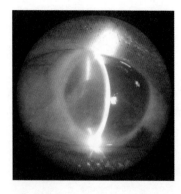

图 5-1-1　右眼前节像

眼科辅助检查:

B超:右眼视网膜后极部高回声扁球形物,左眼大致正常(图 5-1-2)。

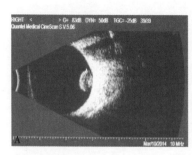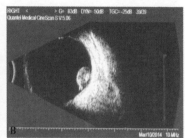

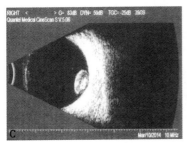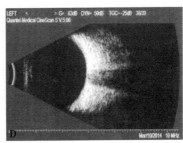

图 5-1-2　B 超

A～C. 右眼视网膜后极部高回声扁球形物；D. 左眼大致正常。

初步诊断：

右眼继发性青光眼

右眼外伤性晶状体脱位

右眼虹膜根部离断

查房目的

急诊遇到这样的患者，在没有其他辅助检查情况下的诊疗思路。

专家发言和讨论

鲍永珍：该患者继发性青光眼的诊断很明确，可能的原因有房角劈裂、玻璃体嵌顿、葡萄膜炎，**最应该考虑的是晶状体源性继发性青光眼**。该病例病程长达 40 年，40 年前外伤时患者的晶状体应该是透明的，随着年龄增长，玻璃体逐渐液化，晶状体逐渐混浊并脱位至视网膜前，缓慢融解的晶状体蛋白扩散到眼内导致炎症，小梁网水肿及晶状体融解物堵塞房角，造成房水循环不畅，从而导致眼压升高。这种晶状体完整脱入玻璃体腔的类似于过去晶状体针拨术导致的远期晶状体融解。

姜燕荣：对于眼球钝挫伤引起前段改变的患者，同时继发青光眼，首先要考虑两个因素，玻璃体因素和晶状体因素，但玻璃体嵌顿通常是早期出现的，40年后出现的概率很小，所以这个患者首先应考虑晶状体源性的继发性青光眼，同时可以仔细观察这名患者的玻璃体，**如果可以看到细小的漂浮物，就说明存在晶状体的融解**；另外，对于这样的患者，我们应该急诊做辅助检查，尽可能行急诊手术。

赵明威：如果急诊遇到这样的患者，我们首先考虑的是降眼压，争分夺秒降眼压，如果眼压降不下来需要急诊手术，这样才能挽救患者的视功能，否则很有可能等两天视功能就丧失了。

尹虹：外伤继发性青光眼有很多原因，如外伤直接对房角结构的损伤；晶状体融解、晶状体过敏、晶状体半脱位；玻璃体嵌顿造成的瞳孔阻滞。对于这位患者，诊疗思路是，急诊入院降眼压，在监测眼压的情况下，完善术前检查，尽快手术治疗。

查房结果

1. 急诊入院降眼压，在监测眼压的情况下，完善术前检查，尽快手术治疗。

2. 外伤继发青光眼有很多原因，如外伤直接对房角结构的损伤；晶状体融解、晶状体过敏、晶状体半脱位；玻璃体嵌顿造成的瞳孔阻滞；葡萄膜炎和眼内炎。

查房后续

完善检查后，行急诊手术，术中可见后极部视网膜前脱位晶状体，遂行右眼晶状体玻璃体切除、视网膜光凝术，术后第一天右眼视力手动（30cm），眼压28mmHg，术后1周在使用酒石酸溴莫尼定、盐酸卡替洛尔滴眼液的情况下眼压为19mmHg。

病例二　晶状体膨胀继发青光眼

病例报告:高新晓　病例提供:任泽钦　查房整理:梁之桥

病历摘要

患者男性,64 岁,主诉右眼视物模糊 1 年余,加重 2 个月余,伴右眼胀痛、头痛、恶心呕吐 2 天。

现病史: 1 年前患者发现右眼视物模糊,无明显眼痛、眼红、头痛等不适,此后逐渐加重,未行诊治,近 2 个月来自觉右眼视物模糊明显,2 天前无明显诱因出现右眼胀痛、头痛伴恶心呕吐来我院就诊。

既往史: 糖尿病 2 年,药物控制血糖水平可;否认眼部外伤史;无明确青光眼家族史。

眼科检查:

	OD	OS
视力(VA)	光感,Jr7 不见	0.8,Jr4
眼压(IOP)	54mmHg	19mmHg
结膜	球结膜混合充血	无充血
角膜	水肿混浊	透明
前房	中央前房 3CT,周边前房极浅,小于 1/5CT,Tyn(+)(图 5-2-1)	中央前房 4CT,周边前房 1/3CT(图 5-2-1)
虹膜瞳孔	虹膜纹理欠清,NV(−),轻度膨隆,瞳孔欠圆,中等大,约 5mm,对光反射消失(图 5-2-1)	未见明显异常
晶状体	晶状体灰白色混浊(图 5-2-1)	NC2NO2
玻璃体	窥不清	未见混浊

续表

	OD	OS
视网膜	窥不清	视盘界清，C/D=0.5，视网膜在位

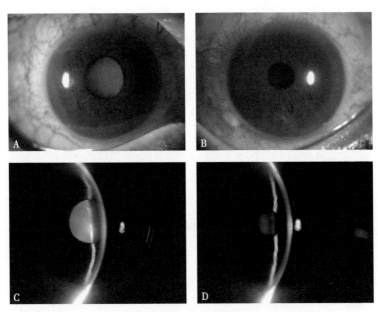

图 5-2-1 双眼前节像

A、C. 右眼；B、D. 左眼。

眼部辅助检查：

房角检查： 右眼静态 N4；动态下方 N3，余方向 N4，虹膜前粘连（+），入口角<15°，色素Ⅱ级，新生血管（-）。左眼静态 N2；动态鼻侧 N2，余方向 N1，虹膜前粘连（-），入口角>15°，色素Ⅱ级，新生血管（-）。

初步诊断：

右眼晶状体膨胀继发性青光眼

查房目的

1. 对于晶状体膨胀继发的闭角型青光眼应如何治疗？
2. 对侧眼应如何处理？

专家发言和讨论

侯婧：因为患者是老年人，虽然出现了晶状体膨胀后眼压高，所以除了考虑晶状体膨胀继发性青光眼，**还应该考虑原发性急性闭角型青光眼的可能**。原发性急性闭角型青光眼大多之前会有一些反复的发作，即**前驱期的症状**，比如虹视、轻微眼胀等，但这种晶状体膨胀继发性青光眼可能没有，而且**双眼前房的深浅通常差异很大**，但原发性急性闭角型青光眼双眼前节结构大多是相似的。本患者病史提供是首次发作，查体可见结膜明显混合充血，晶状体膨胀，患眼的前房明显要比对侧眼前房浅，所以考虑晶状体膨胀继发青光眼可能性大。

侯宪如：根据病史、查体，本例患者的闭角型青光眼是继发于晶状体膨胀，是晶状体源性青光眼其中的一种。鉴别主要是判断之前有没有间歇的小发作，如果是原发的急性闭角型青光眼，通常存在间歇小发作，还有就是看对侧眼，对侧眼是不是也同样前房浅。对侧眼也有白内障，建议可以考虑**尽早行白内障摘除联合 IOL 植入**，因为凡是晶状体膨胀继发的青光眼，对侧眼都存在前房相对浅、眼轴相对短的解剖因素，但患者对侧眼视力 0.8，所以需要和患者进行充分沟通。

任泽钦：晶状体膨胀继发性青光眼的发病机制跟原发疾病基本是一样的，都是瞳孔阻滞，对侧眼都存在前房相对浅、眼轴相对短的解剖因素，比较遗憾的是没有进行眼生物测量，所以从原理上可以行 YAG 激光虹膜周边切除术，预防青光眼发作。晶状体和青光眼发病存在必然的病因学上的关系，即只要把晶状体摘除之后，都是可以从根本上来阻断闭角型青光眼的发作。但同时存在一个问题，为了预防一个疾病的发作，而把一个较透明的晶状体摘掉是否值得，YAG激光虹膜周边切除同样可以达到这样的目的。

鲍永珍：该患者左眼周边前房偏浅，C/D 0.5，需警惕原发性青光眼。此外，一般情况下单纯的年龄相关性白内障双眼的晶状体混浊基本一致，本病例右眼晶状体完全混浊，而左眼视力 0.8，晶状体混浊不明显，应该高度怀疑右眼有隐匿的外伤史。

查房结果

1. 晶状体膨胀继发性青光眼摘除晶状体可以从根本上解除瞳孔阻滞，达到降低眼压的目的。

2. 对侧眼的处理策略须根据情况具体分析，如果白内障严重影响视力，可以行白内障手术；如果白内障并没有严重影响视力或者患者不接受白内障手术，可以行预防性 **YAG 激光虹膜周边切除术**。

查房后续

局部点用毛果芸香碱滴眼液，局麻下行右眼 YAG 周边虹膜造孔，位于颞侧 9:00 位虹膜隐窝处，激光后第三天眼压降至 30mmHg，局麻下行右眼白内障超声乳化摘除联合人工晶状体（IOL）植入术＋房角分离前房成形术。术后第三天视力 0.4，眼压 12mmHg，角膜清，IOL 在位（图 5-2-2）。

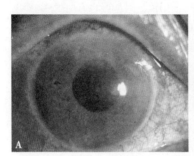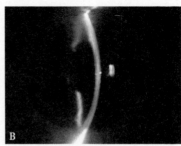

图 5-2-2 右眼白内障术后前节像

病例三　青白联合术后九年眼压升高

病例报告:朱雪梅　病例提供:任泽钦　查房整理:梁之桥

病历摘要

患者女性,64 岁,主诉左眼胀痛 1 个月余。

现病史:患者 1 个月前无明显诱因出现左眼胀痛,伴恶心、呕吐,外院急诊测眼压 54mmHg,角膜水肿。给予醋甲唑胺口服,酒石酸溴莫尼定、盐酸卡替洛尔、布林佐胺滴眼液点眼降眼压。后停用醋甲唑胺,继用酒石酸溴莫尼定、盐酸卡替洛尔、布林佐胺滴眼液,复查眼压 27mmHg,为进一步控制病情来我院就诊。

既往史:高血压、糖尿病病史 20 年,药物控制尚可;9 年前右眼先后行白内障、青光眼手术(YAG 激光虹膜周边造孔、小梁切除术),同年左眼行青白联合术(外院,术式不详)。

家族史:其弟弟诊断为闭角型青光眼。

眼科检查:

	OD	OS
视力(VA)	0.6	0.3
眼压(IOP)	16mmHg	20mmHg
结膜	结膜无充血,滤过泡隆起弥散	结膜无充血,滤过泡扁平
角膜	清	清
前房	前房反应(−),前房不浅	KP(−),Tyn(+),前房不浅,可见较多白色漂浮物(图 5-3-1)
虹膜瞳孔	虹膜纹理清,虹膜周切孔通畅,瞳孔圆	虹膜周切口可见,虹膜新生血管(−),瞳孔区 IOL 后白色块状物(图 5-3-1)

续表

	OD	OS
晶状体	人工晶状体（IOL）在位	IOL 在位
眼底	视网膜在位	视网膜在位

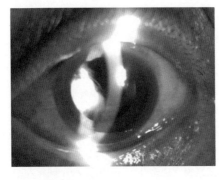

图 5-3-1　左眼前节像

眼科辅助检查：

角膜内皮：左眼 1 214 个 /mm²。

视野：右眼正常，左眼管视，颞侧视岛。

房角检查：左眼全周房角宽，色素Ⅰ～Ⅱ级，全周可见灰白色沉积物，下方明显（图 5-3-2）。

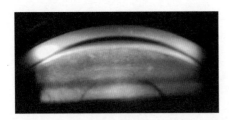

图 5-3-2　左眼下方房角开放，可见大量灰白色沉积物

眼部 B 超示双眼玻璃体轻混，未见视网膜脱离征象（图 5-3-3）。

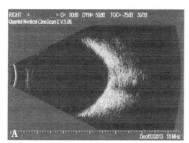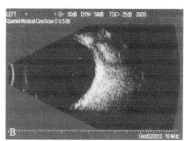

图 5-3-3　患者双眼眼部 B 超

A. 右眼；B. 左眼。

初步诊断：

左眼青白联合术后高眼压原因待查（滤过泡瘢痕化？晶状体颗粒性青光眼？）

双眼 IOL 眼

糖尿病

高血压

治疗经过：

试行左眼滤过泡针拨术后，眼压下降至 10mmHg；眼压稳定后行左眼前房灌洗清除皮质，术后眼压 11mmHg。

查房目的

明确青白联合术后眼压高的原因。

专家发言和讨论

程湧：根据患者裂隙灯下表现，囊袋内可以看到明确的灰白色团状物，考虑是晶状体皮质增生后逐渐吸水膨胀。造成眼压升高的原因可能有两种：第一种，也是可能性比较大的一种是**晶状体皮质过敏**，第二种要考虑的是**颗粒物堵塞房角**引起的青光眼。

赵明威：对于这个患者，虽然前房有很明显的异常，但我们面对一个曾经做过抗青光眼手术术后眼压升高的患者，**第一个要考虑的是滤过泡功能如何，滤过通道是否通畅**，其次再考虑其他原因，比如晶状体原因。

任泽钦：这个患者首先考虑晶状体颗粒性青光眼，常见的有两种情况。①白内障手术后皮质增生，形成颗粒；②外伤后，晶状体前囊膜破裂，皮质颗粒涌出晶状体前囊膜。这些颗粒会堵塞房角从而导致眼压升高。病理上表现，巨噬细胞吞噬颗粒后堵塞房角。**此例患者可以行超声生物显微镜（UBM）检查，同时可以判断滤过泡功能，以及评估房角堵塞情况**。

赵明威：但是该患者首先行左眼针拨滤过泡，术后眼压即维持正常，再未出现眼压升高，故滤过泡瘢痕化、滤过通道不畅可能是导致眼压升高的首要原因。如果考虑是晶状体颗粒性青光眼，首先应该选择清除前房皮质颗粒。

查房结果

1. 面对白内障术后远期高眼压并曾经做过抗青光眼手术的患者，第一个要考虑的是滤过泡功能如何，其次再考虑其他原因。

2. 晶状体颗粒性青光眼，常见的有两种情况。①白内障手术后皮质增生形成颗粒漂浮于囊袋外；②外伤晶状体囊膜破裂，皮质涌出晶状体囊袋进入前房堵塞小梁网。

3. UBM 检查可以判断滤过泡功能，以及评估房角堵塞情况以制订治疗策略。

病例四 幼儿斜视术后粘连综合征

病例报告：梁舒婷 病例提供：王乐今 查房整理：孟庆娱

病历摘要

患儿，女，4 岁，家长发现患儿右眼外斜视术后左眼上斜 10 个月。

现病史：10个月前因"间歇性外斜视，右眼下斜肌亢进"于外院行右眼斜视矫正术，术后家长发现患儿左眼上斜来院就诊。

既往史：足月顺产，哥哥曾因外斜视行矫正手术，父母否认斜视病史。

外斜视术前眼科检查（10个月前，外院）：

	OD	OS
视力	0.8	0.8
屈光状态（盐酸环喷托酯滴眼液散瞳）	+1.50DS/+0.75DC×90	+1.50DS+0.75DC×90
眼前节及眼底	未见异常，外旋（图5-4-1）	未见异常，外旋（图5-4-1）
眼位	33cm角膜映光：−15°。交替遮盖：右眼外上→中，左眼外下→中	
眼球运动	下斜肌亢进	自如
斜视度	三棱镜+交替遮盖：33cm，−30$^\triangle$ R/L 5$^\triangle$；6m，−25$^\triangle$ R/L 5$^\triangle$	

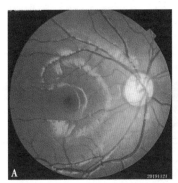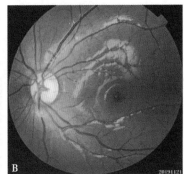

图5-4-1　外院斜视术前眼底像提示双眼外旋
A. 右眼；B. 左眼。

外院诊治经过：

2020年5月于外院行右眼外直肌后徙3.5mm，内直肌截除3mm，下斜肌附着点断腱术。

术后 1 个月查体：

33cm 角膜映光：L/R。头位：头向右肩倾。

三棱镜＋交替遮盖（裸眼）：33cm，$-3^\triangle$ L/R $5^\triangle$；6m，L/R $3^\triangle$。

外院处置： 配三棱镜。

右眼 +0.75DC×90　底向上 $5^\triangle$；

左眼 +0.75DC×90　底向下 $5^\triangle$。

本次就诊眼科检查：

	OD	OS
视力	0.8	0.8
主觉验光	+1.50DS/−1.25DC×5=1.0	+1.00DS/−0.75DC×5=1.0
眼前节及眼底	未见异常，外旋（图 5-4-2）	未见异常，外旋（图 5-4-2）
眼位	33cm 角膜映光：L/R 5°。交替遮盖：右眼外下→中，左眼外上→中（图 5-4-3）	
眼球运动	上转及内上转受限（图 5-4-3）	内上转及外上转亢进（图 5-4-3）
斜视度	三棱镜＋交替遮盖：33cm，$-5^\triangle$ L/R $5^\triangle$；6m，$-5^\triangle$ L/R $5^\triangle$	

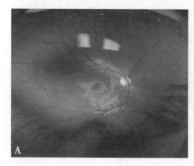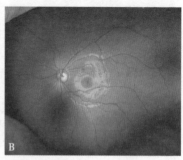

图 5-4-2　我院就诊时双眼眼底像

提示双眼外旋（A. 右眼；B. 左眼）。

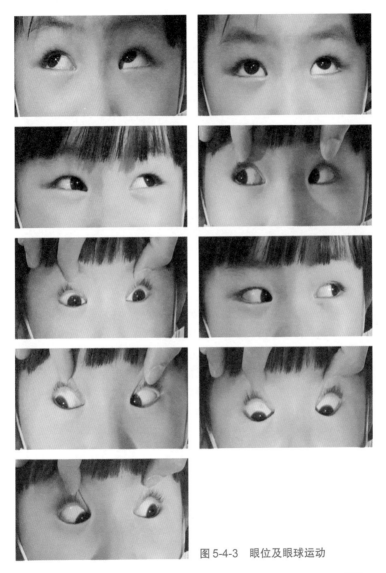

图 5-4-3　眼位及眼球运动

同视机：

−6° L/R 8°		−5° L/R 8°
	−6° L/R 8°	
−6° L/R 4°		−7° L/R 6°

初步诊断

左眼上斜视（原因？）

右眼外斜视矫正术后

查房目的

1. 术后左眼反向上斜视的原因。
2. 下一步治疗方案选择。

专家发言和讨论

王乐今：患儿最初表现为间歇性外斜视合并右眼下斜肌亢进，手术后出现了新的问题，原来的右眼上斜视矫正手术后变为右眼下斜视，且右眼内上转及上转运动受限。**考虑右眼存在限制性因素，在下斜肌断腱术后出现较为常见，称为下斜肌粘连综合征。若下斜肌断腱处靠近下斜肌止端附着点，容易出现眼外肌粘连，若下斜肌手术过程中引起 Tenon 囊破裂导致眶脂肪脱出，也会造成周围组织粘连。最容易造成的是限制性垂直斜视。**这个患者目前考虑右眼下斜肌与下直肌存在异常粘连。

吴夕：二次手术前要完善诊断眼位方向的斜视度检查。该患者的手术设计可以考虑行眼下斜肌探查，明确有无存在异常粘连。术中可进行牵拉试验明确有无限制因素。**斜视手术过程中手术操作要轻巧，避免粗暴以免粘连综合征的发生。**

查房结果

1. 诊断为右眼眼外肌粘连综合征、下斜肌断腱术后。

2. 二次手术前要完善诊断眼位方向的斜视度检查,手术方式可行右眼下斜肌探查,根据情况进行眼外肌与组织的粘连分离。

病例五　双眼外伤性展神经麻痹

病例报告:孟庆娱　病例提供:王乐今　查房整理:孟庆娱

病历摘要

宋某,男,56 岁,车祸伤后视物重影 10 个月。

现病史:10 个月前(2018 年 6 月)患者因车祸导致多发颅骨损伤,清醒后出现视物重影,为水平复视,看远复视更明显,双眼处于内斜位。

既往史、个人史、家族史:无特殊。

眼科检查:

	OD	**OS**
视力	0.8	0.9
眼压(指测)	T_n	T_n
眼前节及眼底	未见异常	未见异常
眼位及眼球运动	双眼处于内斜位,双眼外转完全受限,上转、下转运动存在(图 5-5-1)	

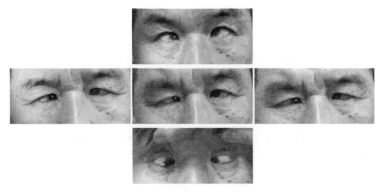

图 5-5-1　眼位及眼球运动

初步诊断：

双眼外伤性展神经麻痹

治疗经过：

双眼内直肌后徙联合 Jensen 直肌连结术（下直肌与外直肌连结、上直肌与外直肌连结），术后复视消失，眼位正位（图 5-5-2）。

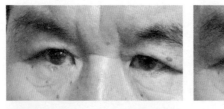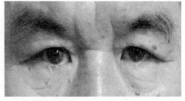
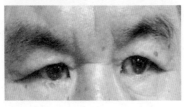

图 5-5-2　术后 1 个月眼位及眼球运动

术后 1 年左右患者再次出现复视，眼位及眼球运动检查提示：右眼注视，左眼 +5°。双眼外转不到位，左眼明显（图 5-5-3）。

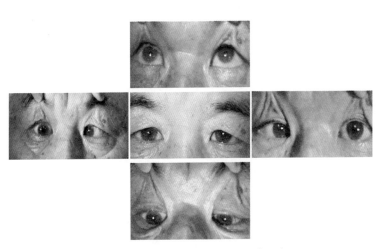

图 5-5-3　术后 1 年左右眼位及眼球运动

斜视度测量（马氏杆）：33cm，+30$^\triangle$；5m，+35$^\triangle$。

遂再次予以患者左眼斜视矫正术，手术量为：左眼内直肌再后徙4mm。术后复视消失，眼位正位，外转好转（图 5-5-4）。

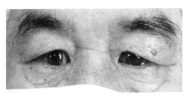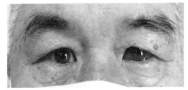

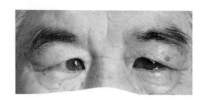

图 5-5-4　二次手术后眼位及眼球运动

查房目的

1. 分享病例。
2. 讨论展神经麻痹的治疗方式。

专家发言和讨论

吴夕：展神经其纤维发自脑桥的展神经核。神经根自桥延沟出脑，向前行于蝶骨的鞍背外侧，经蝶岩韧带下方穿入海绵窦，经眶上裂内侧入眶，支配眼的外直肌。**展神经麻痹常见的病因包括微血管病变，如糖尿病、高血压等，占 50% 以上。**其他病因包括外伤、脑梗死及脑出血、颅内占位、炎症等。主要的**临床表现为复视、原在位内斜视、眼球向患侧注视使内斜视增加、外展运动受限**。展神经麻痹有一定的自愈性，多在 6 个月内自愈，尤其是微血管病变引起的展神经麻痹自愈性高。

展神经在颅内走行较长，容易受到外伤的冲击力，以及外伤后早期的脑水肿压迫，导致外伤性神经麻痹。**该类疾病的特点包括病程长、斜视度大、眼球处于极度内转位、眼外肌纤维化**。

王乐今：轻度展神经麻痹引起的内斜视可以通过内直肌后徙联合外直肌加强术矫正。但对于外伤性展神经引起的固定性内斜视，用常规手术无法改善外转运动，需要借助垂直肌转位加强外转功能。

Jensen 直肌连结术从上、外及下直肌附着点开始，各顺肌肉走向，一分为二向后劈开，长 10～12mm。用 5-0 不可吸收线将上直肌外侧半与外直肌上半连结,将下直肌外半与外直肌下半连结。

Jensen 直肌连结术联合超常量的内直肌后徙术,虽然术中影响了 4 条肌肉,但外直肌并未离断,且上、下直肌各有 2 条睫状前动脉,劈开分离 1/3 或 1/2 肌束一般不影响血供,术后一般不出现眼前段缺血,当然术中也应尽量避免损伤血管。

外伤性展神经麻痹术后存在一定比例的复发,考虑内直肌仍存有挛缩情况,于是本例患者将内直肌再次后徙减弱,效果满意。

查房结果

1. 轻度展神经麻痹引起的内斜视可以通过内直肌后徙联合外直肌加强术矫正。

2. 重度展神经麻痹引起的固定性内斜视用常规手术无法改善外转运动,需要借助垂直肌转位加强外转功能。

病例六 他莫昔芬相关黄斑病变

病例报告:王玲玲   病例提供:黎晓新   查房整理:苗恒

病历摘要

患者女性,57 岁,主因左眼视物不清 10 年,视物变形、变小 3 个月来诊。

现病史:患者自 10 年前无明显诱因开始自觉左眼视物不清,不伴视物遮挡和视物变形,不伴眼红眼痛,不伴畏光流泪,未诊治。3 个月前患者自觉左眼视物不清症状加重伴视物变形、变小,现为改善症状来诊。

既往史、个人史和家族史:既往 2 型糖尿病和高血压病 16 年;13 年前因"右侧乳腺癌"行手术治疗,术后化疗(紫杉醇 240mg+ 表阿霉素 60~

70mg，每月 1 次共 6 个月；口服他莫昔芬 20mg/d，共 5 年）；8 年前因左眼
视力下降于外院诊断为"黄斑变性"，予激光治疗（具体不详），后口服羟苯
磺酸钙至今。个人史和家族史无特殊。

眼科检查：

	OD	OS
最佳矫正视力（VA）	0.4	0.2
眼压（IOP）	20mmHg	21mmHg
眼前节	未见异常	未见异常
眼底	双眼视盘边清色正，黄斑中心凹光反射消失，局部可见 RPE 层色素变动。双眼视网膜在位，后极部和中周部散在红色视网膜浅层和深层出血点、红色微血管瘤和黄白色硬性渗出（图 5-6-1）	

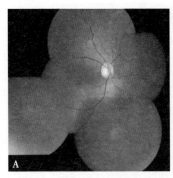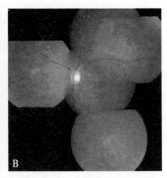

图 5-6-1 双眼眼底像

A. 右眼；B. 左眼；双眼视盘边清色正，黄斑中心凹光反射消失，局
部可见 RPE 色素变动；双眼视网膜在位，后极部和中周部散在红色
视网膜浅层和深层出血点、红色微血管瘤和黄白色硬性渗出。

眼科辅助检查:

OCT: 如图 5-6-2 所示。

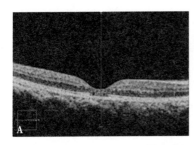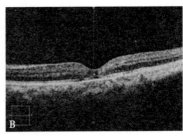

图 5-6-2 双眼 OCT

A. 右眼;B. 左眼;双眼中央视网膜变薄,厚度 OD/OS 分别为 119/156μm,中心凹处视网膜外层结构紊乱缺损,椭圆体带不连续。

FFA: 如图 5-6-3 所示。

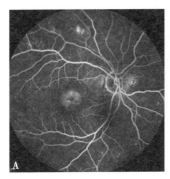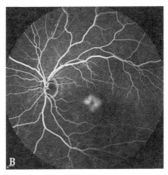

图 5-6-3 双眼 FFA

双眼视盘和视网膜血管未见染色和渗漏,后极部和中周部散在小点状强荧光并荧光渗漏(微血管瘤);双眼黄斑部可见囊样荧光渗漏(A. 右眼;B. 左眼)。

视野: 双眼视野未见异常。

全视网膜 fERG: 双眼波形和振幅未见异常。

VEP: 双眼 VEP 未见异常。

眼电图(EOG): 如图 5-6-4 所示。

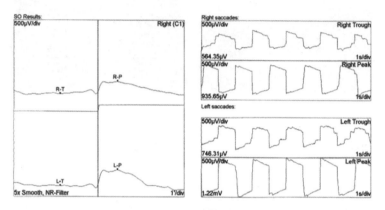

图 5-6-4　双眼 EOG

右眼 Arden 比 1.658,左眼 1.638(正常值 1.6~1.8)。

初步诊断:

双眼黄斑病变(性质?)

查房目的

1. 明确此患者的诊断。

2. 下一步诊治计划。

专家发言和讨论

黎晓新: 此患者虽仅主诉左眼视觉异常,但辅助检查却发现双眼黄斑中心凹均存在异常,且左眼更重。EOG 的 Arden 比位于临界值,**提示患者**

存在广泛 **RPE 异常**,需要积极寻找系统性致病因素。患者存在乳腺癌化疗史,用药中他莫昔芬因使用时间最长且视觉症状发生于用药期间,因此是导致患者眼部表现的最可能的原因。经查阅患者曾用全部药物的说明书中的不良事件和相关文献,**发现他莫昔芬存在导致角膜和黄斑病变的可能**,但角膜病变可在停药后自发好转,而视网膜病变则不会。

赵明威: 因患者同时合并 2 型糖尿病和糖尿病视网膜病变,视觉电生理异常须**警惕继发于糖尿病视网膜病变的可能**。

苗恒: 他莫昔芬相关视网膜病变目前报告稀少,也尚无治疗用药物可供选择。目前可嘱患者停用他莫昔芬,定期随诊观察。

查房结果

1. 患者的诊断为双眼他莫昔芬相关黄斑病变、非增殖期糖尿病视网膜病变、2 型糖尿病、高血压病、乳腺癌术后。

2. 因黄斑病变并不会在他莫昔芬停药后自行好转,且目前尚无有效干预手段,嘱患者继续观察随诊。

病例七　准分子激光原位角膜磨镶术后角膜上皮内生

病例报告:朱静远　病例提供:何燕玲、元力　查房整理:李方烃

病历摘要

患者女性,33 岁,主诉左眼准分子激光原位角膜磨镶术(LASIK)后15 年复查发现角膜混浊。

现病史: 患者左眼 LASIK 术后 15 年,常规复查发现角膜混浊。

既往史: 15 年前因双眼屈光不正,右眼高度近视、视网膜格子样变性,行右眼变性区激光治疗,双眼 LASIK 手术(术前右眼 −10.00DS/

−1.50DC×180，左眼 −5.00DS/−1.25DC×180）。术后 2 年因双眼屈光回退再次掀瓣补激光治疗，术后双眼视力 1.0。3 年前复查发现左眼角膜上皮下点片灰白病灶，未治疗。2 年前因双眼视力下降，氟米龙滴眼液治疗。否认高血压、糖尿病及其他全身疾病史，否认头部眼外伤史及过敏史。

个人史： 无特殊。

眼科检查：

	OD	OS
视力（VA）	0.5	0.6
主觉验光	−1.75DS/−0.50DC×38	+0.25DS/−1.75DC×175
眼压（IOP）	16mmHg	17mmHg
结膜	无充血	无充血
角膜	清	鼻侧近瞳孔缘半透明点片状混浊，界清（图 5-7-1）
余眼前节	未见异常	未见异常
眼底	未见异常	未见异常

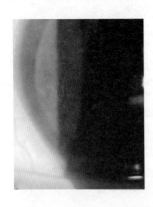

图 5-7-1 左眼前节像
左眼鼻侧近瞳孔缘半透明点片状混浊，界清，余角膜清。

眼科辅助检查:

中央角膜厚度:右眼 410μm,左眼 454μm。

K 值:右眼 K1 37.75D×104,K2 37.54D×14;

　　　左眼 K1 37.45D×83,K2 35.06D×173。

Pentacam 检查如图 5-7-2 所示。

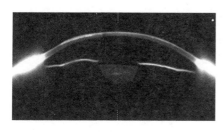

图 5-7-2　左眼 Pentacam
可见鼻侧角膜瓣下线状高反光。

角膜地形图如图 5-7-3 所示。

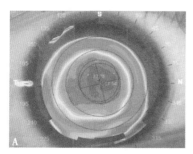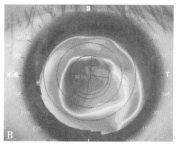

图 5-7-3　角膜地形图
A. 右眼切削区未见异常;B. 左眼可见鼻侧角膜切削区不规则。

初步诊断:

左眼角膜瓣下上皮植入

双眼 LASIK 术后

查房目的

1. 患者角膜病变的诊断？是否与近视回退行二次治疗有关？
2. 下一步治疗方案？

专家发言和讨论

李明武：该患者应考虑角膜上皮植入，主要常见于 LASIK 等术中需要制作角膜瓣的手术患者，**此患者曾因屈光回退进行过掀瓣治疗，更是角膜上皮植入的高危因素。**

何燕玲：患者为角膜层间上皮内生，特征是角膜瓣和基质床之间的间隙有上皮细胞增殖。**危险因素包括角膜瓣操作过久、层间过度器械操作、激光发射过程中折叠角膜瓣、加强手术等。**早期手术由于角膜板层刀角度小，上皮内生发生率高，后来随着角度改进和飞秒激光使用其发生率大大下降。此外，LASIK 手术由于多使用表面麻醉药导致角膜上皮损伤也会增加上皮内生的发生率，因此，LASIK 手术一般不会过早提前使用表面麻醉药。加强手术会让角膜上皮内生的发生率提高到 8%～10%。**早期需要与角膜层间感染、角膜层间异物、haze 和弥漫性层间角膜炎（DLK）相鉴别。**

鲍永珍：角膜上皮内生会造成角膜曲率改变，可以出现角膜散光，散光大小与上皮内生严重程度相关。角膜上皮内生在瓣下为非正常生长，造成局部隆起，甚至局部坏死，往往表现为不规则散光。远离瞳孔区的上皮内生对视力不造成影响，往往在复查时发现。

何燕玲：本例患者上皮内生不多，上皮稳定，不存在潜在间隙，可使用激素观察。若上皮内生较重，影响视力，可掀开角膜瓣局部刮除植入上皮，也可行准分子激光治疗性角膜切削术（PTK）治疗。

查房结果

1. 诊断　左眼角膜上皮内生。

2. 危险因素包括角膜机械刀边切角小、角膜瓣操作过久、加强手术、麻药使用过多导致角膜上皮水肿等。角膜上皮内生会造成角膜曲率改变,可以出现角膜散光。

3. 患者目前上皮内生较轻,可局部用药,随诊观察。

查房后续

给予患者左眼氟米龙滴眼液每天4次,逐渐减量,并定期随诊。

第六章

组织变性类

病例一　Terrien 角膜边缘变性

病例报告：李孝纯　病例提供：李明武　查房整理：李方烃

病历摘要

患者女性，68岁，主诉左眼视物模糊2年。

现病史： 患者2年前无明显诱因出现左眼视物模糊，不伴眼红、眼痛等症状，1周前就诊于我院。

既往史： 既往体健，否认糖尿病、高血压，否认头部眼外伤史及过敏史。

个人史： 无特殊。

眼科检查：

	OD	OS
视力（VA）	0.6	0.1
主觉验光	+0.50DS	−3.50DS/−8.00DS×105
眼压（IOP）	11mmHg	11mmHg
结膜	无充血	无充血
角膜	鼻侧可见结膜组织进入角膜2mm，余角膜清	鼻侧可见结膜组织进入角膜2mm，角膜中央清，下方角膜变薄（厚度约1/4CT）、隆起，病灶区表层新生血管长入（图6-1-1）

续表

	OD	OS
眼前节	晶状体 NO2NC2	晶状体 NO2NC2
眼后节	未见异常	未见异常

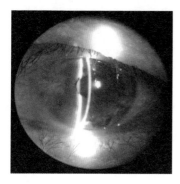

图 6-1-1　左眼前节像

眼科辅助检查：

Pentacam 示右眼角膜厚度正常，左眼上方及下方角膜明显变薄（图 6-1-2）。

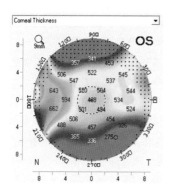

图 6-1-2　左眼 Pentacam 角膜
厚度图
上方及下方角膜厚度明显变薄。

其他辅助检查：

血常规、ESR、CRP 未见异常。

类风湿因子、抗环胍氨酸肽抗体（CCP）、HLA-B27、抗核抗体、抗ENA 抗体（抗 SM 抗体、抗 RNP 抗体、抗 SSA 抗体、抗 SSB 抗体）阴性。

初步诊断：

左眼角膜变性（性质？）

右眼翼状胬肉

双眼年龄相关性白内障

查房目的

1. 角膜病变诊断及鉴别诊断。

2. 下一步治疗方案？

专家发言和讨论

苗恒：该患者的特点为角膜局限性变薄，需要考虑多种角膜变薄相关的疾病。本例角膜病灶没有明显浸润表现，首先可以除外感染性病变。角膜变薄相关的疾病主要考虑是**与全身疾病相关还是眼局部病变**。全身相关性疾病最常见的是类风湿性关节炎（RA）相关角膜病变，表现为角膜变薄，角膜缘新生血管，但患者没有角膜浸润及明显眼表炎症，全身免疫筛查也为阴性，可以排除。眼局部病变导致角膜变薄，首先要考虑Mooren 溃疡，典型表现为穿凿样变薄，伴角膜新生血管，同时往往伴随明显疼痛，与此例患者不符。另外还要考虑角膜营养不良和角膜变性，而此例患者角膜缘变薄，应该考虑为 Terrien 角膜边缘变性。

李明武：角膜营养不良与角膜变性是两种不同类型的疾病，角膜营养不良大部分是有明确基因变异及遗传因素导致的，这点与角膜变性不同。该例患者需要与角膜边缘透明样变性相鉴别，**角膜边缘透明样变性多发生于角膜下方周边部的非炎症性病变**。表现为双眼角膜下方变薄区与角膜缘之间有 1~2mm 正常区，不伴脂质沉着、浸润和新生血管形成。但不论是角膜边缘透明样变性还是 Terrien 角膜边缘变性往往双眼受累,但此患者对侧眼角膜未见病变。**Terrien 角膜边缘变性一般多发生于角膜上半部,也可发生于其他部位或波及全周**。并且起病往往从角膜缘开始,同时上皮完整,病变区常血管化和脂质沉着。此病早期可以框架眼镜或接触镜矫正屈光不正;此患者为晚期,可进行板层角膜移植修补病变部分角膜。

任泽钦:Terrien 角膜边缘变性于变性区可见脂质渗出也是其重要的表现。这类患者应更全面地去评估全身情况,尤其是鉴别自身免疫相关疾病导致的边缘性角膜溃疡。可进一步请风湿免疫科帮助诊治。

查房结果

1. 患者角膜单眼无痛性变薄,不伴眼表炎症及角膜浸润,诊断为 Terrien 角膜边缘变性。需要与全身疾病导致的边缘性角膜溃疡(如 RA)以及其他角膜变性疾病相鉴别(如角膜边缘透明样变性)。

2. 患者左眼角膜明显变薄,同时伴随明显角膜散光,应行板层角膜移植治疗。

查房后续

患者行左眼下方新月形板层角膜移植术。术后长期随访,病情稳定。

附:Terrien 角膜边缘变性是一种以角膜局部变薄为特征的慢性进展性角膜病变。临床上多为双眼发病,但双眼病变可不对称。病因:尚不清楚,可能与内分泌紊乱、胶原性疾病、神经营养障碍或角膜缘毛细血管营养障碍等因素有关,近来有人认为是一种**自身免疫性疾病**。通常可以通过临床表现诊断。主要症状:进行性视力减退,是**高度散光**所致,合并炎症发作时可有刺激症状及异物感。裂隙灯显微镜检查:病变初期上方**角膜周边部的实质中可见点状混浊(脂质沉着)**,可有**新生血管**长入,向两侧继续进展,浅层组织之间融解吸收,形成**血管沟**;角膜上皮始终保持完整;此血管沟逐渐扩展变薄。治疗效果多不理想,避免眼球被外力撞伤,必要时行**板层角膜移植术**。

病例二 以急性眼压升高就诊的
假性囊膜剥脱综合征

病例报告：裴雪婷　病例提供：鲍永珍　查房整理：梁之桥

病历摘要

男性患者，71 岁，主诉突发右眼视物模糊伴头痛 1 个月余，加重 5 天。

现病史：患者 1 个月余前无明显诱因出现右眼视物模糊，伴头痛，用药后缓解，近 5 天再次出现上述症状，遂诊于我院。

时间	症状	查体	诊断	处理	治疗结果
1个月前	突发右眼视物模糊，伴头痛	右眼眼压 53mmHg	右眼青光眼	静脉滴注 20% 甘露醇注射液，噻吗洛尔滴眼液，1% 毛果芸香碱滴眼液点眼，口服醋钾唑胺片	症状缓解，眼压控制于 13～17mmHg
5天前	再次出现上述症状	右眼眼压 36mmHg	同前	予酒石酸溴莫尼定滴眼液，毛果芸香碱滴眼液，醋甲唑胺片降眼压	症状缓解，眼压控制于 15～20mmHg

既往史：2007 年因"左眼青光眼，老年性白内障"行左眼小梁切除、白内障超声乳化摘除联合人工晶状体（IOL）植入术，否认高血压、糖尿病、头部眼外伤史和过敏史。

眼科检查：

	右眼	左眼
视力（VA）	0.8，Jr4	0.6，Jr6
眼压（IOP）	12mmHg	17mmHg
眼前节	KP（+），混合性，前房中深，虹膜纹理清，晶状体前囊中央及周边可见环形磨砂样碎屑，两者之间囊膜透明，晶状体 NC2C1（图 6-2-1，图 6-2-2）	上方球结膜可见滤过泡扁平，KP（-），虹膜纹理清，12:00 位周切孔畅，后房型 IOL 在位
眼底	杯盘比约为 0.3，视网膜在位	杯盘比约为 0.5，视网膜在位
房角	前房角有灰白色碎屑样沉着物。小梁网上不规则色素沉着，下方较重（图 6-2-3）	前房角有灰白色碎屑样沉着物。小梁网上不规则色素沉着，下方较重（图 6-2-3）
UBM	前房可见点状回声，各象限房角开放	前房深，房角开放

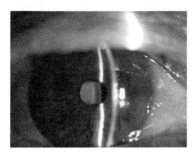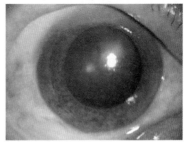

图 6-2-1　右眼散瞳前后前节像

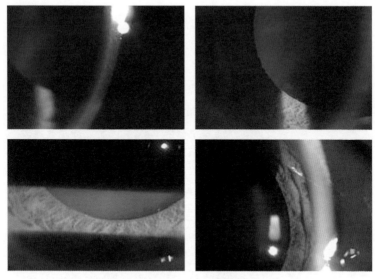

图 6-2-2　右眼前节像局部放大
可见晶状体前表面及瞳孔缘白色剥脱物质。

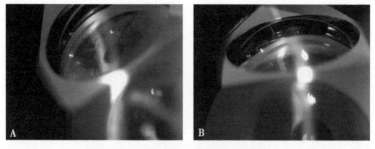

图 6-2-3　房角镜下见色素和灰白色沉积物
A. 右眼下方房角；B. 左眼下方房角。

眼科辅助检查：

视野：右眼未见明显异常；左眼上方、下方可见旁中心暗点（图 6-2-4）。

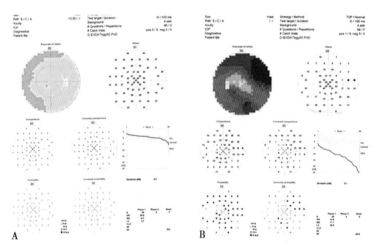

图 6-2-4　双眼视野

A. 右眼视野正常；B. 左眼视野收缩。

初步诊断：

双眼继发性青光眼

双眼假性囊膜剥脱综合征

左眼人工晶状体眼

左眼抗青光眼术后

查房目的

1. 明确该例患者诊断。

2. 右眼眼压突然升高的原因？

3. 进一步检查和治疗方案？

专家发言和讨论

任泽钦：患者诊断比较清晰，根据临床表现，KP（+），晶状体前囊中央及周边可见磨砂样碎屑，两者之间囊膜透明，房角脱屑样物堆积，假性囊膜剥脱综合征诊断明确。**毛果芸香碱降眼压的机制是打开房角同时拉伸小梁网的径向纤维，从而降低眼压**，结合该病例，患者经过甘露醇输液、口服醋甲唑胺，眼压下降并不一定是毛果芸香碱的作用，反而我认为患者 5 天后眼压升高可能和使用毛果芸香碱有关。**这例患者可能存在瞳孔阻滞的因素**，因为假性囊膜剥脱综合征可能出现悬韧带松弛，晶状体有向前移位的趋势，从而导致瞳孔阻滞，类似于急性闭角型青光眼发作的表现。

鲍永珍：继续谈毛果芸香碱的使用，对于因闭角型青光眼行 YAG 激光虹膜造孔术或者其他抗青光眼术后的患者，出现前房浅时切忌使用毛果芸香碱，**可能会导致或加重睫状环阻滞即恶性青光眼。UBM 检查可以显示房角及睫状体的结构，帮助判断是否存在睫状体阻滞、晶状体悬韧带异常**。对于这个患者角膜后的 KP 应该如何考虑？

苗恒：这个患者角膜后的沉着物可能跟我们说的传统意义上的 KP 不太一样，可能是由于慢性的炎症导致囊膜慢性的剥脱而沉积在角膜后有关。

赵明威：对于这个病例提出三个问题，①剥脱物的直径？②小梁网孔的直径？③确诊假性囊膜剥脱综合征的金标准？

任泽钦：剥脱物的直径从极细小到片状都存在，**小梁网孔的直径大概在 15μm**，假性囊膜剥脱综合征的诊断是临床诊断，实质上是基底膜变性而导致前段囊膜剥脱，可以根据裂隙灯检查下的特征性表现，**比如瞳孔缘有典型灰白色小片状剥脱物碎屑及瞳孔缘色素皱褶部分或全部缺失、扩瞳后见晶状体前囊表面沉着物的 3 个区、色素沉积在 Schwalbe 线前方形成 Sampaolesis 线等作出诊断**。房角镜检查表现为小梁网色素增加，分布参差不齐，轮廓不清或呈斑点状，可作为早期诊断的一种特点。

鲍永珍：对于假性囊膜剥脱综合征患者行白内障超声乳化摘除联合 IOL 植入术、小梁切除术术后，眼压通常控制得比较好。我理解可能是因为，**在做白内障的时候前房灌洗可以将沉积在房角的碎屑冲走**，从而使得术后眼压控制相对稳定。

查房结果

1. 假性囊膜剥脱综合征的诊断是临床诊断，可以根据裂隙灯检查下的特征性表现，**瞳孔缘有典型灰白色小片状剥脱物碎屑及瞳孔缘色素皱褶部分或全部缺失、扩瞳后见晶状体前囊表面沉着物的 3 个区**等作出诊断。

2. 对于 YAG 激光虹膜造孔术后，或者抗青光眼术后再次出现眼压升高的患者，切忌使用毛果芸香碱，**可能会导致恶性青光眼**。

查房后续

患者行右眼白内障超声乳化摘除联合 IOL 植入术、小梁切除术，术后视力 0.8，眼压 15mmHg，未发生其他并发症。

附：假性囊膜剥脱综合征，是一种以**纤维状剥脱物**沉积于眼部及全身其他组织为特征的年龄相关性病变。经组织化学证实，晶状体前囊的碎屑物**不同于晶状体囊膜**，且病变未累及晶状体囊膜，因而提出此为假性囊膜剥脱，以区别高温下吹玻璃工人的晶状体囊的真性剥脱，故以"假性囊膜剥脱综合征"命名。在发病过程中可加速**白内障**的进展，部分患者可**继发开角 / 闭角型青光眼**。病因：与**基底膜损伤、自身免疫功能紊乱以及遗传因素**相关，但确切的发生机制至今尚未明确。裂隙灯显微镜检查：瞳孔缘有典型**灰白色小片状剥脱物**碎屑及瞳孔缘色素皱褶部分或全部缺失、扩瞳后可见晶状体前囊表面**沉着物的 3 个分区**（图 6-2-5）。

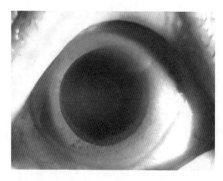

图 6-2-5 假性囊膜剥脱综合征
扩瞳后前节像

病例三 高龄女性白内障术后远期眼压升高

病例报告:王熙娟 病例提供:鲍永珍 查房整理:梁之桥

病历摘要

患者女性,82 岁,主诉右眼胀痛伴视物模糊 10 余天。

现病史:患者 10 天前无明显诱因出现右眼胀痛伴视物不清,遂诊于
我院。

既往史:8 年前行右眼白内障超声乳化摘除联合 IOL 植入术;4 年前
行左眼白内障超声乳化摘除联合 IOL 植入术;高血压病史,药物控制可,
否认糖尿病、头部及眼外伤史。

眼科检查:

	OD	OS
视力(VA)	0.8	1.0
眼压(IOP)	25mmHg	14mmHg

续表

	OD	OS
眼前节	角膜清，KP（-），Tyn（-），前房轴深 1CT，周边前房<1/4CT，瞳孔缘可见灰白色碎屑附着，虹膜震颤，人工晶状体（IOL）在位（图 6-3-1）	角膜清，KP（-），Tyn（-），前房轴深 2CT，周边前房 1CT，瞳孔缘可见灰白色碎屑附着，IOL 在位（图 6-3-1）
眼底	视盘边清色可，C/D=0.4，未见出血及渗出，视网膜在位	视盘边清色可，C/D=0.4，未见出血及渗出，视网膜在位

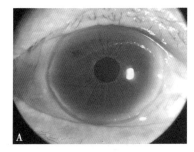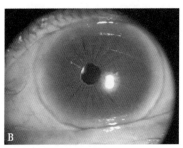

图 6-3-1 双眼前节像

A. 右眼；B. 左眼。

眼科辅助检查：

角膜中央厚度：双眼 530μm。

房角检查：右眼 N4，左眼 W，色素Ⅱ级，新生血管（-）。

UBM 提示右眼全周虹膜后高回声物挤压周边虹膜向前（图 6-3-2）。

Pentacam 提示右眼前房容积 39mm³，左眼前房容积 128mm³（图 6-3-3）。

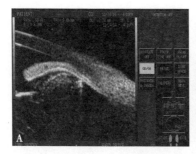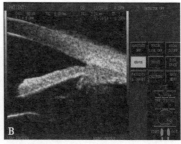

图 6-3-2 双眼 UBM 图像

A. 右眼；B. 左眼。

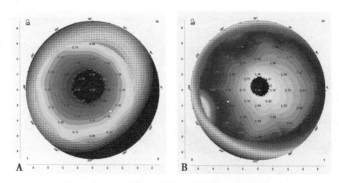

图 6-3-3 Pentacam 提示双眼前房容积差别大

A. 右眼；B. 左眼。

初步诊断：

右眼继发性青光眼

双眼假性囊膜剥脱综合征

双眼 IOL 眼

治疗过程：

行右眼虹膜 YAG 激光切开，术后眼压下降不明显，加用酒石酸溴莫尼定、盐酸左布诺洛尔滴眼液控制眼压。

查房目的

1. 该患者的诊断？

2. 该患者术后迟发性眼压升高的原因？

专家发言和讨论

侯宪如：瞳孔缘的灰白色附着物是假性囊膜剥脱综合征的一个主要体征，当然还有自然晶状体前表面脱屑样沉着物也是主要特征之一，但该患者为 IOL 眼，瞳孔缘的灰白色附着物很可能是该患者的唯一可靠体征。

任泽钦：假性囊膜剥脱综合征是一种以纤维状剥脱物广泛沉积于眼部及全身其他组织为特征的年龄相关性疾病，剥脱物除了分布于晶状体囊膜外，还分布于有基底膜的其他眼组织，如悬韧带、角膜、虹膜、睫状体、玻璃体前界膜，以及眼球外结膜血管及近眼球后极部的眶组织中，**病理上这个疾病是全身基底膜的病变，但只有发生在眼部才有临床意义。**诊断依据是：瞳孔缘色素领脱失、剥脱物附着，晶状体前囊剥脱物沉积，形成三个区域，同时还可能伴有悬韧带的松弛或断带。假性囊膜剥脱综合征是继发性开角型青光眼的一个常见原因。

鲍永珍：该患者已经八十多岁，形成这么明显的 Soemmering 环在老年人群中很少见。任教授刚才说的假性囊膜剥脱综合征的高眼压以继发开角型青光眼为主，**但这例出现眼压急剧升高的部分原因可能是在 Soemmering 环形成的基础上，因悬韧带松弛使得 IOL 囊袋复合体向前挤压虹膜导致房角关闭，然后发生瞳孔阻滞，**所以该患者在行 YAG 激光虹膜造孔后仍需局部用降眼压药物控制眼压。囊膜剥脱是年龄相关性病变，有些老年患者在做白内障手术的时候已经存在悬韧带松弛甚至部分断带。术后远期由于囊袋收缩，悬韧带断带会越来越多，严重者会出现 IOL 囊袋复合体脱位。**这个病例并不是我们常见的假性囊膜剥脱综合征引起的继发性开角型青光眼，而是白内障术后由于悬韧带松弛、断带持**

续发展引起的**继发性闭角型青光眼**。另外，对于此类患者，**应选择疏水材料、三片式的 IOL 囊袋内植入或囊袋张力环提高囊袋稳定性，**因为亲水的、一片式的 IOL 支撑力较差，囊袋收缩更容易造成 IOL 囊袋复合体脱位。

查房结果

1. **瞳孔缘的灰白色附着物**、晶状体前表面脱屑样沉着物是**假性囊膜剥脱综合征的主要体征**。病理上这个疾病是全身基底膜的病变，但只有发生在眼部才有临床意义。

2. 常见的假性囊膜剥脱综合征引起继发性开角型青光眼，而该病例是因为 Sommering 环形成引起继发性闭角型青光眼。

3. 假性囊膜剥脱综合征患者在 IOL 选择上应该很谨慎，尽可能选择疏水性、三片式、对囊袋支撑力较强的 IOL。